U0382517

本书为教育部人文社会科学研究规划基金项目“医疗保险视角下流动人口健康不平等形成机制与政策优化研究”（项目编号：21YJAZH102）的阶段性成果。感谢国家卫生健康委员会流动人口服务中心中国流动人口动态监测调查数据的支持。

珞珈政管学术丛书

中国流动人口健康保障研究

The Health Security of Migrants in China

姚　强◎著

中国社会科学出版社

图书在版编目（CIP）数据

中国流动人口健康保障研究 / 姚强著. -- 北京 : 中国社会科学出版社, 2024. 10. -- (珞珈政管学术丛书).
ISBN 978-7-5227-3957-1

Ⅰ. R197. 1

中国国家版本馆 CIP 数据核字第 2024AE1129 号

出 版 人　赵剑英
责任编辑　郭曼曼
责任校对　韩天炜
责任印制　李寡寡

出　　版　中国社会科学出版社
社　　址　北京鼓楼西大街甲 158 号
邮　　编　100720
网　　址　http://www.csspw.cn
发 行 部　010-84083685
门 市 部　010-84029450
经　　销　新华书店及其他书店

印　　刷　北京君升印刷有限公司
装　　订　廊坊市广阳区广增装订厂
版　　次　2024 年 10 月第 1 版
印　　次　2024 年 10 月第 1 次印刷

开　　本　710×1000　1/16
印　　张　26. 75
插　　页　2
字　　数　375 千字
定　　价　139. 00 元

《珞珈政管学术丛书》
出版说明

自2013年党的十八届三中全会提出“国家治理体系和治理能力现代化”的重大命题以来，“国家治理”便成为政治学和公共管理的焦点议题。相比于“政府改革”、“政治发展”和“国家建设”，“国家治理”是一个更具包容性的概念，也是内涵本土政治诉求的概念。改革开放以来尤其是近十年来，中国在此领域的自觉追求、独特道路、运作机理和丰富经验，成为中国政治学和公共管理研究的富矿所在。对此主题展开自主挖掘和知识提纯，是政治学者和公共管理学者义不容辞的责任。

武汉大学政治与公共管理学院由政治学和公共管理两个一级学科构成，每个一级学科的二级学科较为完备，研究方向也比较齐全，形成了颇具规模的学科群。两个一级学科学术积累深厚，研究定位明确，即始终注重对政治学和公共管理基本问题的理论探讨及实践探索。从内涵上讲，不管是政治学还是公共管理，探讨的问题都属于“国家治理”的范畴，无外乎理念、结构、制度、体系、运行、能力和绩效等不同层面。在此意义上，持续探索国家治理现代化的理论与经验问题，就成为学院人才培养、科学研究和学科发展的主旨。

对社会科学学者而言，专著相比于论文更能体现其长远的学术贡献。对科学研究和学科建设而言，代表性著作和系列丛书更是支撑性的评价维度。为迎接武汉大学130周年校庆，集中呈现学院教师十余年来学术研究的最新进展，激励老师们潜心治学、打磨精品，同时也为了促进学院的学科建设，推出有代表性的学者和作品，学院经讨论后决定启动《珞珈政管学术丛书》出版计划，并和长期以来与学院多有合作的中国社会科学出版社再续前缘。经教师个人申报，学院教授委员会把关，2023 年共有十份书稿纳入此套丛书。

这套丛书的内容，大体涉及政治学、国际关系和公共管理三大板块。既有国内治理，也有国际关系；既有经验挖掘，也有理论提炼；既有量化研究，也有质性研究；既有个案呈现，也有多案例比较。但大都围绕国家治理现代化的重大现实议题展开，因此初步形成了一个涵盖问题较为丰富的成果集群。需要说明的是，本次的丛书出版只是一个开端。《珞珈政管学术丛书》是一套持续展开的丛书，今后学院教师的学术书稿在经过遴选后，仍可纳入其中并出版。相信经过多年的积累，将会蔚为大观，以贡献于政治学界和公共管理学界。

学者靠作品说话，作品靠质量说话。这套丛书的学术水准如何，有待学界同行和广大读者的评鉴。而从学术角度所提的任何批评和建议，都是我们所欢迎的。

武汉大学政治与公共管理学院院长

刘伟

2023 年 8 月 24 日

前　言

为什么选择流动人口？

人口流动与迁移这一古老的话题贯穿人类社会的发展，是指离开出生地或定居地而游动地从事各种活动的现象，而这类人群便成为一类特殊的人群“流动人口”。人口流动是社会生产力发展和人类文明进步的历史必然现象，其反映着一个国家或地区文明发达的水平和进程。同时，流动人口也是社会经济发展和人类文明进步的重要动力。在中国，“流动人口”是指在户籍地（也称“户口”）以外的地方长期居住的人。中国的户籍制度最早可溯源至商朝，并且在春秋战国时代已经初具雏形。现代的户口制度创建于20世纪50年代末，通常一个人的户口地与出生的地方相一致。在20世纪50—80年代，制定户籍制度的目的是限制人口流动，作为计划经济下资源分配的重要措施。中国自20世纪80年代实施市场经济改革以来，中国政府对国内人口流动的态度已从“限制”转向“鼓励和帮扶”。中国流动人口从20世纪80年代的约600万增加到2017年的2.44亿，约占全国总人口的18%。而第七次全国人口普查显示，2020年中国流动人口规模已经达到3.76亿，约占全国总人口的1/4。

流动人口是中国社会经济发展的重要动力。事实证明，规模巨大的流动人口为中国经济的快速发展做出了巨大的贡献，人口流动极大地改善了中国劳动力资源配置和劳动生产率，成为创造中国经济奇迹的重要因素。然而，户籍制度在一定程度上阻碍了流动人口充分享受中国经济和社会发展的成果。一方面，户口和福利制度之间的根本联系仍然存在，中国各地区经济发展的巨大差距伴随健康和社会福利的不平等；另一方面，流动人口很难改变户口，除非他们获得了高等教育和专业技能。同时，大多数流动人口是从农村转移到城市，这类群体的受教育水平低，从事工作环境差的劳动密集型工作，生活在较差的住房条件下。流动人口所面临的高健康风险叠加无法享受当地福利制度，职业地位、经济状况和制度壁垒等多重制约导致中国流动人口处于健康弱势地位，流动人口的“健康损耗”效应进一步加剧。随着中国经济发展速度和城市化进程不断加快，流动人口总数逐步增长，流动人口的健康保障问题日益突出，如中国常态化人口迁移与基本医疗保险属地化管理之间矛盾愈显突出。中国流动人口健康不平等问题日益凸显，这就给社会经济发展和安全稳定带来了新的挑战。

为什么聚焦健康保障？

健康是人类永恒的话题，从古至今人类孜孜以求。“什么是健康”这一问题是社会科学领域长期以来聚焦的热点问题，并且随着人们对健康认知的深入逐渐丰富：从躯体健康到心理健康，从生理健康到社会健康，从单一健康到全面健康。1946 年世界卫生组织（World Health Organization，WHO）提出“健康乃是一种在躯体上、精神上及社会上的完满状态，而不仅仅是没有疾病和虚弱”。1948 年《世界卫生组织宪章》提出健康权是人类的一项基本权利，即“享受最高而能获致之健康标准，为人人基本权利之一。不因种族、宗教、政治信仰、经济或社会情境各异，而分轩轾”。健康权的提出奠定了全民健康覆盖的理论和法律基础，即所有人都能得到他们所需要的高质量的卫生服务，包括公共卫生服务、基本医疗服务以及提供优质的治疗、康复和姑息保健等，同时确保人人能够获得这些服务并且不会面临经济困难或不因经济问题放弃必要的卫生服务。从健康权的确立到全民健康覆盖概念的提出，人人享有健康以及维护健康所必需的高质量医疗保健服务逐渐成为全球共识，健康公平与正义的理念逐渐深入人心。因此，全民健康覆盖不仅是直接促进个人健康与人群健康、实现全民健康的必要途径，同时对反贫困和经济社会可持续发展具有重要的意义。

流动人口这一重要社会群体的健康保障问题已经成为中国实现全民健康覆盖、促进社会经济发展和文明进步、维护社会公平与正义必须直面和回答的理论问题，同时也是面向实现国家重大战略、人口老龄化等问题必须解决的现实问题。近年来，中国流动人口健康公平问题日益受到重视。2016 年，《“健康中国 2030”规划纲要》重点关注基本健康服务和健康水平差异问题，要求逐步缩小不同人群基本卫生服务的差异和健康不平等。2020 年，《中共中央 国务院关于深化医疗保障制度改革的意见》要求优化医疗保障公共服务，适应人口流动需要。其中，医疗保障制度作为跨越就医障碍、分摊经济风险的重要制度，能够有效提高流动人口医疗服务可及性，降低疾病经济风险和损失，是维护流动人口健康、提升健康公平的重要制度保障。一方面，医疗保险是影响卫生服务利用的重要因素，能够显著提高流动人口卫生服务可及性；另一方面，医疗保险是影响医疗费用的重要因素，能够显著降低流动人口医疗费用负担。

本书的逻辑思路与学术贡献

近年来，随着流动人口健康领域研究的纵深发展，学界在开展流动人口健康不平等现状和影响因素研究的基础上，开始从不同角度探究流动人口健康不平等的发生机制，如综合各影响因素的全局视角、社会经济地位、健康消费分层视角、生命历程视角等。然而，目前研究主要聚焦于医疗保险因素对流动人口卫生服务利用和健康状况的影响及其差异，对流动人口健康不平等的具体作用途径尚未取得定论，对医疗保险保障水平影响健康不平等的成因和形成机制研究相对较少。同时，关于医疗保险影响流动人口的研究缺乏一个有力的理论框架和关于中国流动人口健康不平等相关的系统研究。因此，亟须从理论角度和实践角度系统构建医疗保险与流动人口健康不平等的理论框架，并全面深入剖析医疗保险制度对中国流动人口健康不平等的影响和作用机制，全景展示中国流动人口健康不平等的现状趋势，为中国流动人口健康保障制度的优化提供依据。

本书的主要逻辑思路：从医疗保险视角构建流动人口健康不平等测量框架，利用全国流动人口动态监测调查以及相关统计数据，全面测量医疗保险导致的流动人口健康不平等，并分析医疗保险视角下流动人口健康不平等形成机制，评估目前流动人口相关政策的实施效果，最终对中国流动人口的发展趋势进行展望，并提出中国医疗保险制度和流动人口医疗保障选择的优化策略和建议。本书共有九章，分为四个部分。第一部分：第一至第三章，主要介绍研究的背景意义、文献综述及相关理论。第二部分：第四至第七章，主要为实证研究，分析流动人口健康不平等的水平、影响因素及其形成机制（包括医疗卫生服务利用、医疗保险服务利用和健康状况）。第三部分：第八章，主要系统梳理和分析了中国流动人口健康保障的相关政策变迁及其实施效果。第四部分：第九章，主要内容为对中国人口流动与健康保障的未来展望并提出优化策略。

本书的主要的贡献包括以下几点。从研究视角上来看，选择从医疗保险的角度分析流动人口健康不平等问题，是从社会分层视角看待健康不平等的一个具有现实政策意义的维度，并在此基础上提出了医疗保险视角下流动人口健康不平等的测量框架及方法体系。从研究内容上来看，本书测量了医疗保险视角下流动人口健康不平等的水平，并分析了其生成机制，有助于深入理解中国流动人口健康不平等现象。此外，本书系统分析流动人口相关政策改革的实施效果，在此基础上提出进一步完善中国流动人口医疗保障制度的政策建议。笔者认为，本书对拓展健康不平等测量理论方法、系统了解中国流动人口健康不平等现象以及进一步完善中国流动人口医疗保障制度具有一定的参考意义。

借此机会再次向为本书提供宝贵意见的各位专家同人致以诚挚的感

谢，由于水平有限，书中定有诸多疏漏和不足之处，还望读者不吝赐教（电子邮箱：yaoqiang@ whu.edu.cn）。

姚　强

2023 年 8 月于武汉

目　录

第一章

导　论

第一节　研究背景与意义

一　流动人口规模巨大化及其重要战略意义

中国流动人口规模巨大且特点鲜明。人口流动是中国经济转型期一种特殊的人口迁移现象。因工作或生活等原因，离开户籍所在地"人户分离"的人口被称为流动人口。规模巨大的人口流动是新时代中国的基本国情，人口流动与老龄化并行成为中国人口发展的新常态。[①] 第七次全国人口普查数据显示，2020 年中国流动人口总量增至 3.76 亿，约占全国总人口的 1/4。[②] 同时，中国流动人口呈现出活跃度大幅提高、绝对规模和市辖区内人户分离增速极快、跨省流动和城—城流动规模剧增的特征。[③]

---

① 池上新、吕师佳：《社会融入与随迁老人的身心健康——基于深圳市调查数据的分析》，《深圳社会科学》2021 年第 5 期。

② 国家统计局：《第七次全国人口普查公报（第七号）——城乡人口和流动人口情况》，http://www.stats.gov.cn/ztjc/zdtjgz/zgrkpc/dqcrkpc/ggl/202105/t20210519_1817700.html，2022/1/23。

③ 周皓：《中国人口流动模式的稳定性及启示——基于第七次全国人口普查公报数据的思考》，《中国人口科学》2021 年第 3 期。

《中国流动人口发展报告 2016》指出，未来 10—20 年中国人口流动迁徙将持续活跃。[①] 根据 2010 年以来流动人口的总量变化，有学者研判未来流动人口规模将在波动和调整中保持基本稳定，[②] 也有学者认为流动人口整体规模和强度还有相当大的上升空间。[③]

中国流动人口为社会经济发展做出了重要贡献。流动人口既是经济发展和社会变革的结果，又是促进经济发展和社会变革的重要力量。[④] 中国数以亿计的劳动力通过流动，从中西部地区流向东部沿海地区，从广大农村地区流入城市，参与城市建设与发展，通过提高劳动生产率、优化产业结构、提升消费能力、增加社会投资等渠道促进区域经济增长，为中国经济高速增长和社会持续发展做出了重要贡献，成为中国经济奇迹的重要因素。[⑤] 研究发现，劳动力、人口、农民工的流动，在改革开放 40 余年间 GDP 增长过程中发挥了巨大作用，并且这种作用日益凸显。[⑥] 除带动经济发展、促进城镇化进程、畅通国内大循环外，人口流动还有助于增进文化交流融合、促进知识技能共享、改善家庭生活品质、缩小人群收入差距，给社会发展的多个方面带来诸多益处。目前人口和劳动力的自由迁徙和流动，仍是实现生产要素优化配置的重要途径，流动人口人力资本等各种要素是国家长期发展的需求所在，关乎国民经济和未来发展。因此，人口流动是一个在经济、社会和政策等多方面具有重大影响的现象，大规模的流动人口是中国经济发展和社会变革

① 国家卫生和计划生育委员会流动人口司编：《中国流动人口发展报告 2016》，中国人口出版社 2016 年版。

② 段成荣等：《从乡土中国到迁徙中国：再论中国人口迁移转变》，《人口研究》2020 年第 1 期。

③ 朱宇、林李月、柯文前：《国内人口迁移流动的演变趋势：国际经验及其对中国的启示》，《人口研究》2016 年第 5 期。

④ 吴江：《广东省人口迁移流动的特点及对策探讨》，《南方经济》2005 年第 2 期。

⑤ 何雄浪、史世姣：《人口流动对区域经济增长的影响——基于中国地级市面板数据的实证分析》，《金融与经济》2021 年第 3 期；史桂芬、李真：《人口流动助推地区经济增长的机制研究——基于长三角城市群的面板数据》，《华东经济管理》2020 年第 6 期；谭杰：《新型城镇化背景下的流动人口研究：范畴变迁、实践审视与演进方向》，《南方经济》2021 年第 8 期。

⑥ 段成荣：《人口迁移流动与人口负增长》，https://mp.weixin.qq.com/s/xMH9LNEi3UPvfeicoic-6w。

的重要力量。处理好流动人口问题是破解当代中国繁荣和今后可持续发展的重要密码，具有重要的战略意义。

二 流动人口健康及其不平等议题日益凸显

受社会经济地位和制度因素等影响，流动人口健康风险比一般人群更加突出，二者在卫生服务利用、福利待遇水平和健康结果方面存在差距。社会经济地位方面，在劳动力市场中，由于文化水平不高、缺乏专业技能、经济能力不足，流动人口主要从事餐饮、建筑、运输、低端制造等劳动密集型产业，长期处于高健康风险环境，往往承受着比居住地户籍人口更严重的健康损耗效应。① 在社会生活中，流动人口往往难以在短时间内适应流入地的社会文化和生活习惯，而且获得健康信息渠道较窄、健康福利政策知晓率较低，更容易暴露在低保障甚至无保障的风险中。研究显示，中国流动人口的健康需求难以得到满足，② 健康状况不容乐观，③ 缺乏医疗服务的发生率高达 33.1%，远远高于生活在城市和农村的本地人。④ 社会制度因素方面，中国独特的户籍制度具有“城—乡”之分和“本地—外来”之别的“双二元”属性。⑤ 流动人口既难以在流入地获得与当地户籍居民同等的福利、保障与服务等，⑥ 又因远离户籍地难以在户籍地便捷地享受相应的待遇，中国流动人口的“人户分离”现象导致流动人口面临普遍存在且独特的健康不平等问题。

近年来，中国流动人口健康服务和健康结果不平等问题受到高度重视。2016 年，中共中央、国务院印发的《“健康中国 2030”规划纲要》

---

① 范宪伟：《流动人口健康状况、问题及对策》，《宏观经济管理》2019 年第 4 期。

② 王健等：《中国的迁移与健康：解决流动人口医疗卫生服务政策目标与现实的差距》，《公共行政评论》2014 年第 4 期。

③ 《中国流动人口超 2.4 亿健康服务可及性如何提高?》，中国新闻网，https://baijiahao.baidu.com/s? id=1652269305128071421&wfr=spider&for=pc.，2023/3/11。

④ 张晓蓓：《困难家庭多维贫困异质性研究》，《统计与决策》2021 年第 4 期。

⑤ 杨菊华：《新型城镇化背景下户籍制度的“双二属性”与流动人口的社会融合》，《中国人民大学学报》2017 年第 4 期。

⑥ 牛建林等：《城市外来务工人员的工作和居住环境及其健康效应——以深圳为例》，《人口研究》2011 年第 3 期。

重点关注基本健康服务和健康水平差异问题，要求逐步缩小不同人群基本卫生服务的差异和健康不平等；① 《流动人口健康教育和促进行动计划》强调流动人口服务需求更迫切，但服务利用相对不足，应大力、精准、有效地开展流动人口健康教育和促进工作，“推动形成有利的政策环境”是提高流动人口健康水平的重点工作任务之一。② 2020 年，《中共中央 国务院关于深化医疗保障制度改革的意见》要求优化医疗保障公共服务，适应人口流动需要。③ 2021 年，《中华人民共和国国民经济和社会发展第十四个五年规划和 2035 年远景目标纲要》将健全全民医保制度作为全面推进健康中国建设的重要内容。④ 因此，流动人口健康不平等突出表现在社会经济地位差异和制度不平等方面，是社会各界关注的焦点问题。同时，消除流动人口健康保障方面的制度性障碍，从制度方面提高流动人口健康公平性，缩小社会经济因素导致的健康不平等，既是提升流动人口及其家庭获得感的必要措施，也是推进健康中国建设的题中应有之义和有效路径。

三 医疗保险与流动人口健康不平等：“弥合”抑或“撕裂”？

医疗保险是维护流动人口健康、提升健康公平的重要制度保障。《国务院关于解决农民工问题的若干意见》提出社会保障要适应农民工流动性大的特征，应保障农民工在流动就业中的社会保障权益不受损害，同时要兼顾农民工群体工资收入偏低的实际情况。⑤ 在中央政府的

---

① 《中共中央 国务院印发〈“健康中国 2030”规划纲要〉》，中国政府网，http://www.gov.cn/zhengce/2016-10/25/content_5124174.htm，2016/10/25。

② 流动人口计划生育服务管理司：《国家卫生计生委办公厅关于印发流动人口健康教育和促进行动计划（2016—2020 年）的通知》，http://www.nhc.gov.cn/ldrks/s3577/201606/cf593583b37241a58068e0aa0b86d2de.shtml，2016/6/7。

③ 《中共中央 国务院关于深化医疗保障制度改革的意见》，中国政府网，http://www.gov.cn/zhengce/2020-03/05/content_5487407.htm，2020/3/5。

④ 《中华人民共和国国民经济和社会发展第十四个五年规划和 2035 年远景目标纲要》，中国政府网，http://www.gov.cn/xinwen/2021-03/13/content_5592681.htm，2021/3/13。

⑤ 《国务院关于解决农民工问题的若干意见》，中国政府网，http://www.gov.cn/jrzg/2006-03/27/content_237644.htm，2006/3/27。

引导下，有29个地方政府出台了适用于本地农民工的医疗保险政策，[①]但大部分地区流动人口的主要参保选择仍是以城镇职工基本医疗保险和城乡居民基本医疗保险为代表的基本医疗保险体系。因此配套基本医疗保险转移接续和异地就医直接结算政策，以缓解制度碎片化与人口流动性之间的矛盾。作为保障人民健康的重大民生制度安排，基本医疗保险制度具有提高卫生服务可及性、提升卫生服务利用水平、降低疾病经济风险的作用，从而达到维护居民健康水平的目的。因此，医疗保险是当前维护流动人口健康、缩小与户籍人口健康差距、彰显健康公平与正义的重要政策工具。

然而，目前中国基本医疗保障制度设计导致的流动人口参保差异既是造成流动人口健康不平等的重要原因，也是流动人口健康不平等的重要表现。一是参保行为导致的参保水平差异，研究数据显示流动人口参保率低于全国平均水平，与非流动人口的差距在10个百分点左右。[②]二是制度设计导致的参保类型差异，中国流动人口参保类型和参保地点的差别导致不同参保模式流动人口受益水平、受益公平性、卫生服务利用和健康结果等多方面存在差异。根据全国流动人口动态监测调查最新数据测算，流动人口参保类型以城乡居民为主，占比为78.54%，城镇职工占比为21.46%。研究表明，由于城镇职工基本医疗保险和城乡居民基本医疗保险在筹资标准、保障水平和报销政策等方面存在差距，参加不同医疗保险的流动人口之间存在医疗服务利用不平衡、医保受益不均的矛盾。[③]三是流动属性引起的两地分离差异，相同数据测算结果说明流动人口参保地点以户籍地或其他地方为主，占比为73.08%，居住地参保占比为26.92%。研究显示，现阶段中国医疗保险发展不平衡不充分问题仍然存在，基本医疗保险属地管理的特征与流动人口活跃的跨区域流动矛盾重重，参保流动人口中普遍存在参保地和居住地"两

---

① 王琳：《论中国农民工医疗保障制度的完善》，《科学社会主义》2012年第1期。

② 王超群：《中国基本医疗保险的实际参保率及其分布特征：基于多源数据的分析》，《社会保障评论》2020年第1期。

③ 郑超、王新军、孙强：《城乡医保统筹政策、居民健康及其健康不平等研究》，《南开经济研究》2021年第4期。

地分离”的现象,[①] 这就导致城乡、地区和不同流动人口之间存在医疗保险受益差距。研究显示，参保地和居住地分离对流动人口卫生服务利用水平影响显著，与流动人口健康水平存在相关关系，户籍地参保的流动人口在流入地建立健康档案、接受健康体检、健康教育、患病后就诊以及健康状况良好的概率相对流入地参保流动人口更低，且与流动人口健康状况呈双向作用关系。[②]

因此，医疗保险制度是解决流动人口健康不平等问题的重要手段，但医疗保险制度设计导致的流动人口参保差异也是造成流动人口卫生服务利用和健康状况差异的重要原因，同时也导致了流动人口新的健康不平等问题。

四　医疗保险对流动人口健康不平等影响研究的理论与现实意义

流动人口健康不平等问题已经成为社会现实需求和学者研究关注的重点领域。近年来，随着流动人口健康领域研究的纵深发展，学界在开展流动人口健康不平等现状和影响因素研究的基础上开始从不同角度探究流动人口健康不平等的发生机制，如综合各影响因素的全局视角、[③] 社会经济地位、[④] 健康消费分层视角、[⑤] 生命历程视角等。[⑥] 关于医疗保险与健康不平等研究，学者一方面分析了医疗保险政策实施和医疗服务可及性对特定人群卫生服务利用和健康结果的影响；另一方面分析了流

① S. Chen, et al., “Barriers of Effective Health Insurance Coverage for Rural-to-Urban Migrant Workers in China: A Systematic Review and Policy Gap Analysis,” *BMC Public Health*, Vol. 20, No. 1, 2020, p. 408.

② 姚强、李寒旋、杨菲：《医疗保险参保地对中国流动人口卫生服务利用和健康状况影响及对策研究：一个范畴综述》，《中国卫生事业管理》2022 年第 9 期。

③ 赵广川：《国民健康不平等及其内在影响机制、演变过程》，《世界经济文汇》2017 年第 5 期。

④ 黄洁萍、尹秋菊：《社会经济地位对人口健康的影响——以生活方式为中介机制》，《人口与经济》2013 年第 3 期。

⑤ 鞠牛、梁玉成：《健康不平等产生机制及其治理途径探析——健康消费分层的视角》，《公共行政评论》2022 年第 6 期。

⑥ 蔡娇丽、张力：《社会经济地位与老年健康不平等——基于生命历程视角的研究》，《新视野》2020 年第 6 期。

动人口参保行为特征及其影响因素,[①] 以及参保特征对流动人口卫生服务利用和健康状况的影响。[②] 同时，已有研究关注了医疗保险的受益公平性问题。[③] 然而，大部分研究聚焦于医疗保险因素对流动人口卫生服务利用和健康状况的影响及影响差异，对流动人口健康不平等的具体作用途径尚未取得定论，对医疗保险保障水平影响健康不平等的成因和形成机制研究相对较少。因此，亟须深入地研究医疗保险制度对流动人口健康不平等的影响和作用机制，以充分发挥医疗保险在流动人口健康不平等中的“弥合”作用，避免“撕裂”效应。

基于此，本书从医疗保险视角构建流动人口健康不平等测量框架，利用全国流动人口动态监测调查最新数据，测量医疗保险导致的流动人口健康不平等，并分析医疗保险视角下流动人口健康不平等形成机制，最终，在此基础上提出流动人口医疗保险制度的政策建议。从医疗保险视角研究流动人口健康不平等，明确现阶段医疗保险对流动人口健康不平等影响的水平和机制，进而优化流动人口医疗保险政策，是避免或缩小流动人口健康不平等需要解决的重要理论问题，也是完善中国医疗保障制度、推动医疗卫生事业发展、促进社会公平正义需要研究的现实需要，具有重要的理论价值和现实意义。

第二节　研究目标与内容

一　研究目标

本书以中国流动人口为研究对象，流动人口的定义随不同的研究目

---

① 韩俊强:《农民工医疗保险参保特征、问题与政策思考》,《中国医疗保险》2020 年第 1 期；冉晓醒、仇雨临:《灵活就业流动人口参保是逆选择还是被选择?》,《内蒙古社会科学》2022 年第 5 期。

② 汪连杰、刘昌平:《城乡居民医保整合、农村老年人健康及其健康不平等研究》,《社会保障研究》2022 年第 3 期。

③ 金双华、于洁、田人合:《中国基本医疗保险制度促进受益公平吗？——基于中国家庭金融调查的实证分析》,《经济学（季刊）》2020 年第 4 期；周钦、刘国恩:《医保受益性的户籍差异——基于本地户籍人口和流动人口的研究》,《南开经济研究》2016 年第 1 期。

的存在年龄标准及时空差异，一般认为在空间上有跨越行政区域边界（如跨区、地市或省）的行为且在居住时间上满足一定的流动时长（如1个月、6个月或1年以上）的人群即为流动人口。本书根据不同的研究需求在跨区域或时长上定义略有不同，主要研究目标如下。

（一）历史脉络

通过定性和定量文献研究，系统回顾流动人口健康保障的历史起源、发展路径和热点前沿。

（二）理论框架

构建医疗保险视角下流动人口健康不平等测度理论体系，包括测量框架、测量指标、测量方法。

（三）路径机制

研究医疗保险视角下流动人口健康不平等形成机制，一是现状研究，即医疗保险视角下流动人口的健康不平等水平及影响因素；二是机制研究，即医疗保险因素影响流动人口健康不平等的路径。

（四）政策评估

通过宏观和微观数据系统分析和评价中国流动人口健康保障政策及其实施效果。

（五）政策建议

在理论和实证研究的基础上，通过政策分析和理论思辨，最终对中国流动人口健康保障的发展趋势和保障策略进行展望，并从医疗保险的视角提出完善流动人口健康保障的政策建议。

二 研究内容

本书的核心内容及其逻辑关系框架如图1-1所示。

（一）流动人口健康保障研究的历史沿革和热点问题

1. 运用文献计量学方法，梳理流动人口健康保障研究的发展脉络，通过参考文献出版年图谱分析追溯流动人口医疗保险研究历史根源和里程碑作品，并通过主题聚类对流动人口健康保障研究的热点和前沿问题

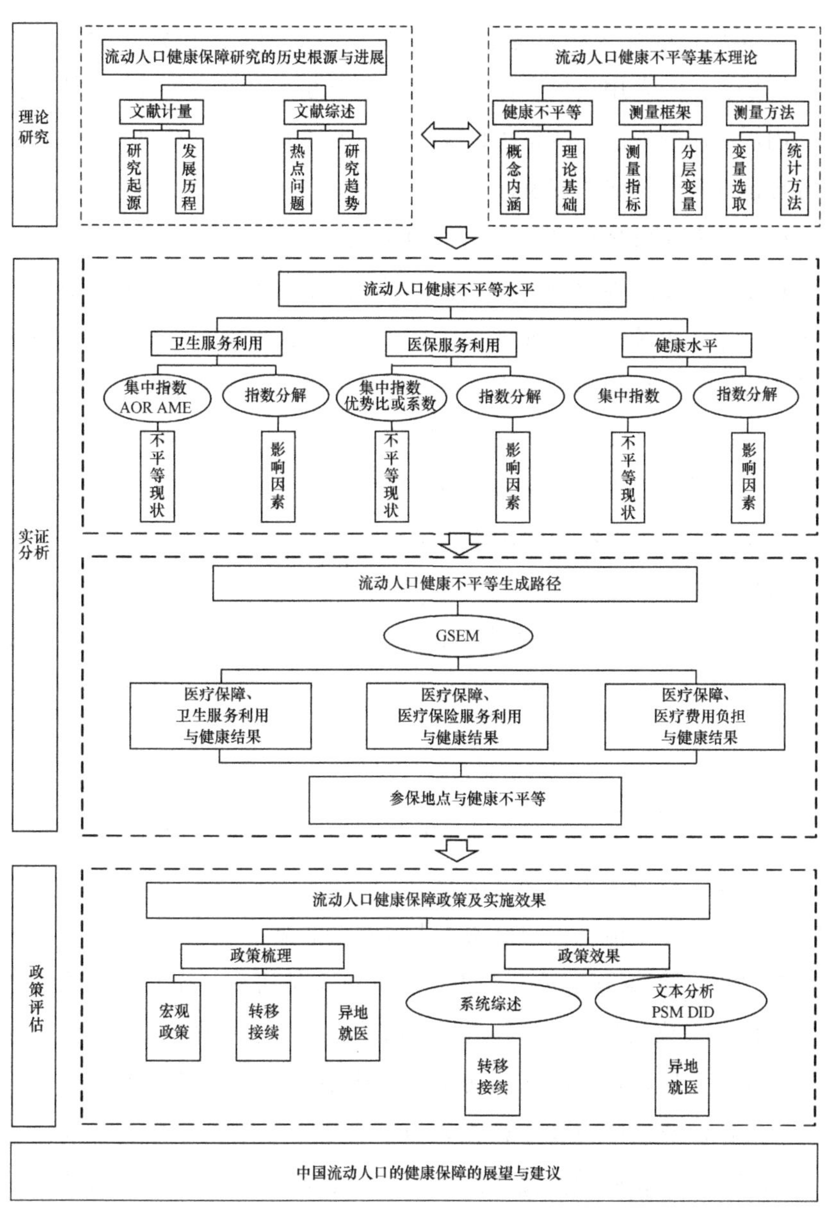
理论研究
流动人口健康保障研究的历史根源与进展
文献计量
文献综述
研究起源
发展历程
热点问题
研究趋势
流动人口健康不平等基本理论
健康不平等
测量框架
测量方法
概念内涵
理论基础
测量指标
分层变量
变量选取
统计方法
实证分析
流动人口健康不平等水平
卫生服务利用
医保服务利用
健康水平
集中指数 AOR AME
指数分解
集中指数 优势比或系数
指数分解
集中指数
指数分解
不平等现状
影响因素
不平等现状
影响因素
不平等现状
影响因素
流动人口健康不平等生成路径
GSEM
医疗保障、卫生服务利用与健康结果
医疗保障、医疗保险服务利用与健康结果
医疗保障、医疗费用负担与健康结果
参保地点与健康不平等
政策评估
流动人口健康保障政策及实施效果
政策梳理
政策效果
宏观政策
转移接续
异地就医
系统综述
文本分析 PSM DID
转移接续
异地就医
中国流动人口的健康保障的展望与建议

图 1-1　研究思路

进行可视化分析。

2. 运用描述性文献综述方法，系统总结流动人口医疗保险与卫生服务利用、医疗费用负担和健康状况等三个方面的研究现状，具体包括概念内涵、研究方法、测量指标及主要结果发现等，为流动人口健康不平等理论框架的构建奠定基础。

（二）医疗保险视角下流动人口健康不平等测量框架

1. 流动人口健康不平等内涵与测量指标：通过文献研究，梳理流动人口健康不平等内涵、外延及其测量指标。首先确定流动人口健康不平等内涵，然后梳理不同维度下流动人口健康不平等的测量指标。

2. 医疗保险视角下流动人口健康不平等分层变量：通过文献研究，了解中国流动人口因医疗保险导致的健康社会分层现象，结合流动人口医疗保险政策、参保特点等因素，确定医疗保险视角下流动人口健康不平等分层变量。

3. 流动人口健康不平等影响因素：通过文献研究，梳理已有研究中健康不平等的影响因素，并按照健康公平测量框架对其进行分类归纳。

4. 医疗保险视角下流动人口健康不平等测量框架：在 1、2、3 的基础上，结合健康公平测量框架，利用健康不平等测量指标、医疗保险视角下流动人口健康不平等分层变量、流动人口健康不平等影响因素构建医疗保险视角下流动人口健康不平等测量框架。

5. 健康不平等测量及分解方法：通过文献研究，梳理不同测量分解方法的适用范围和优劣，并选择合适的方法用于本研究流动人口健康不平等测量与医疗保险因素和其他影响因素的贡献程度分解。

（三）医疗保险视角下流动人口健康不平等水平和形成机制

通过定量分析研究，包括是否参保、参保类型和参保地点在内的医疗保险因素对流动人口健康不平等（卫生服务利用、医保服务利用及健康水平不平等）的影响及路径。同时，重点分析参保地点这一与流动人口特有分层变量如何影响流动人口的卫生服务利用、医疗保险服务利用行为、医疗费用负担及健康状况等。

1. 基于流动人口健康不平等程度框架，通过集中指数和多元回归方法测量流动人口健康不平等程度，通过基于多元回归的集中指数分解方法进一步分析医疗保险等各个因素对流动人口健康不平等的影响程度。

2. 通过基于广义结构方程模型的路径分析法研究医疗保险作用于流动人口健康不平等的路径，并重点分析全人群、老年人和老年慢性病患者的具体路径特点。

（四）流动人口健康保障政策的历史变迁及实施效果

1. 总结梳理近年来中国出台的关于流动人口健康保障的政策，包括宏观政策规划、医疗保险转移接续政策和异地就医直接结算政策等三个方面的内容。

2. 运用宏观和微观定量数据相结合的方法对中国实施的医疗保险转移接续政策和异地就医直接结算政策的执行效果进行评价，总结政策制定及实施过程中存在的问题与不足，提出未来中国流动人口健康保障政策改革的方向。

（五）流动人口医疗保险政策建议

在（一）（二）（三）（四）的基础上，结合中国人口流动的特点及发展趋势，针对流动人口健康不平等问题提出完善中国基本医疗保险制度的政策建议。

第三节　研究创新与贡献

本书的创新之处包括以下几点。从研究视角上来看，选择从医疗保险的角度分析流动人口健康不平等问题，是从社会分层视角看待健康不平等的一个具有现实政策意义的维度，并在此基础上提出了医疗保险视角下流动人口健康不平等的测量框架及方法体系。从研究内容上来看，本书测量了医疗保险视角下流动人口健康不平等的水平，并分析了其生成机制，有助于深入理解中国流动人口健康不平等现象。此外，本书系统分析流动人口相关政策改革的实施效果，在此基础上提出进一步完善中国流动人口医疗保障制度的政策建议。总之，本书对拓展健康不平等测量理论方法、系统了解中国流动人口健康不平等现象以及进一步完善中国流动人口医疗保障制度具有重要的参考意义。

第四节　本书的结构安排

本书共有九章，结构安排分为四个部分。第一部分：第一至第三章，包括研究的背景意义、文献综述及相关理论。第二部分：第四至第七章，主要为实证研究，分析流动人口健康不平等水平、影响因素及形成机制。第三部分：第八章，主要分析流动人口健康保障的相关政策及实施效果。第四部分：第九章，包括对人口流动与健康保障的未来展望及总结建议。具体来说，各章节主要包括以下内容。

第一部分包含研究背景、文献综述及相关理论。第一章为导论，提出研究问题，探讨在当前时代背景下开展流动人口健康不平等研究的重要意义，阐明研究的目标、主要内容和创新点。第二章通过文献计量可视化的方法，回顾流动人口健康保障研究历史路径并总结当前研究热点，同时从流动人口健康保障与卫生服务利用、医疗费用负担和健康状况三个角度进行文献综述。第三章明晰了流动人口健康不平等相关概念，梳理已有的健康不平等研究理论和框架，总结健康不平等测量指标、测量方法和影响因素，并从健康保障的视角建立起本书的流动人口健康不平等测量框架。

第二部分为实证研究，是本书的核心部分。第四章、第五章和第六章通过前文构建起的流动人口健康不平等测量框架，利用集中指数（CI）及其分解法分别从卫生服务利用、医疗保险服务利用和健康结果三个角度来研究医疗保险视角下流动人口内部与社会经济地位相关的广义健康不平等的现状。同时，在第四章和第五章中，通过两个案例重点分析医疗保险对流动人口卫生服务利用和医疗保险利用的影响。第七章基于广义结构方程模型的路径分析法，分析医疗保险视角下流动人口健康不平等的作用路径和产生原因。

第三部分为专题研究。第八章从宏观政策规划、医疗保险转移接续和异地就医直接结算等方面回顾了不同时期流动人口健康保障政策历史变迁，并从健康公平视角评价了医疗保险转移接续和异地就医直接结算政策的实施效果。

第四部分为展望和建议。第九章首先总结中国人口流动特点与发展趋势，然后在此基础上，结合前面三个部分的研究结果，探讨中国流动人口健康不平等的深层次原因，并提出完善中国流动人口健康保障制度的政策建议，以缩小和消除中国流动人口健康不平等，全面提高全民健康水平，助力健康中国国家战略的实现。

第二章

流动人口健康保障研究：历史演进与现状趋势

第一节　流动人口健康保障研究的历史脉络

本章系统梳理了流动人口健康保障研究的历史起源和发展历程，运用文献计量学方法和可视化技术对流动人口健康保障研究的中英文文献进行合著关系网络分析、引文分析、共词分析，全面系统地探索流动人口健康保障的演变路径和热点主题，同时结合定性文献分析，对流动人口健康保障研究的重点主题进行深度分析，形成了流动人口健康保障研究的全球图景。

一　资料与方法

（一）数据来源

本章文献数据资料英文文献来自数据库 Web of Science（WoS）和中文文献来自数据库中国知网（CNKI）。本书选取“流动人口”和“医疗保险”及其同义词作为主题词，分别在中文、英文文献数据库检

索相关文献，具体检索策略见表 2-1。英文文献发表时间限定为“All years”，文献类型限定为“Article”，数据库范围限定为“SCI-EXPANDED，SSCI，A&HCI”，下载“全记录与引用的参考文献”。中文文献发表时间限定为“所有时间”，文献类型限定为“学术期刊”，来源类别限定为“北大核心、CSSCI、CSCD”，下载 NoteFirst 格式。检索时间截至 2022 年 9 月 14 日，共检索到 1968—2022 年的 5201 篇文献，其中英文文献 2770 篇（1968—2022 年），中文文献 2431 篇（1992—2022 年）。其中，参考文献时间限定为“1800—2022 年”，2770 篇英文文献共得到 83705 条参考文献。

表 2-1　　国内外文献检索策略

数据库	检索策略
Web of Science	#1 (TS=(transient * or migrant * or migration or immigrant * or immigration or emigrant * or emigration or refugee * or settler * or resettlement * or re-settlement * or newcomer * or new-comer * or non-native * or “border crossing * ” or “naturalized citizen * ” or “new arrival * ” or “new entrant * ” or “displaced person * ” or “displaced people * ” or “asylum seeker * ” or alien * or expatriate * or foreigner * or “foreign born” or “foreign-born” or “foreign population” or “foreign people” or “foreign work * ” or “foreign student * ” or “international student * ” or “mobil * population” or “mobil * people” or “mobil * work * ” or “float * population * ” or “float * people” or “float * work * ”)) AND LA=(English) AND DT=(Article)
	#2 (TS = (“Health Insurance * ” or “Healthcare Insurance * ” or “Medical insurance * ” or “Third-Party Payer * ” or “Third-Party Payment * ” or “Hospitalization Insurance * ” or “Long-Term Care Insurance * ” or “Long Term Care Insurance * ” or “Nursing Services Insurance * ” or “Pharmaceutical Services Insurance * ” or “Drug Insurance * ” or “Prescription Insurance * ” or “Drug Benefit * Plan * ” or “Physician Services Insurance * ” or “Surgical Insurance * ” or “Community-Based Health Insurance * ” or “Community-Based Health Financing * ” or CBHI or Microinsurance * or Micro-insurance * or “Micro insurance * ” or “Micro-Health Insurance * ” or “Micro Health Insurance * ” or “Health Benefit Plan * ” or Medicare or “Managed Care Program * ” or “Managed Care” or “Managed Health Care Insurance Plan * ” or “Insurance”

续表

数据库	检索策略
Web of Science	Case Management" or "Medical Savings Account * " or "Health Savings Account * " or "National Health Program * " or "National Health Insurance * " or "National Health Service * " or "Prepaid Health Plan * " or " Single Payer System * " or " Single-Payer System * " or "Single Payer Plan * " or "Single-Payer Plan * " or "Value-Based Insurance * " or "Value Based Health Insurance * " or " Value Based Purchasing * " or " Health financing * " or "Healthcare Financing * " or "Medical coverage" or "Health coverage" or "Insurance Coverage" or (health * AND subsid *) or (health * AND discount *))) AND LA=(English) AND DT=(Article)
	#3 #1 and #2
CNKI	#1 (SU % = '流动人口' or SU % = '农民工' or SU % = '外来人口' or SU % = '外来从业' or SU % = '外来务工' or SU % = '进城务工' or SU % = '随迁' or SU % = '迁移' or TKA='流动人口' or TKA='农民工' or TKA='外来人口' or TKA='外来从业' or TKA='外来务工' or TKA='进城务工' or TKA='随迁' or TKA='迁移') AND (SU % = '医疗保障' or SU % = '医疗保险' or SU % = '基本医疗保险' or SU % = '社会基本医疗保险' or SU % = '城镇职工医疗保险' or SU % = '城镇职工' or SU % = '城镇居民医疗保险' or SU % = '城镇居民' or SU % = '城乡居民医疗保险' or SU % = '城乡居民' or SU % = '新型农村合作医疗' or SU % = '新农合' or TKA = '医疗保障' or TKA = '医疗保险' or TKA= '基本医疗保险' or TKA= '社会基本医疗保险' or TKA= '城镇职工医疗保险' or TKA= '城镇职工' or TKA= '城镇居民医疗保险' or TKA= '城镇居民' or TKA= '城乡居民医疗保险' or TKA= '城乡居民' or TKA= '新型农村合作医疗' or TKA= '新农合')
	#2 限定北大核心,CSSCI,CSCD

通过对文献数据进行清洗，提高数据信息的标准化程度。合并英文文献中国家/地区的上下词，如将“taiwan”“peoples in China”合并为“China”，将“england”“scotland”“wales”合并为“UK”等；合并英文文献中关键词的同义词，如将“migrants”“immigrant”“immigrants”合并为“migrant”，将“risk factors”“risk-factor”合并为“risk factor”。合并中文文献中的同义词，如根据国家发改委的概念辨析“城镇化与城市化本质相同但形式有别”将“城市化”合并为“城镇化”，将“流动老年人”“流动老人”合并为“老年流动人口”，将“新型农村合作医疗”“农村新型合作医疗”“新农合”“新农合（NCMS）”合并

为“新型农村合作医疗保险”等。[①] 最终共得到英文关键词 8772 个，中文关键词 4526 个。

（二）分析方法

流动人口医疗保险研究文献计量分析具体过程如下。

1. 通过 WoS 数据库中的“创建引文报告”功能和 CNKI 数据库中的“可视化分析”获取流动人口医疗保险研究文献的年度分布、出版物来源、作者所在国家/地区、作者所属机构等基础数据，在 Excel 中绘制图表呈现流动人口医疗保险研究的基本概况。主要指标有出版年、发文量、期刊名、国家/机构名、被引量、H 指数等。H 指数用于反映发文数量和质量的综合影响力，一个国家、机构或者研究人员发表的 Np 篇论文中，如果有 H 篇论文的被引次数都大于或等于 H，而其他（Np-H）篇论文被引频次都小于 H，那么其科研成就的指数为 H。

2. 通过 VOSViewer 对处理后的英文文献数据进行合著关系网络分析、引文分析和共词分析，从而形成对流动人口医疗保险领域的整体认知。其中，合著关系网络分析用于分析学术合作背后的社会关系，同时适用个人和组织，兼具社会网络和知识网络的特征。[②] 本书选取作者所在国家/地区、作者所属机构构建合著关系网络，探索流动人口医疗保险研究领域突出贡献者、主要合作团体及结构特征。引文分析用于细粒度对比分析流动人口医疗保险领域的核心成果及其影响力，本书以具体的研究成果论文为分析对象，提取高被引文献共被引聚类分析可视化结果。共词分析是内容分析的一种，主要通过选取文献集中大量出现的共同关键词并以此为基础对这些代表性词汇进行分层聚类，从而揭示这些词之间的关系及以其为代表的学科或领域的研究趋势，在对某领域或主

---

① 国家发展和改革委员会：《概念辨析：城市化、城镇化与新型城镇化》，https://www.ndrc.gov.cn/xwdt/ztzl/xxczhjs/ghzc/201608/t20160824_972008_ext.html，2023/1/17。

② B. Bozeman, D. Fay and C. P. Slade, “Research Collaboration in Universities and Academic Entrepreneurship: The-State-of-the-Art,” *The Journal of Technology Transfer*, Vol. 38, No. 1, 2013, pp. 1-67；李梅、苏淑丽：《国际英文期刊中国教育研究论文的关键作者及其合著网络》，《现代大学教育》2020 年第 5 期。

题、某个学科研究热点或研究进展中应用广泛。[①] 本书以所有关键词为分析对象，进行关键词共词分析。

选取的文献计量工具 VOSviewer 是由荷兰莱顿大学的 Nees Jan van Eck 和 Ludo Waltman 共同开发的用于绘制科学知识图谱的文献计量分析软件，在作者信息、关键词分析、主题聚类等方面具有独特优势，被广泛运用于梳理特定研究领域进展及探究研究领域热点问题，如图书情报与数字图书馆、医学、计算机科学等。

3. 通过书目共现分析系统（Bibliographic Items Co-occurrence Matrix Builder，Bicomb）和 SPSS 对处理后的中文文献数据进行关键词聚类分析（Clustering Analysis），探索流动人口医疗保险领域国内研究的热点主题及演变路径。关键词聚类分析是一种共词分析方法，通过绘制可视化聚类图可以展示特定学科或领域的各类热点方向。在 Bicomb 中完成同义词替换和规范化清洗工作后，将关键词按照词频高低顺序排列，选择高频关键词生成词篇矩阵。现有研究并未对高频词数量的选择达成共识，基于经验判定法是主流方法之一。[②] 安兴茹在高频词阈值研究中发现涉及词频分析的文献中有 39% 选择前 N 项法（TOPN），即将词频最高的前 N 项作为高频词，且 N 值较多选择 10、20、30、50 等数值。[③]

本书选择的文献计量工具为 Bicomb 和 SPSS。其中，Bicomb 是由中国医科大学医学信息学系崔雷教授和沈阳市弘盛计算机技术有限公司开发，目的是满足文献爆炸式增长背景下的文本挖掘需求。

4. 通过参考文献出版年图谱分析（Reference Publication Year Spectroscopy，RPYS）分析国际上流动人口医疗保险研究文献的引文，追溯流动人口医疗保险研究历史根源和里程碑作品。RPYS 是 2013 年 Marx

---

① 魏瑞斌、蒋倩雯、张瑞丽：《基于文献共被引和共词分析的研究方法的比较研究——以共词分析和内容分析为例》，《情报杂志》2019 年第 2 期；吴倩、雷长群：《基于文献计量视角的中国应急预案研究综述》，《河南大学学报》（社会科学版）2019 年第 6 期。

② 李纲、巴志超：《共词分析过程中的若干问题研究》，《中国图书馆学报》2017 年第 4 期。

③ 安兴茹：《基于正态分布的词频分析法高频词阈值研究》，《情报杂志》2014 年第 10 期。

等提出的学科领域历史根源探究的文献计量方法。[①] 基于参考文献，以被引频次越高的参考文献对该学科领域产生及发展的推动作用越大为前提，[②] 将特定学科领域的全部文献集作为研究对象，绘制以全部参考文献的“出版年份”（Reference Publication Year，RPY）为横轴，以每年全部被引文献的“总被引频次”（Number of Cited References，N_CR）为纵轴的参考文献出版年图谱，根据 Median 值确定该领域发展进程中的引文波峰年份，在波峰年内通过被引频次排序确定开创性研究和里程碑作品，进而分析该学科领域的起源和演化路径。其原理为：特定领域的研究文献所引用的所有参考文献中，只有小部分参考文献发表在该领域产生之前，这些参考文献中往往存在几篇文献的被引用频次远高于同年或前后几年内发表的其他参考文献，那么这几篇文献很可能是具有重要作用的根源文献。因此，引文波峰年内必定蕴含着有卓越贡献的开创性研究和里程碑作品。[③] Median 值是指某出版年的参考文献的总被引频次相对于该出版年的前一年、前两年、该出版年、后一年、后两年（即［t-2；t-1；t；t+1；t+2］，其中 t 为该出版年）的总被引频次的中位数的偏差值。若该出版年的参考文献的总被引频次高于 5 年的中位数，则其 Median 值为正，反之则为负。RPYS 广泛应用于科学技术、生物科学、社会科学等众多领域，证明了其具有较好的可行性、可靠性和普适性。

Marx 等开发了 rpys. exe 和 yearcr. exe 用于 RPYS。[④] 其中，rpys.

---

① W. Marx, et al., “Detecting the Historical Roots of Research Fields by Reference Publication Year Spectroscopy (RPYS),” *Journal of the Association for Information Science and Technology*, Vol. 65, No. 4, 2014, pp. 751-764.

② 李倩、李信：《基于 RPYS 的用户体验研究综述》，《图书馆杂志》2018 年第 7 期。

③ W. Marx and L. Bornmann, “Tracing the Origin of a Scientific Legend by Reference Publication Year Spectroscopy (RPYS): The Legend of the Darwin Finches,” *Scientometrics*, Vol. 99, No. 3, 2014, pp. 839-844；李信、陆伟、李旭晖：《一种新兴的学科领域历史根源探究方法：RPYS》，《图书情报工作》2016 年第 20 期。

④ 参见 L. Loet, et al., “Referenced Publication Years Spectroscopy applied to iMetrics: Scientometrics, *Journal of Informetrics*, and a Relevant Subset of JASIST,” *Journal of Informetrics*, Vol. 8, No. 1, 2014, pp. 162-174。

exe 基于参考文献的出版年份分析特定研究领域内该参考文献的被引频次，并计算该参考文献被引频次占该年参考文献总被引频次的百分比（Percentage of Year，PERC_YR），量化参考文献的重要性；yearcr. exe 基于 rpys. exe 的运行结果，计算 Median 值。数据处理与分析步骤如下。

第一步：根据 Median 值确定引文波峰年份。

确定引文波峰年份的规则如下：1800—1950 年的许多小波峰值，取 Median 值超过其 95%置信区间上限值的年份作为波峰年。1800—1950 年 Median 值的 95%置信区间为［1.559，2.663］，据此得到 9 个波峰年（1847、1885、1908、1921、1932、1940、1944、1948、1950 年）。1951—2022 年的波峰值，其对应年份即为波峰年。共得到 12 个波峰年（1951、1954、1956、1964、1973、1979、2000、2005、2007、2010、2012、2014 年）。共得到 21 个波峰年。

第二步：根据被引频次确定引文波峰年内的里程碑作品。

确定里程碑作品的规则与已有研究保持一致。① ①1800—1950 年，只取波峰年内被引频次最高的参考文献。②1951—2022 年的波峰年，取波峰年内被引频次最高以及被引频次高于前后两年（不包括波峰年）最高被引频次的参考文献。如 1954 年，纳入最高被引频次的参考文献 1 篇和高于前后两年（不包括波峰年）最高被引频次的参考文献 1 篇。③1951—2022 年的非波峰年，取被引频次高于 1950—2022 年所有波峰年中最高被引频次的参考文献。1951—2022 年内波峰年参考文献最高被引频次为 93，因此纳入非波峰年内被引频次高于 93 的参考文献。

经流动人口医疗保险研究专家审查，将那些提供非具体方法或咨询意见、被引频次相对较低以及与流动人口医疗保险研究关联程度较低的

① Q. Yao，et al.，"The Historical Roots and Seminal Research on Health Equity：A Referenced Publication Year Spectroscopy（RPYS）Analysis，" *International Journal for Equity in Health*，Vol. 18，No. 1，2019，p. 152.

文献进一步排除在外。最终共纳入流动人口医疗保险研究领域里程碑作品 21 篇。

本书使用的软件为 VOSViewer 1. 6. 15、Bicomb 2. 02、SPSS 25 等。

二　结果分析

（一）文献出版时间序列

1900—2022 年，流动人口医疗保险研究年度发文量整体呈增长趋势，其中英文文献年度发文量保持稳步增长，中文文献年度发文量呈重心向右的“M”形变化（见图 2-1）。1968 年，Hollingsworth 发表的“Internal Migration Statistics from the Central Register for Scotland of the National Health Service”是涉及“流动人口”和“国家卫生服务”（含“Double Registrations”和“Immigrants not on any Unitedkingdom Register”）的第一篇文章。[①] 随后的三十年间，流动人口医疗保险研究发文量增长缓慢，每年中英文累计发文不足 50 篇。21 世纪以来，关于流动人口医疗保险的研究开始加速发展，2005 年首次突破 100 篇，并持续稳定增长，这意味着越来越多的学者、机构参与到流动人口医疗保险研究中。过去十年里，流动人口医疗保险研究发文总量增长最快的一年是 2013 年，同比增长 21. 25%，累计发文 291 篇。截至文献检索日期，流动人口医疗保险研究年度发文量在 2021 年达到最大值 368 篇，其中英文文献 266 篇，中文文献 102 篇。

（二）高载文量期刊及影响力

1900—2022 年，流动人口医疗保险研究领域 5201 篇文献共发表在 1536 种学术期刊上，图 2-2、表 2-2 分别列出了排名前 20 位的高产中文期刊和英文期刊。

---

① T. H. Hollingsworth, “Internal Migration Statistics from the Central Register for Scotland of the National Health Service,” *Journal of the Royal Statistical Society. Series A (General)*, Vol. 131, No. 3, 1968, pp. 340-383.

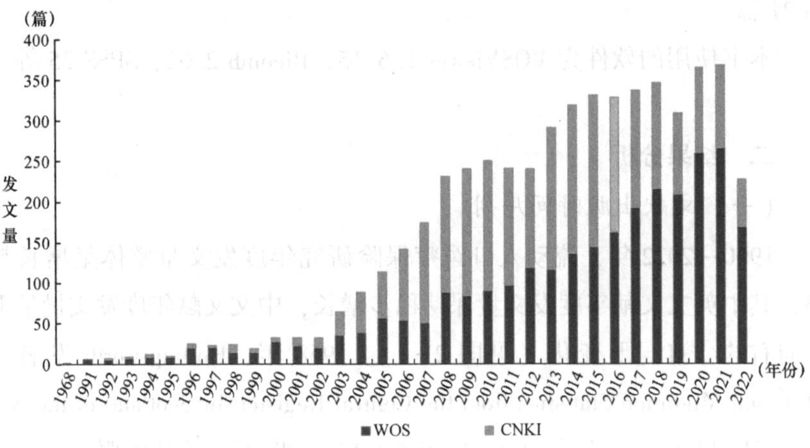

图 2-1　1900—2022 年流动人口医疗保险研究发文量年度分布

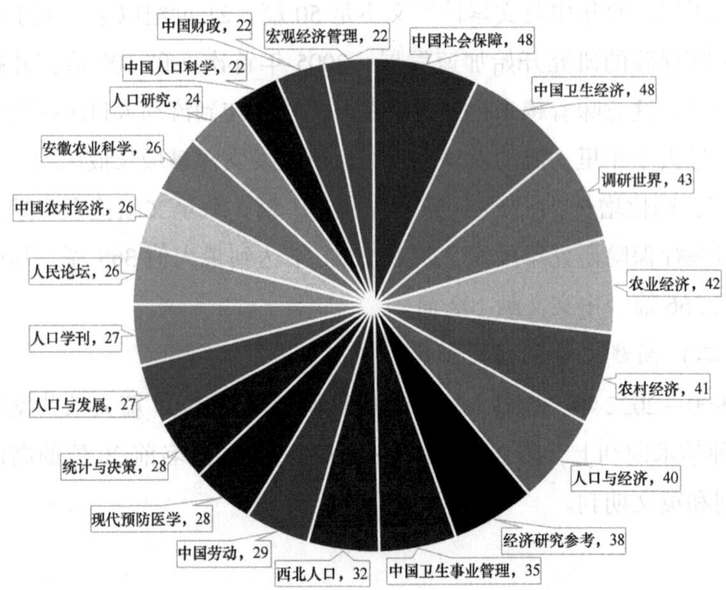

图 2-2　1900—2022 年流动人口医疗保险领域前 20 位高产中文期刊

表 2-2　1900—2022 年流动人口医疗保险领域前 20 位高产期刊

序号	期刊/会议	发文量（n）	占比（%）	总被引量	平均被引量	H 指数	5-Year IF
1	Journal of Immigrant and Minority Health	107	3.86	1664	15.55	22	1.985
2	International Journal of Environmental Research and Public Health	71	2.56	357	5.03	10	4.002
3	Plos One	63	2.27	715	11.35	15	3.496
4	Bmc Health Services Research	48	1.73	1046	21.79	15	2.782
5	Bmc Public Health	45	1.63	772	17.16	18	3.715
6	Social Science Medicine	45	1.63	1513	33.62	22	5.007
7	American Journal of Public Health	39	1.41	1815	46.54	22	10.435
8	Bmj Open	36	1.30	294	8.17	11	2.849
9	Health Affairs	36	1.30	1849	51.36	21	7.675
10	Journal of Health Care for the Poor and Underserved	32	1.16	439	13.72	12	1.365
11	International Journal for Equity in Health	31	1.12	280	9.03	10	3.929
12	Journal of Community Health	31	1.12	430	13.87	13	3.127
13	Stroke	30	1.08	3079	102.63	21	9.042
14	Journal of Racial and Ethnic Health Disparities	26	0.94	135	5.19	7	2.858
15	Health Policy	22	0.79	295	13.41	10	3.118
16	Health Services Research	21	0.76	432	20.57	12	3.568
17	Public Health	19	0.69	271	14.26	11	3.706
18	Medical Care	18	0.65	999	55.50	12	3.081
19	Ethnicity Health	17	0.61	236	13.88	9	2.752
20	Frontiers in Public Health	16	0.58	89	5.56	4	5.085
20	Journal of the American Geriatrics Society	16	0.58	858	53.63	9	6.550
20	Maternal and Child Health Journal	16	0.58	307	19.19	11	2.298

中文期刊统计结果显示，CNKI（北大核心、CSSCI、CSCD）数据库中共有516种期刊为流动人口医疗保险研究做出了贡献，前20位高产期刊（第19—21位高产中文期刊发文量均为22，因此共纳入21种期刊）共发表了674篇相关文献，累计占比27.73%。其中，《中国社会保障》（n=48，1.97%）和《中国卫生经济》（n=48，1.97%）发表相关文献的数量最多，其次是《调研世界》（n=43，1.77%）、《农业经济》（n=42，1.73%）。

英文期刊统计结果显示，WOS核心数据库中共有1020种期刊发表了流动人口医疗保险研究，前20位高产期刊（第20—22位高产英文期刊发文量均为16，因此共纳入22种期刊）共发表了785篇相关文献，累计占比为28.34%。这些期刊的五年影响因子（5-Year Impact Factor，5-Year IF）范围为1.365—10.435。前20位高产英文期刊中，发文量最高的期刊是《移民和少数民族健康》（*Journal of Immigrant and Minority Health*，n=107），其次是《国际环境研究与公共卫生》（*International Journal of Environmental Research and Public Health*，n =71）和《公共科学图书馆·综合》（Plos One，n =63）。总被引量排名1—3的期刊依次为《国际卒中杂志》（*Stroke*，总被引量=3079）、《健康事务》（*Health Affairs*，总被引量=1849）和《美国公共卫生》（*American Journal of Public Health*，总被引量=1815）。根据H指数，最具影响力的三大英文期刊分别是《移民和少数民族健康》、《社会科学与医学》（*Social Science Medicine*）和《美国公共卫生》，H指数均为22。

（三）高产国家/地区及合作网络

1900—2022年，流动人口医疗保险领域英文文献共来自101个国家和地区，前20位高产国家和地区发文总量及占比如表2-3所示。这20个高产国家/地区中，10个来自欧洲，5个来自亚洲，3个来自北美洲，1个来自大洋洲，1个来自非洲。就发文规模而言，美国在所有国家中位列第一，累计发表文献1549篇，占全球发文总量的55.92%，其次是中国（349，12.60%）、英国（325，11.73%）、加拿大（145，5.23%）

和澳大利亚（121，4.37%），其他国家发文量均低于100篇。流动人口医疗保险研究前10位高产国家/地区发文量年度分布情况如图2-3所示。就变化趋势而言，近二十年来，各个国家发文量均有不同程度的上升。其中，美国发文量始终居首位，在波动中大幅增长；中国近年发文量增长加快，2016年开始赶超英国，稳居第二；英国各年度发文量较为稳定，增长幅度小于中国和美国，排名保持在前三名；其他国家变化趋势较为相似，发文量处于低位，整体变化幅度较小。就综合影响力和文献质量而言，前20位高产国家和地区总被引量均超过400，H指数均在10及以上。其中，美国综合影响力和文献质量最高，总被引量高达48001，是第二位英国（9010）的5.3倍；H指数为91，远超其他国家。中国总被引量为6057，H指数为38，均居第三位，综合影响力和文献质量较高。

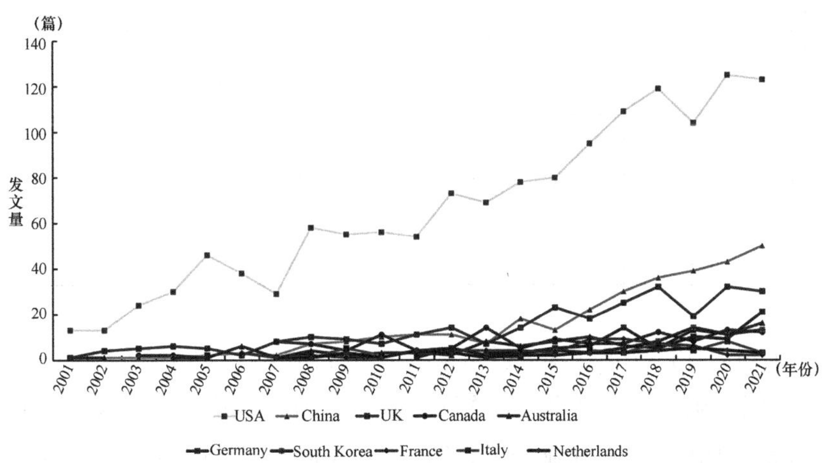

图2-3　流动人口医疗保险研究前10位高产国家/地区发文量年度分布情况

表2-3　1900—2020年流动人口医疗保险研究前20位高产国家/地区

序号	国家/地区	发文量（n）	占比（%）	总被引量	平均被引量	H指数
1	美国	1549	55.92	48001	30.99	91
2	中国	349	12.60	6057	17.36	38

续表

序号	国家/地区	发文量（n）	占比（%）	总被引量	平均被引量	H 指数
3	英国	325	11.73	9010	27.72	45
4	加拿大	145	5.23	3774	26.03	32
5	澳大利亚	121	4.37	2040	16.86	22
6	德国	96	3.47	1131	11.78	19
7	韩国	80	2.89	1107	13.84	19
8	法国	70	2.53	1204	17.20	18
9	意大利	44	1.59	711	16.16	13
10	荷兰	43	1.55	730	16.98	15
11	泰国	42	1.52	519	12.36	11
12	日本	37	1.34	1013	27.38	12
13	以色列	34	1.23	496	14.59	11
14	西班牙	33	1.19	595	18.03	15
15	瑞士	31	1.12	829	26.74	13
16	瑞典	30	1.08	564	18.80	10
17	墨西哥	30	1.08	414	13.80	11
18	丹麦	28	1.01	925	33.04	14
19	南非	26	0.94	419	16.12	13
20	比利时	25	0.90	803	32.12	11

通过合作网络进一步分析国家之间的合作情况。其中，发文量≥10篇的国家/地区共有 33 个，合作网络图谱如图 2-4 所示。美国、英国、加拿大、中国、澳大利亚处于各国家/地区合作网络图谱的中心地带，以这几个国家为核心共形成 6 个合作团体，说明大部分国际合作分布在高产国家与其他国家之间。具体而言，合作团体 1 由中国、英国、澳大利亚、印度、伊朗、日本、马来西亚、巴基斯坦、瑞典和泰国构成聚类 A；合作团体 2 由比利时、意大利、荷兰、挪威、葡萄牙、新加坡、西班牙和瑞士构成聚类 B；合作团体 3 由法国、奥地利、巴西、哥伦比、黎巴嫩、墨西哥和南非构成聚类 C；合作团体 4 由美国、德国和以色列构成聚类 D；合作团体 5 由加拿大、爱尔兰和沙特阿拉伯构成聚类 E；

合作团体 6 由丹麦和韩国构成聚类 F。

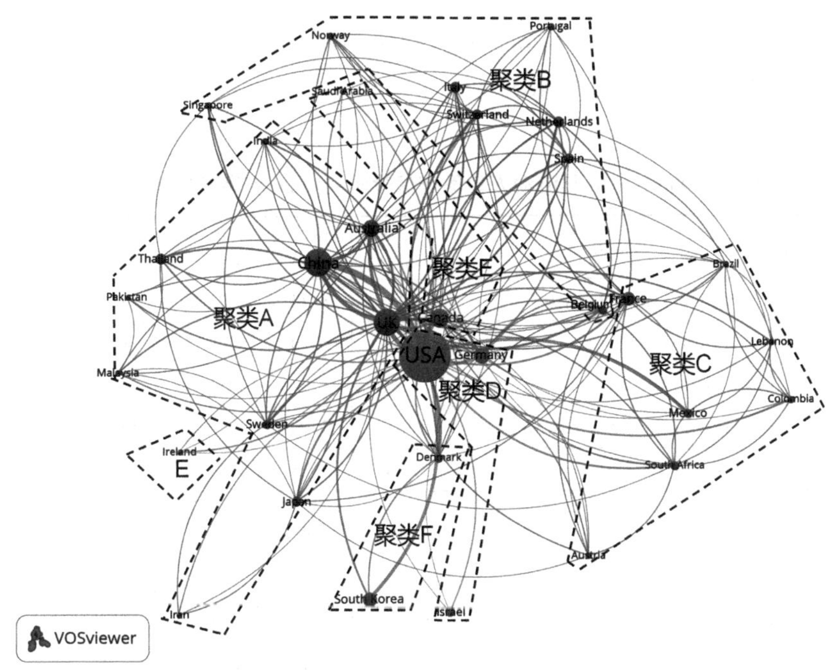

图 2-4　1900—2020 年国家/地区合作网络图谱（Frequency≥10，N=33）

说明：聚类 E 包括加拿大、爱尔兰和沙特阿拉伯三个国家，由于图中爱尔兰与加拿大、沙特阿拉伯相距较远，故分为两部分显示，但是聚类后台数据显示是一个聚类。

（四）高产机构及合作网络

1900—2022 年，共有 3013 所机构参与了流动人口医疗保险领域的国际研究，前 20 位高产机构如表 2-4 所示。其中包括 17 所美国机构、1 所英国机构、1 所加拿大机构和 1 所法国机构。在数量方面，产量最高的机构是加州大学系统（242 篇文献），占流动人口医疗保险研究领域总发文量的 8.74%，其次是哈佛大学（122 篇文献），占该领域总发文量的 4.40%，第三位是伦敦大学（110 篇文献），占该领域总发文量的 3.97%。在质量方面，平均被引量最高的三所机构依次为北卡罗来纳大学（平均被引量 64.30）、美国退伍军人健康管理局（平均被引量

54.30）和美国退伍军人事务部（平均被引量 53.36）。值得注意的是，虽然加州大学系统产量和总被引量均为最高，但前 20 位高产机构中有 13 所平均被引量高于它。综合发文数量和发文质量来看，加州大学系统仍独占鳌头（H 指数=46）。

表 2-4　　1900—2020 年流动人口医疗保险研究前 20 名高产机构

序号	机构	发文量（n）	占比（%）	总被引量	平均被引量	H 指数
1	University of California System	242	8.74	7593	31.38	46
2	Harvard University	122	4.40	5366	43.98	37
3	University of London	110	3.97	3051	27.74	31
4	University of California Los Angeles	108	3.90	3939	36.47	30
5	University of Texas System	77	2.78	2483	32.25	26
6	Pennsylvania Commonwealth System of Higher Education Pcshe	65	2.35	1519	23.37	19
7	Harvard Medical School	64	2.35	2227	34.79	25
8	Johns Hopkins University	63	2.27	2485	39.44	24
9	Duke University	59	2.13	1935	32.80	23
10	University of Michigan	53	1.91	1591	30.02	24
11	University of Michigan System	53	1.91	1188	23.29	16
12	State University System of Florida	51	1.84	907	17.78	17
13	University of Toronto	51	1.84	1896	37.92	24
14	University of California San Francisco	50	1.81	1645	35.00	18
15	Columbia University	47	1.70	774	16.47	14
16	Udice French Research Universities	47	1.70	988	21.02	17
17	University of North Carolina	47	1.70	2958	64.30	22
18	Centers for Disease Control Prevention USA	46	1.66	1644	35.74	20
19	US Department of Veterans Affairs	46	1.66	2401	53.36	19
20	University of Washington	45	1.63	1629	36.20	20
	Veterans Health Administration	45	1.63	2389	54.30	19

通过合作网络进一步分析机构之间的合作情况。其中，发文量≥20

篇的研究机构共有 55 所，其中 39 所来自美国，7 所来自中国，5 所来自英国，其余 4 所分别来自韩国、澳大利亚、加拿大和泰国，分布规律与高产国家高度一致。主要研究机构合作网络图谱如图 2-5 所示，共形成 5 个主要合作团体。其中，来自美国的研究机构形成三大合作团体：其一以哈佛医学院、西北大学、杜克大学和宾夕法尼亚大学为代表，同耶鲁大学、明尼苏达大学、妙佑医疗国际、伊利诺伊大学等以及韩国的首尔大学共同组成聚类 A，也是流动人口医疗保险研究领域最大的合作团体；其二以华盛顿大学、密歇根大学、哈佛大学和加州大学旧金山分校为代表，同哥伦比亚大学、斯坦福大学、美国疾病预防控制中心、约翰斯·霍普金斯大学等以及加拿大的多伦多大学共同组成聚类 B；其三以加州大学洛杉矶分校为代表，同马里兰大学、纽约大学、德雷塞尔大学和约翰斯·霍普金斯大学布隆伯格公共卫生学院等共同组成聚类 C，是唯一一个成员全部来自美国的合作团体。来自英国的研究机构合作团体以伦敦卫生及热带医学学院为代表，同英国的伦敦大学国王学院、牛津大学、伦敦大学学院，中国的北京大学，澳大利亚的蒙纳士

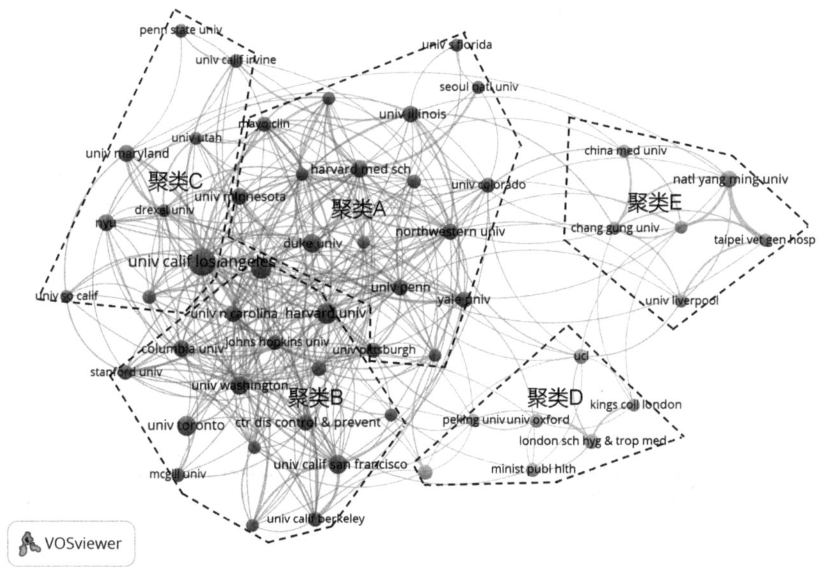

图 2-5　1900—2022 年主要研究机构合作网络图谱（Frequency≥20，N=55）

大学和泰国的公共卫生部共同构成聚类 D，是跨国合作最密集的团体。来自中国的研究机构合作团体以台湾阳明大学为代表，同中国医科大学、英国利物浦大学和中国台湾研究机构构成聚类 E，成员构成最简单。相比之下，美国研究机构合作集群队伍庞大，合作密切，且三大合作团体之间互有交流合作，如加州大学洛杉矶分校分别与哈佛医学院、华盛顿大学之间有稳定的合作关系，跨国合作较少，稳固了美国在流动人口医疗保险研究领域的龙头地位和学术权威。

（五）历史根源及里程碑作品

1. 参考文献出版年图谱分析。

全球流动人口医疗保险研究引用的参考文献可以追溯到 1804 年。根据参考文献出版年图谱（见图 2-6），将流动人口医疗保险研究的发展分为三个阶段：起源阶段（1800—1950 年）、形成阶段（1951—1999 年）以及发展阶段（2000—2022 年）。Median 值在起源阶段存在许多小波峰，主要波峰则聚集在形成和发展阶段。本书共确定了 21 个包含开创性研究的重要波峰：9 个在起源阶段（见图 2-7），6 个在形成阶段（见图 2-8），6 个在发展阶段（见图 2-9）。这些波峰年份中包含着流动人口医疗保险领域重要的、高质量的开创性研究成果。

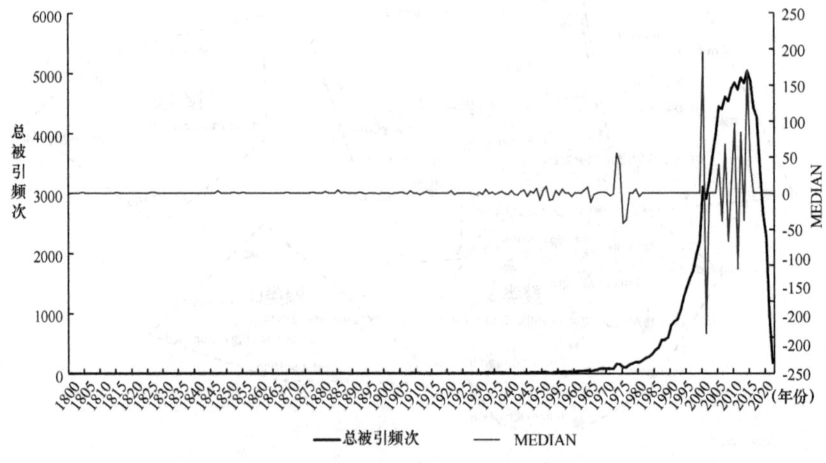

图 2-6　流动人口医疗保险研究参考文献出版年图谱（1800—2022 年）

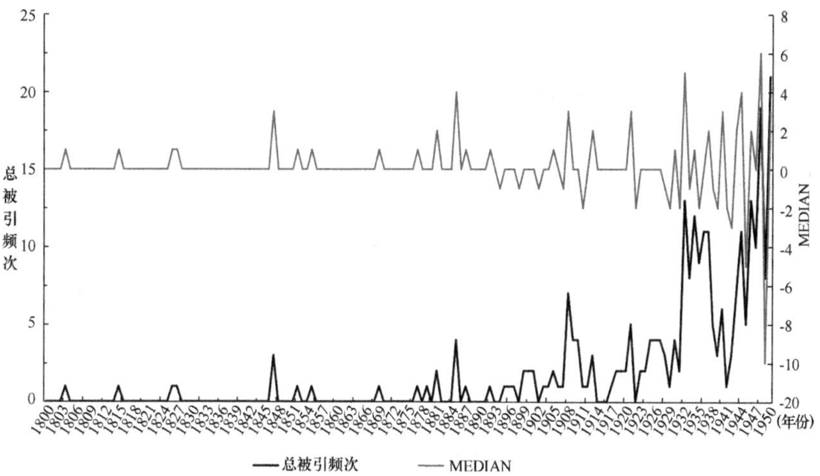

图 2-7　流动人口医疗保险研究参考文献出版年图谱（1800—1950 年）

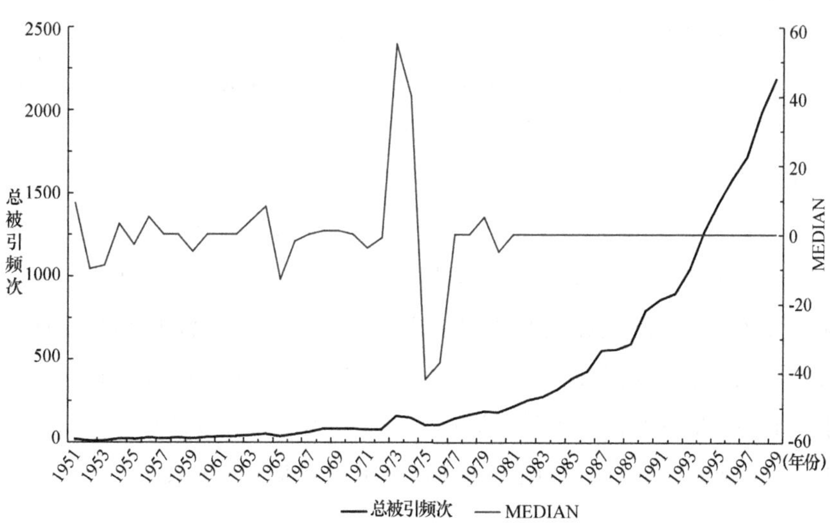

图 2-8　流动人口医疗保险研究参考文献出版年图谱（1951—1999 年）

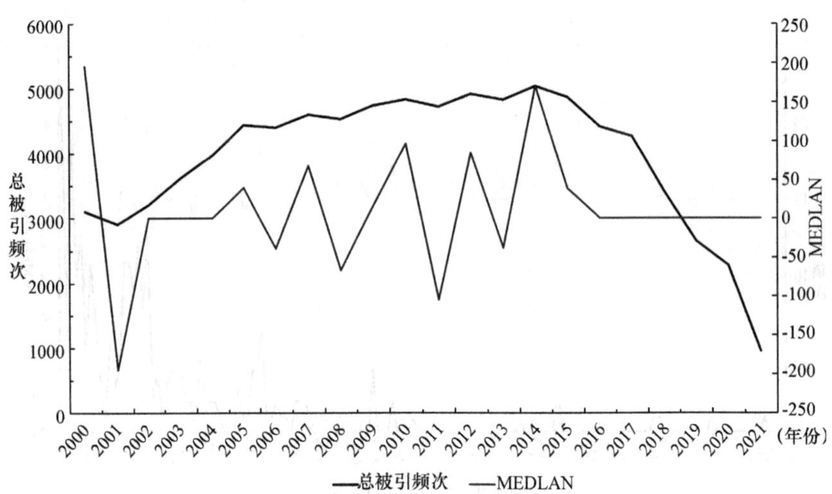

图 2-9 流动人口医疗保险研究参考文献出版年图谱（2000—2022 年）

21 篇里程碑作品推动了流动人口医疗保险研究的产生和发展，促成了参考文献出版年图谱上的主要波峰（如表 2-5 所示）。大多数开创性工作是由美国（13，61.90%）、英国（5，23.81%）和中国（1，4.76%）的研究人员完成的。英国学者 Ravenstein 于 1885 年进行了第一项开创性工作，① 全面考察流动人口现状和相关问题。健康和保障权益经 1948 年联合国大会《世界人权宣言》得到国际社会的认可，② 该宣言作为所有国家和所有人民的共同成就，将“人人有权享受为维持他本人及家属的健康和福利所需的生活水准（包括医疗和必要的社会服务）”，“在遭到疾病时，有权享受保障”列为重要内容，确定了健康公平的价值观基础。此后，流动人口医疗保险研究逐渐形成，对公平正义的追求贯穿始终，理论不断优化，研究范围不断扩大。

① E. G. Ravenstein, “The Laws of Migration,” *Journal of the Statistical Society of London*, Vol. 48, No. 2, 1885, pp. 167-235.

② 《世界人权宣言》，https://www.un.org/zh/about-us/universal-declaration-of-human-rights，2023/2/4。

表 2-5 流动人口医疗保险研究中重要参考文献信息（1800—2022 年）

序号	出版年	作者、标题和来源	所属国家（地区、组织）	被引频次/年占比（%）	主要贡献
1	1885	Ravenstein, E. G.,"The Laws of Migration", *Journal of the Statistical Society of London.*	英国	2/50.00	The paper provides a general overview of the migration of the inhabitants of the United Kingdom, including geographical distribution, classification of the migrants (The local migrant, Short-journey Migrants, Migration by Stages, Long-journey migrants, Temporary migrants), the dispersion and the absorption of migrants, migrations and the natives of towns, migration of females and so on. And it considers migration generally, and calls for some law or rule by which it is governed
2	1885	Ravenstein E. G.,"The Laws of Migration", *Journal of the Royal Statistical Society.*	英国	2/50.00	The paper deduces from a vast array of facts and figures certain principles or laws which appear to guide all migratory movements: the principal, though not the only cause of migration, has to be sought for in over-population in one part of the country, whilst there exist elsewhere undeveloped resources which hold out greater promise for remunerative labour. Bad or oppressive laws, heavy taxation, an unattractive climate, uncongenial social surroundings, and even compulsion (slave trade, transportation), all have produced and are still producing currents of migration, but none of these currents can compare in volume with that which arises from the desire inherent in most men to "better" themselves in material respects
3	1908	Pound, R.,"Mechanical Jurisprudence", *Columbia Law Review.*	美国	2/28.58	The paper argues for the scientific character of law which is a means toward the end of law. Law is forced to take on this character in order to accomplish its end fully, equally, and exactly; and in so far as it fails to perform its function fully, equally and exactly, it fails in the end for which it exists. Being scientific as a means toward an end, it must be judged by the results it achieves, not by the niceties of its internal structure; it must be valued by the extent to which it meets its end, not by the beauty of its logical processes or the strictness with which its rules proceed from the dogmas it takes for its foundation

续表

序号	出版年	作者、标题和来源	所属国家（地区、组织）	被引频次/年占比（%）	主要贡献
4	1948	United Nations（UN）General Assembly. Universal declaration of human rights. UN General Assembly.	联合国	2/10.52	The declaration sets health as a fundamental human right and proposes that "all human beings are born free and equal in dignity and rights", "everyone is entitled to all the rights and freedoms set forth in this declaration, without distinction of any kind", "everyone has the right to a standard of living adequate for the health and wellbeing of himself and of his family", and "motherhood and childhood are entitled to special care and assistance"
5	1950	Marshall, T. H., *Citizenship and Social Class*. Cambridge University Press.	英国	4/19.05	This book makes a pioneering contribution to the study of citizenship by explicitly introducing the concept of citizenship, considering civil, political and social rights as the constituent elements of citizenship, and establishing a framework for the study of citizenship
6	1951	United Nations（UN）General Assembly. Convention relating to the Status of Refugees. United Nations（UN）General Assembly.	联合国	5/27.80	The declaration emphasises "non-discrimination", "the contracting states shall accord to refugees lawfully staying in their territory the same treatment with respect to public relief and assistance as is accorded to their nationals", and "The Contracting States shall issue identity papers to any refugee in their territory who does not possess a valid travel document"
7	1951	Roy, A. D., "Some Thoughts on the Distribution of Earnings", *Oxford Economic Papers*.	英国	2/11.11	This article discusses one possible and fairly simple method of selection and to investigate, its effect on the distribution of output (and of earnings) and on productivity in the various occupations of a community. It grants that the distribution of earnings depends on certain "real" factors, i. e. the character of the distributions of various kinds of human skill and the state of technique existing in different occupations. The desires of the individuals in the community for various sorts of goods are naturally of great importance too, but they are only able to exert their influence within the framework determined by skill and technique. And it combats the view that the distribution of incomes is an arbitrary one that has developed by the process of historical accident

续表

序号	出版年	作者、标题和来源	所属国家（地区、组织）	被引频次/年占比（%）	主要贡献
8	1954	W. Arthur Lewis, "Economic Development with Unlimited Supplies of Labour", *The Manchester School*.	英国	3/14.29	This paper concludes that mass immigration and the export of capital will operate to check the rise of wages. And Mass immigration of unskilled labour might even raise output per head, but its effect would be to keep wages in the country near the subsistence level of the poorest countries
9	1954	Allport, G. W., *The Nature of Prejudice*, Cambridge, Mass.: Addison-Wesley Publishing Company, Inc..	美国	2/9.52	This book defines the field of intergroup relations for social psychologists as the study of prejudice and its effects on group interactions. It organizes existing knowledge about societal, group and personality determinants of prejudice acquisition and persistence in a way that suggests new directions for research. Moreover, it brings the subject of ethnic stereotyping into the mainstream of behavioral science by treating this phenomenon as a special case of ordinary cognitive functioning. The cognitive approach has since become the dominant theoretical perspective in search on prejudice and discrimination
10	1956	Tiebout, C. M., "A Pure Theory of Local Expenditures", *Journal of Political Economy*.	美国	6/21.42	This paper present a simple model. This model yields a solution for the level of expenditures for local public goods which reflects the preferences of the population more adequately than they can be reflected at the national level. The assumptions of the model will then be relaxed to see what implications are involved. Finally, policy considerations will be discussed
11	1964	Gordon, M. M., *Assimilation in American Life: The Role of Race, Religion, and National Origins*, Oxford University Press.	美国	7/14.00	This book lends itself to the task of demonstrating how the nature of group life within a large, industrialized urban nation, composed of a heterogeneous population, generates conditions for the emergence of prejudice and discrimination

续表

序号	出版年	作者、标题和来源	所属国家（地区、组织）	被引频次/年占比（%）	主要贡献
12	1973	Andersen, R., & Newman, J. F., "Societal and Individual Determinants of Medical Care Utilization in the United States", *The Milbank Memorial Fund Quarterly, Health and Society*.	美国	35/22. 4	This paper outlines a framework for viewing health services utilization which takes into account both societal and individual determinants
13	1979	Heckman, J. J., "Sample Selection Bias as a Specification Error", *Econometrica: Journal of the Econometric Society*.	美国	6/3. 24	This paper discusses the bias that results from using nonrandomly selected samples to estimate behavioral relationships as an ordinary specification error or "omitted variables" bias and provides a simple consistent two stage estimator that enables analysts to utilize simple regression methods to estimate behavioral functions by least squares methods
14	1995	Andersen, R. M., "Revisiting the Behavioral Model and Access to Medical Care: Does it Matter?", *Journal of Health and Social Behavior*.	美国	105/7. 31	This study revisits the development of the Behavioral Model of Health Services Use (including the initial behavioral model in 1960s, the Phase 2 model in 1970s, the Phase 3 model in 1980s-1990s), assesses its continued relevance, and shows one final Phase 4 emerging model. What this phase 4 emphasizes is the dynamic and recursive nature of a health services "use model which includes health status outcomes. And it portrays the multiple influences on health services" use and, subsequently, on health status. It also includes feedback loops showing that outcome, in turn, affects subsequent predisposing factors and per ceived need for services as well as health behavior. This study also convinces that "it does matter for sociologists to be involved" and emphasizes that studies of equity and efficient and effective access examined from a comprehensive and systemic perspective will be relevant and important for the indefinite future

续表

序号	出版年	作者、标题和来源	所属国家（地区、组织）	被引频次/年占比（%）	主要贡献
15	2000	Carrasquillo, O., Carrasquillo, A. I., Shea, S., "Health Insurance Coverage of Immigrants Living in the United States: Differences by Citizenship Status and Country of Origin", *American Journal of Public Health*.	美国	93/3.00	This study examines health insurance coverage among immigrants who are not US citizens and among individuals from the 16 countries with the largest number of immigrants living in the United States. It concludes that immigrants who are not US citizens are much less likely to receive employer-sponsored health insurance or government coverage; 44% are uninsured
16	2001	Ku, L., & Matani, S., "Left out: Immigrants' Access to Health Care and Insurance", *Health Affairs*.	美国	98/3.37	This paper finds that current policy have limited immigrants' access to insurance and to health care. Fewer noncitizen immigrants and their children (even U. S. -born) have Medicaid or job-based insurance, and many more are uninsured than is the case with native citizens or children of citizens. Noncitizens and their children also have worse access to both regular ambulatory and emergency care, even when insured. Immigration status is an important component of racial and ethnic disparities in insurance coverage and access to care
17	2005	Mohanty, S. A., Woolhandler, S., Himmelstein, D. U., Pati, S., Carrasquillo, O., & Bor, D. H., "Health Care Expenditures of Immigrants in the United States: A Nationally Representative Analysis", *American Journal of Public Health*.	美国	42/0.95	The paper compares the health care expenditures of immigrants residing in the United States with health care expenditures of US-born persons. It finds that health care expenditures are substantially lower for immigrants than for U. S. -born persons, which refutes the assumption that immigrants represent a disproportionate financial burden on the US health care system

续表

序号	出版年	作者、标题和来源	所属国家（地区、组织）	被引频次/年占比（%）	主要贡献
18	2007	Derose, K. P., Escarce, J. J., & Lurie, N., "Immigrants and Health Care: Sources of Vulnerability", *Health Affairs* (*Project Hope*).	美国	89/1.94	This paper examines the factors that affect immigrants' vulnerability, including socioeconomic background; immigration status; limited English proficiency; federal, state, and local policies on access to publicly funded health care; residential location; and stigma and marginalization. It finds that immigrants have lower rates of health insurance, use less health care, and receive lower quality of care than U. S. -born populations; and there are differences among subgroups
19	2010	Peng, Y., Chang, W., Zhou, H., Hu, H., & Liang, W., "Factors Associated with Health-Seeking Behavior among Migrant Workers in Beijing, China", *BMC Health Services Research*.	中国	33/0.68	This study assesses the influence of socio-demographic characteristics on the migrant workers' decision to seek health care services when they fall ill. It proves that health-seeking behavior among migrants is significantly associated with their insurance coverage. And it also indicates that the current health service system discourages migrant workers from seeking appropriate care of good quality and equity need be assured in access to health care services among migrant workers
20	2012	Vargas Bustamante, A., Fang, H., Garza, J., Carter-Pokras, O., Wallace, S. P., Rizzo, J. A., & Ortega, A. N., "Variations in Healthcare Access and Utilization among Mexican Immigrants: The Role of Documentation Status", *Journal of Immigrant and Minority Health*.	美国	34/0.69	This study analyzes differences in healthcare access and utilization among Mexican immigrants by documentation status. It finds that undocumented immigrants from Mexico are much less likely to have a physician visit in the previous year and a usual source of care compared to documented immigrants from Mexico. And the recently approved Patient Protection and Affordable Care Act will not reduce these disparities unless undocumented immigrants are granted some form of legal status

续表

序号	出版年	作者、标题和来源	所属国家（地区、组织）	被引频次/年占比（%）	主要贡献
21	2014	Watson, T., "Inside the Refrigerator: Immigration Enforcement and Chilling Effects in Medicaid Participation", *American Economic Journal: Economic Policy*.	美国	26/0.52	This paper finds robust evidence that heightened federal immigration enforcement reduces Medicaid participation among children of noncitizens, even when children are themselves citizens. The decline in immigrant Medicaid participation around the time of welfare reform is largely explained by a contemporaneous spike in enforcement activity. The results imply that safety net participation is influenced not only by program design, but also by a broader set of seemingly unrelated policy choices

（1）起源阶段（1800—1950年）。

在一个半世纪的时间里共出现了9个小波峰（见图2-7，1847、1885、1908、1921、1932、1940、1944、1948、1950年），按照里程碑作品的确定方法和审查规则，5个小波峰（1847、1921、1932、1940、1944年）中未产生与流动人口医疗保险相关的开创性研究，1885年有2项开创性研究，1908、1948、1950年各有1项。第1—4项开创性研究从人口特征、司法讨论和人权等角度进行剖析，第5项开创性研究提出了公民身份理论，奠定了流动人口医疗保险研究的形成基础（如表2-5所示，序号1—5）。自此，流动人口进入公众视野，围绕这一特殊群体"公民权利""平等"的学术讨论逐渐升温。

人口特征方面，Ravenstein统计了大量人口数据和图表资料，将英国流动人口进行分类并细述人群特征，从人口流动的方向、距离、范围等现象中尝试归纳出支配人口流动的规律和法则，明确提出在可能的情况下确定法律和规则管理移民问题。同年，Ravenstein在后续研究中指出人口流动的主要动因是"获得更多资源"，"改善自身"，并将讨论范围从英国扩大到美国等其他国家。司法讨论方面，Pound论证了司法的科学性在于完全、平等、准确地实现其目的，强调法律法规的科学性必须根据其取得的结果来判断、法律法规的价值必须根据其达到目的的程度来评估，[①] 为具有法理属性的研究树起"平等"的旗帜。人权方面，联合国大会凝聚世界各个地区不同法律和文化背景的代表的共识，规定了包括健康、福利、医疗服务、疾病保障等在内的基本人权，以其自由、平等促成全世界范围内的社会进步和生活水平改善。

1950年，英国著名社会学家、现代公民身份理论奠基人Marshall在《公民身份和社会阶级》中诠释了公民身份（citizenship）的概念，即"一种共同体所有成员都拥有的地位，所有拥有这种地位的人，在这一地位上所赋予的权利和义务都是平等的"。他将公民身份作为一个

① R. Pound, "Mechanical Jurisprudence," *Columbia Law Review*, Vol. 8, No. 8, 1908, pp. 605-623.

由民事、政治、社会三重要素构成的权利系统，并阐述它给社会不平等结构带来的重大影响，[①] 将公民权研究推向了新的高潮。这一公民权思想兴起于 1942 年 Beveridge 发表的《社会保险及其相关服务报告》和 1945 年英国工党政府通过的《国民救助法》《社会保险法》和《国民健康服务法》等。[②] Marshall 指出公民身份之社会权利（Social rights）具体包括收入维持、劳动就业、医疗健康、受教育、住房等再分配和经济补偿的权利，而教育体制和社会改革服务体系是其担纲者，国民健康服务体系、社会保险制度和社会救助津贴都包含在内。同时 Marshall 也强调公民身份的义务，如享受社会保险必须参保并承担缴费或缴税的义务。在这一时期，人们已经注意到传统的性别角色分工和性别不平等，如男性作为养家糊口者往往享有与劳动力市场参与相关的社会保险，而女性作为家庭照顾者则不得不依靠具有耻辱化效果的社会救助和选择性的社会福利服务。

（2）形成阶段（1951—1999 年）。

20 世纪后半叶（1951—1999 年），共出现了 6 个主要波峰（见图 2-8，1951、1954、1956、1964、1973、1979 年），经审查，每个波峰内都含有关于流动人口医疗保险的开创性研究，并且按照里程碑作品确定规则第②条，1951 年和 1954 年分别纳入 2 项开创性研究，按照里程碑作品确定规则第③条，纳入非波峰年内符合要求的参考文献，即 1995 年被引频次最高的参考文献，最终共获取 9 部里程碑作品（如表 2-5 所示，序号 6—14）。这一时期理论研究取得显著成果、实证研究日趋成熟，增加流动人口医疗保险研究相关理论和方法的储备，促成了该研究领域的正式形成。

理论方面，产生了具有重要指导意义的著作和理论模型，引导了流动人口医疗保险研究的方向。1951 年在联合国难民和无国籍人地位全

---

① T. H. Marshall, *Citizenship and Social Class*, Cambridge University Press, 1950.

② 胡杰容：《公民身份与社会平等——T. H. 马歇尔论公民权》，《比较法研究》2015 年第 2 期。

权代表会议上通过的《关于难民地位的公约》（以下简称《公约》）强调对难民群体的非歧视态度，在公共救济和援助方面给予他们与本国国民相同的待遇，并向他们发放身份证件。[①]《公约》在实质和形式上赋予难民公民权利，是公民权利理论实践的体现，对流动人口有重要启示。1954 年，Gordon Allport 的里程碑式著作《偏见的本质》深入洞察了“偏见与歧视”话题，证明偏见是人类认知结构和社会组织形态的必然产物，并对偏见的成因和形态做了分析，帮助理解“偏见”现象。[②] Gordon Allport 对群体差异的认识源于作者早期在家庭诊所中对不平等的观察，发现了美国人价值体系的内在冲突，即社会分层和社会平等，指出消除偏见不仅要改变个人的行为态度，也要改变不平等的社会结构和制度，尤其是那些导致收入、教育、权利和医疗不平等的因素的改变。[③] 对偏见/歧视的认识强调了社会环境和政策因素对公平、平等的影响。1964 年，著名社会学家 Gordon 的代表作《美国生活中的同化：种族、宗教和族源的角色》从美国社会的整体视角出发，将各族群及群际关系置于文化、政治、经济等不同维度组成的综合体系中进行系统而深入的考察，开创性地提出了分析族群同化的变量体系，[④] 旨在让每一个美国人（包括黑人和所有少数族群的成员）都能够与白人共享美国的社会理想和民主制度，都能够享有真正平等和最完全的公民权。[⑤] 这两部经典著作提出的改善社会不平等结构、种群同化理论等对流动人口医疗保险研究有重要的启发。在这些社会观念的影响下，Andersen 提出了“安德森模型”，并成为卫生服务利用研究的经典理论。[⑥] 由于医

---

① 《关于难民地位的公约》，https://www.un.org/zh/node/182211，2023/2/3。

② G. W. Allport, *The Nature of Prejudice*, Cambridge, Mass.: Addison-Wesley Publishing Company, Inc., 1954.

③ 高明华：《偏见的生成与消解——评奥尔波特〈偏见的本质〉》，《社会》2015 年第 1 期。

④ M. M. Gordon, *Assimilation in American Life: The Role of Race, Religion, and National Origins*, Oxford University Press, 1964.

⑤ 王坚：《评〈美国生活中的同化〉中的美国同化理论模式》，《世界民族》2015 年第 4 期。

⑥ R. M. Andersen and J. F. Newman, "Societal and Individual Determinants of Medical Care Utilization in the United States," *The Milbank Memorial Fund Quarterly, Health and Society*, Vol. 51, No. 1, 1973, pp. 95-124.

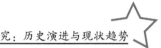

疗保险覆盖范围和支付比例既影响个体获得卫生服务的机会，又能反映社会对医疗保健服务的重视程度，在“安德森模型”中有重要地位，如医疗保险覆盖水平是个体层面满足家庭医疗保健需要的主要条件之一，医疗服务筹资方式是社会层面影响卫生服务利用的主要决定因素之一。此后，Andersen 及其他学者不断审视、优化该模型，在 1995 年发表的论文中提出第四版“安德森模型”，[①] 该论文是迄今为止流动人口医疗保险研究领域被引频次最高的文献，被引频次为 105 次，奠定了“安德森模型”在该领域中的核心地位。理论发展标志着越来越多的学者开始关注卫生服务利用影响，人们越来越重视医疗保健对健康的促进作用和医疗服务的分配过程。

实证方面，经历了研究主题不断细化的过程，学界探索范围从经济发展、收入分配扩展到人力资本、健康水平，逐渐形成以流动人口医疗保险为主的研究分支。如 1951 年 Roy 对收入决定因素的讨论关注到个体健康，[②] 1954 年 Lewis 发现流动人口规模与人均产出、工资水平相关，等等。[③] 此外，1979 年 Heckman 提出样本选择模型（Sample Selection Model），用于解决样本选择偏误，给下一阶段的实证研究提供方法指导。[④]

（3）发展阶段（2000—2022 年）。

21 世纪以来（2000—2022 年），共出现了 6 个主要波峰（见图 2-9，2000、2005、2007、2010、2012、2014 年），经审查，每个波峰内都含有与流动人口医疗保险相关的开创性成果，并且根据里程碑作品确定规则第③条，纳入非波峰年内被引频次超过所有波峰年内最高被引频次的参考文献，即 2001 年被引频次最高的参考文献，最终整理出 7 部

---

① R. M. Andersen, “Revisiting the Behavioral Model and Access to Medical Care: Does It Matter?”, *Journal of Health and Social Behavior*, Vol. 36, No. 1, 1995, pp. 1-10.

② A. D. Roy, “Some Thoughts on the Distribution of Earnings,” *Oxford Economic Papers*, Vol. 3, No. 2, 1951, pp. 135-146.

③ W. A. Lewis, “Economic Development with Unlimited Supplies of Labour,” *The Manchester School*, Vol. 22, No. 2, 1954, pp. 139-191.

④ J. J. Heckman, “Sample Selection Bias as a Specification Error,” *Econometrica: Journal of the Econometric Society*, Vol. 47, No. 1, 1979, pp. 153-161.

里程碑作品（如表2-5所示，序号15—21），均为实证研究。在相关理论和方法的指导下，这一阶段流动人口医疗保险研究蓬勃发展，研究发现，流动人口在参保水平、卫生服务水平和卫生服务质量上与当地居民之间、流动人口内部卫生服务利用都存在广泛的差异性，重点分析了导致流动人口脆弱性的影响因素。

2000年，Carrasquillo等调查发现美国流动人口医疗保险覆盖率低，公民身份是重要影响因素，未获得流入地身份证件的移民有44%没有参加医疗保险。① 2001年，Ku等也得到类似的研究结论，即“与本地公民及其子女相比，未获得身份证件的流动人口及其子女（即使在流入地出生）参加医疗保险的概率更低，获得普通门诊和急救服务的机会更少”，而且“即使参加医疗保险，流动人口卫生服务水平也低于流入地公民”。② 相应的，Mohanty等发现美国流动人口的医疗保健支出大大低于流入地公民。③ 同样的结论也适用于墨西哥流动人口。④ 这几项重大发现确定了流动人口的脆弱性，关于医疗保险改革和提高医疗保险覆盖面的讨论越来越重视流动人口。2007年，Derose等分析了影响流动人口脆弱性的因素，包括社会经济地位、流动人口身份、语言、流入地医疗保险政策等，发现流动人口内部在医疗保健服务数量和质量方面也存在显著的差异。⑤ 国际上流动人口医疗保险研究的热度逐渐辐射到国内，国内学者Peng等在2010年将国内农民工作为研究对象，发现医

① O. Carrasquillo, A. I. Carrasquillo and S. Shea, “Health Insurance Coverage of Immigrants Living in the United States: Differences by Citizenship Status and Country of Origin,” *American Journal of Public Health*, Vol. 90, No. 6, 2000, pp. 917-923.

② L. Ku and S. Matani, “Left out: Immigrants' Access to Health Care and Insurance,” *Health Affairs* (*Project Hope*), Vol. 20, No. 1, 2001, pp. 247-256.

③ S. A. Mohanty, et al., “Health Care Expenditures of Immigrants in the United States: A Nationally Representative Analysis,” *American Journal of Public Health*, Vol. 95, No. 8, 2005, pp. 1431-1438.

④ B. A. Vargas, et al., “Variations in Healthcare Access and Utilization among Mexican Immigrants: The Role of Documentation Status,” *Journal of Immigrant and Minority Health*, Vol. 14, No. 1, 2012, pp. 146-155.

⑤ K. P. Derose, J. J. Escarce and N. Lurie, “Immigrants and Health Care: Sources of Vulnerability,” *Health Affairs* (*Project Hope*), Vol. 26, No. 5, 2007, pp. 1258-1268.

疗保险参保率影响该群体就医行为，卫生服务体系未满足农民工群体卫生服务需要，这一群体卫生服务获取缺乏公平性。[①] 除卫生服务体系内的制度设计外，与流动人口管理相关的政策因素也导致了流动人口的卫生服务利用差异，Watson 证明随着流动人口身份管理执法力度的加大，流动人口参保率呈下降趋势。[②] 这些重要研究表明，流动人口医疗保险研究正处于平稳扩张的阶段，如何让流动人口公平、高效地获取卫生服务，在未来相当长的一段时间内仍然是至关重要的研究主题。

2. 高被引文献共被引聚类分析。

一般认为，被引频次与论文质量或影响力呈正相关，一篇论文被引用的次数越多，说明该论文学术水平和价值越高，学术影响力越大。[③] 高被引文献能够反映特定研究领域重要的知识基础，是分析研究脉络和发展方向的重要依据，通过共被引聚类分析得到的高被引文献簇能很好地表征研究前沿。[④] 对 1900—2022 年流动人口医疗保险研究领域高被引文献进行共被引聚类分析，设定被引频次最小阈值为 25，得到 41 篇高被引文献，共被引聚类图谱显示形成了 4 个知识基础群（见图 2-10）。聚类 A、聚类 B 和聚类 C 交织形成流动人口医疗保险研究的主体。具体而言，聚类 A 中包含 12 篇高被引文献，时间跨度为 1994—2006 年，聚焦于流动人口医疗保险以及影响脆弱性的决定因素；聚类 B 中包含 19 篇高被引文献，时间跨度为 2000—2015 年，聚焦于流动人口健康状况、医疗保健服务利用水平及其影响因素、人群差异；聚类 C 中包含 4 篇高被引文献，时间跨度为 1973—2000 年，专注于卫生服务利

① Y. Peng, et al., "Factors Associated with Health-Seeking Behavior among Migrant Workers in Beijing, China," *BMC Health Services Research*, Vol. 10, No. 1, 2010, p. 69.

② T. A. Watson, "Inside the Refrigerator: Immigration Enforcement and Chilling Effects in Medicaid Participation," *American Economic Journal: Economic Policy*, Vol. 6, No. 3, 2014, pp. 313-338.

③ 胡德华、常小婉：《开放存取期刊论文质量和影响力的评价研究》，《图书情报工作》2008 年第 2 期；孙书军、朱全娥：《内容质量决定论文的被引频次》，《编辑学报》2010 年第 2 期。

④ H. Small and B. C. Griffith, "The Structure of Scientific Literatures I: Identifying and Graphing Specialties," *Social Studies of Science*, Vol. 4, No. 1, 1974, pp. 17-40.

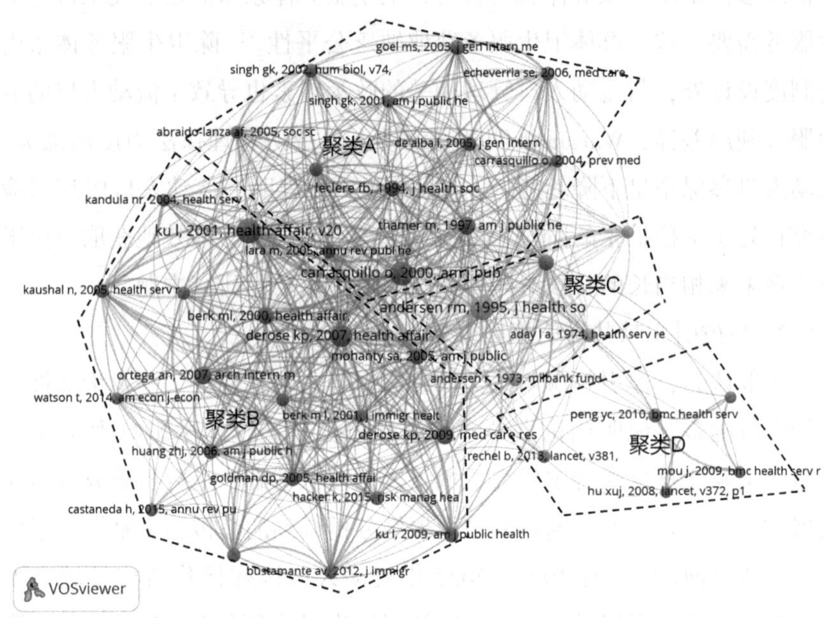

图 2-10 1900—2022 年高被引文献共被引聚类图谱（Frequency≥25，N=41）

用方面的理论研究，代表成果为“安德森模型”。而聚类 D 从主体中延伸出来形成一个较为独立的研究主题。该聚类中共有 6 篇高被引文献，时间跨度为 2004—2013 年，侧重于研究健康移民效应，讨论了流动人口获得医疗保健服务的障碍和医疗保险对该群体卫生服务利用模式的影响。同时，对高被引文献的学科领域进行分析，结果显示，流动人口医疗保险研究是社会学、人口学、管理学、经济学、临床医学、公共卫生学、心理学等多学科跨领域交流融合的产物。

（六）热点主题及演变路径

关键词或主题词是文献核心内容以及作者学术思想、观点的高度概括，因此在特定研究领域中，如果一个关键词或主题词反复出现，则说明该关键词或主题词所表征的研究主题是该领域的研究热点。[①] 利用高

① 傅柱、王曰芬、陈必坤：《国内外知识流研究热点：基于词频的统计分析》，《图书馆学研究》2016 年第 14 期。

频关键词聚类分析能够显示某领域总体特征、研究内容之间的内在联系、学术研究的发展脉络与发展方向、学术研究的重点与热点等。① 本书据此分别得到流动人口医疗保险领域国际、国内研究的热点主题及变化趋势。

1. 国际研究

通过数据清洗规范后，共得到关键词 8772 个，其中 6406 个（占比 73.02%）关键词仅出现了 1 次。图 2-11 显示了出现频次≥50 次的 65 个高频关键词聚类的主题视图。一个关键词由一个圆圈节点和文字标签来表示，圆圈与字体大小代表关键词的重要性程度。关键词之间的关系密切程度由圆圈节点在空间的距离及颜色表示，拥有相同颜色的圆圈节点属于同一个聚类，连线表示节点间曾经共同出现，聚类之间连线数量与各聚类间的紧密程度呈正相关。关键词“migrant”（流动人口）（572 次）出现的频次最高，处于整个共现网络的核心位置，其次是“health care”（卫生保健）（523 次）和“access to health care”（卫生服务可及性）（434 次），再次是“USA”（美国）、“health insurance”（医疗保险）、“migration”（流动）、“health”（健康）、“disparities”（差异）等。

图 2-11 还显示了流动人口医疗保险研究领域的热点主题。聚类 A 的热点主题为流动人口差异的主要方面，包括医疗保险覆盖、初级卫生保健、心理健康、焦虑/抑郁、健康差异、文化适应等，研究对象主要为美国流动人口以及拉丁美洲人、难民、妇女等特殊群体。聚类 B 的热点主题为流动人口健康与健康风险因素，重点探究传染病、慢性病（如高血压、中风等）等典型疾病，关注疾病预防和管理、医疗服务和质量、死亡人数等。聚类 C 的热点主题为流动人口医疗保险对卫生服务可及性和利用水平的影响，卫生服务体系、政策与改革、决定因素和健康不平等是讨论的重点内容，儿童和工人是主要的关注对象。各聚类

① 杨思洛、韩瑞珍：《知识图谱研究现状及趋势的可视化分析》，《情报资料工作》2012 年第 4 期。

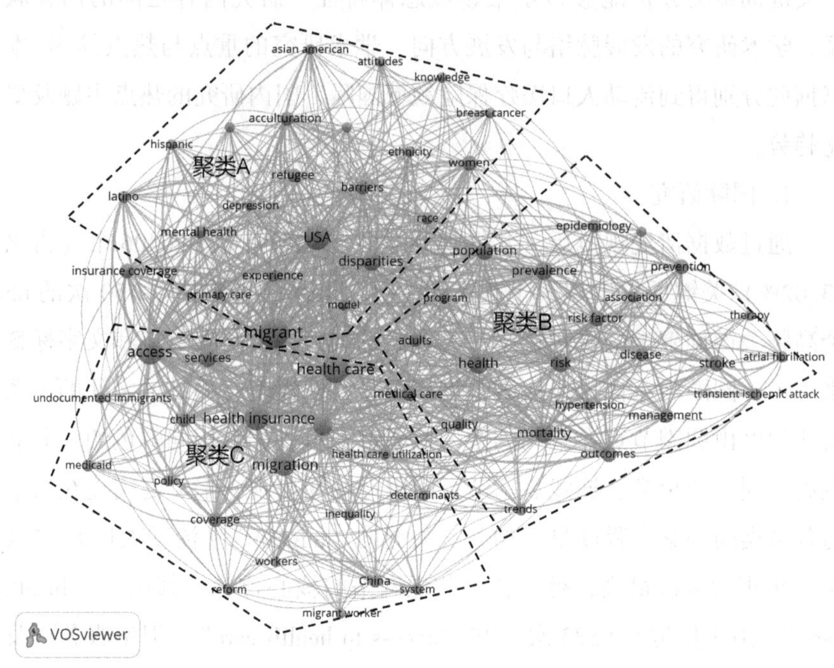

图 2-11　1900—2022 年流动人口医疗保险研究高频关键词聚类主题视图（Frequency≥50，N=65）

关键词都存在明显的交叉和融合，说明医疗保险研究领域的研究主题丰富且知识单元之间联系紧密。

高频关键词聚类叠加文献发表时间的聚类图（见图 2-12）清晰地反映了流动人口医疗保险研究领域热点主题的时间演变。该领域早期热点大多数集中在流动人口以及不同种族亚组的现状研究上：2012—2014 年，美国、西班牙、拉丁美洲等地区与种族相关的文化适应、疾病预防、癌症以及医疗保险覆盖和医疗服务利用是研究的主要内容；2014—2015 年，研究主题从医疗服务扩大到医疗保健服务，同时出现了新的热点，如服务可及性、服务质量、风险因素、医疗救助等；2016 年，中国成为最主要的研究区域，农民工成为研究最多的对象，“差异”成为热点主题的核心高频关键词，由此引发关于健康差异、健康管理、健

康结果、健康不平等、卫生政策和卫生体系的广泛讨论，说明这些主题是近年流动人口医疗保险研究的热点和前沿主题。

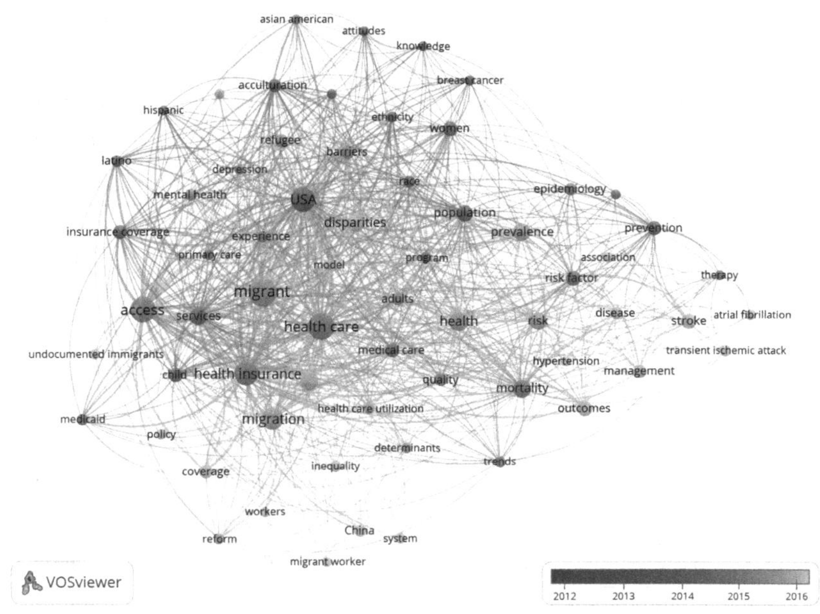

图 2-12 1900—2022 年流动人口医疗保险研究高频关键词聚类的时间视图（Frequency≥50，N=65）

2. 国内研究

首先，本书高频关键词阈值确定选择应用最广泛的“TOPN-N”法，结合经验判定将 Top30 作为流动人口医疗保险研究领域高频关键词。Top30 高频关键词出现频次范围为 25—815 次，累计出现频次占全部关键词的 29.46%。其中，关键词“农民工”（815 次）出现频次最高，占比为 7.81%，其次为“流动人口”（319 次）和“社会保障”（304 次），之后分别是“医疗保险”“城镇化”“影响因素”“收入差距”等（如表 2-6 所示）。

表 2-6 1900—2022 年流动人口医疗保险研究领域 Top30 高频关键词

序号	关键词	出现频次/百分比（%）	序号	关键词	出现频次/百分比（%）
1	农民工	815/7.81	16	城乡统筹	53/0.51
2	流动人口	319/3.06	17	农民	53/0.51
3	社会保障	304/2.91	18	农民工市民化	50/0.48
4	医疗保险	180/1.73	19	收入	46/0.44
5	城镇化	144/1.38	20	城乡一体化	46/0.44
6	影响因素	108/1.04	21	人口流动	44/0.42
7	收入差距	98/0.94	22	城镇居民	38/0.36
8	市民化	88/0.84	23	公共服务	35/0.34
9	社会保险	78/0.75	24	农业转移人口	33/0.32
10	养老保险	75/0.72	25	城乡居民	31/0.30
11	新型城镇化	66/0.63	26	人力资本	27/0.26
12	户籍制度	62/0.59	27	农村	26/0.25
13	对策建议	60/0.58	28	工伤保险	26/0.25
14	新型农村合作医疗保险	60/0.58	29	农民工收入	25/0.24
15	医疗保障	59/0.57	30	城镇职工基本医疗保险	25/0.24

然后，将 30 个高频关键词的词频矩阵导入 Spss21.0 进行系统聚类分析，生成系统聚类分析树状图。其中，聚类方法使用平均联接（组间）法，关键词之间的亲疏关系测算基于 Ochiai 系数（Ochiai Coefficient），横坐标聚类重新标定距离表示的是 2 个关键词或组之间的 Person 相关距离，距离越小说明二者内涵越接近，反映的主题越集中，从而清楚地呈现该领域的研究热点。

图 2-13 显示，30 个高频关键词最终被聚类为 7 个类团，主要研究热点有城乡一体化和二元户籍制度背景下居民的公共服务（序号 12、20、22、23、25）、流动人口医疗保障水平及影响因素（序号 2、4、6、15）和以农民工为主的社会保障研究（序号 1、3、9、10、28）。此外，城镇化背景下的流动人口市民化和收入也是该领域研究的重点内容。在此

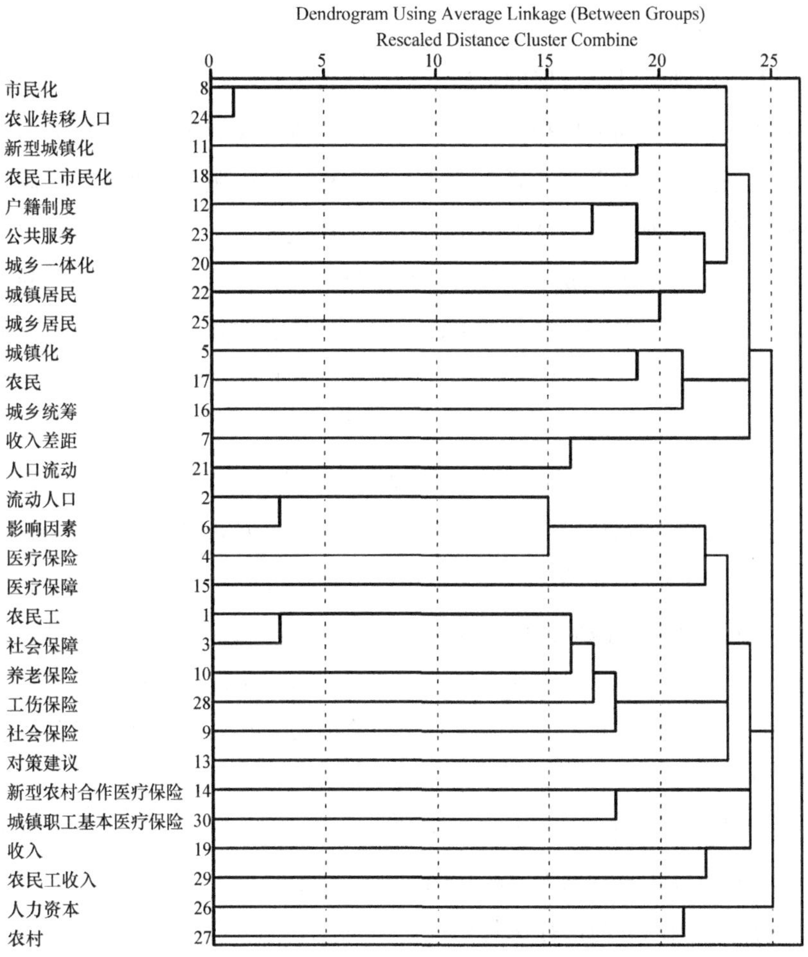

Dendrogram Using Average Linkage (Between Groups)
Rescaled Distance Cluster Combine
0 5 10 15 20 25

市民化 8
农业转移人口 24
新型城镇化 11
农民工市民化 18
户籍制度 12
公共服务 23
城乡一体化 20
城镇居民 22
城乡居民 25
城镇化 5
农民 17
城乡统筹 16
收入差距 7
人口流动 21
流动人口 2
影响因素 6
医疗保险 4
医疗保障 15
农民工 1
社会保障 3
养老保险 10
工伤保险 28
社会保险 9
对策建议 13
新型农村合作医疗保险 14
城镇职工基本医疗保险 30
收入 19
农民工收入 29
人力资本 26
农村 27

图 2-13 1900—2022 年流动人口医疗保险研究 Top30 高频关键词聚类图谱

基础上，聚焦流动人口健康不平等研究，发现热点主题主要包括医疗保险政策的覆盖范围与效果评估、流动人口医疗保险参保行为与影响因素、医疗服务利用与健康状况、医疗保险的公平性与可持续性等。其中，流动人口医疗服务利用的特点和健康状况是相关研究重点关注的内容，通过数据分析探讨流动人口在医疗服务利用上的外部差异，以及医疗保险对流动人口健康状况的影响。

三　小结

人口流动是社会发展的自然产物，随着人口流动越来越频繁、范围越来越大，与流动人口相关的社会问题逐步进入学者视野，流动人口医疗保障是其中一个重要的研究领域。作为提高卫生服务可及性、提高人口健康水平和维护社会公平正义的重要实现途径之一，医疗保险获得了高度关注，并逐步形成了流动人口医疗保险研究领域。文献出版时间序列和合著者合作网络可视化结果显示，该领域研究热度持续上升，已初步形成核心学术群体。RPYS 分析（参考文献年谱分析）结果表明社会学、人口学、管理学、经济学、临床医学、公共卫生学和心理学等多学科共同奠定了该领域知识基础，从起源阶段至今已取得丰富的研究成果。其开创性研究和里程碑作品揭示了“平等”（equality）在该领域研究中的重要地位，并始终贯穿于理论和实证研究当中。高被引文献显示了流动人口医疗保险研究的主要知识基础群：流动人口医疗保险以及影响脆弱性的决定因素；流动人口健康状况、医疗保健服务利用水平及其影响因素、人群差异；卫生服务利用理论框架。热点主题及演变路径显示，随着流动人口医疗保险领域研究内容的不断拓展，“差异”（disparity）成为最新热点主题的核心高频关键词，与之密切相关的健康不平等研究是近年来流动人口医疗保险研究的重要分支。

现阶段国内外与医疗保险相关的流动人口健康不平等研究主要集中在以下几个方面。（1）医疗保险不平等。流动人口基本医疗保险覆盖率相对于户籍人口较低，常常由于居住地不稳定、户籍迁移等原因而难以获得医疗保险福利。已有研究采用定量方法从医疗保险覆盖差异角度探讨了医疗保险对流动人口健康不平等的影响。（2）医疗服务利用不平等。流动人口医疗服务水平相对于户籍人口较低，主要原因包括就医地点不稳定、医疗服务供应不足、医疗资源可及性差等。已有研究采用定性和定量方法，讨论了流动人口在医疗服务利用方面的障碍和限制，并分析、评估了政策的影响。（3）健康结果不平等。流动人口健康风险相对于户籍人口更高，通常面临更严重的健康损耗效应。国内外研究发现，流动人口是慢性疾病、传染性疾病以及心理健康问题高发人群。已有研究探讨了流动人口健康状况与医疗保险和医疗服务利用之间的关系。（4）政策干预效果。一些国家和地区采取相关措施改善流动人口的医疗保障状况，如中国出台了一揽子政策以扩大流动人口的基本医疗保险覆盖范围，推动流动人口在就医、报销等方面享受与户籍人口平等的待遇。已有研究探讨了政策的实施效果和问题。在研究趋势上，流动人口健康不平等研究趋向进一步探索流动人口健康不平等形成机制，不断提高流动人口的医疗保障和健康权益的公平程度。

第二节　医疗保险与卫生服务利用研究

医疗保险显著影响流动人口卫生服务利用，同时，其影响既存在参保特征差异也存在人口结构性差异。就参保特征而言，不同类型基本医疗保险对流动人口卫生服务利用的影响存在显著性差异，如城镇医疗保险体系提高流动人口卫生服务利用水平的功效优于农村医疗保险体系，流动人口在本地参加的医疗保险发挥的功效优于在其他地方参加的医疗保险。就人口结构而言，医疗保险对不同年龄段、不同流动方向、不同流动范围流动人口的影响存在差异，如医疗保险对卫生服务需要和需求更高的老年人群影响效应更强。

公共卫生服务方面，参加医疗保险能够提升流动人口健康档案建档率、接受健康教育的概率、进行健康体检的可能性，有效增加流动人口基本公共卫生服务的利用水平。如黄倩雯等发现参加医疗保险有助于东部地区流动人口在本地建立健康档案；① 王婉晨等发现参加医

① 黄倩雯等：《中国东部地区流动人口健康档案建立现状及影响因素分析》，《中国公共卫生》2020 年第 5 期。

疗保险是青年流动人口建立健康档案的有利因素；[①] 杨晓花等、Zeng 等发现参加医疗保险有利于提升流动人口接受健康教育的概率；[②] 张代均等发现医疗保险是影响流动人口健康体检的主要因素；[③] 郭静等发现医疗保险参保情况是影响流动人口基本公共卫生服务可及性的主要因素。[④] 同时，已有研究证实医疗保险对流动人口公共卫生服务的促进效应存在参保地点上的差异。如 Jing 等、何宇恒等、张静茹等发现本地参保流动人口建立健康档案的概率更高；[⑤] Liang 等发现本地参保流动人口接受健康教育的概率更高；[⑥] Tang 等发现本地参保流动人口进行健康体检的概率更高。[⑦]

医疗卫生服务方面，医疗保险对患者的就医行为存在显著的正向影响，[⑧] 对流动人口门诊服务利用的影响显著性不同，对流动人口住院服务利用的显著影响方向具有一致性，但不同参保类型和参保地点的影响

① 王婉晨、尹文强：《中国青年流动人口健康档案建立现状及影响因素分析》，《卫生软科学》2023 年第 3 期。

② 杨晓花等：《流动人口基本公共卫生服务利用及影响因素分析》，《中国公共卫生管理》2022 年第 4 期；L. Zeng and Y. Chen, "Intergenerational Differences and Influential Factors of Basic Public Health Service Utilization for Floating Population," *Journal of Central South University, Medical Sciences*, Vol. 46, No. 5, 2021, pp. 511-520.

③ 张代均等：《四城市企业流动人口社会融合状况及其对预防保健行为的影响研究》，《现代预防医学》2016 年第 19 期。

④ 郭静等：《流动人口基本公共卫生服务可及性及影响因素分析》，《中国卫生政策研究》2016 年第 8 期。

⑤ Z. Jing, et al., "Effect of Social Integration on the Establishment of Health Records among Elderly Migrants in China: A Nationwide Cross-Sectional Study," *BMJ Open*, Vol. 9, No. 12, 2019, p. e34255；何宇恒等：《中国流动人口健康档案建立情况及其影响因素》，《中国卫生资源》2021 年第 4 期；张静茹等：《中国老年流动人口健康状况及卫生服务利用分析》，《现代预防医学》2017 年第 19 期。

⑥ J. Liang, et al., "The Association between Social Integration and Utilization of Essential Public Health Services among Internal Migrants in China: A Multilevel Logistic Analysis," *International Journal of Environmental Research and Public Health*, Vol. 17, No. 18, 2020, p. 6524.

⑦ D. Tang and J. Wang, "Basic Public Health Service Utilization by Internal Older Adult Migrants in China," *International Journal of Environmental Research and Public Health*, Vol. 18, No. 1, 2021, p. 270.

⑧ 郑莉莉：《医疗保险改变了居民的就医行为吗？——来自中国 CHNS 的证据》，《财政研究》2017 年第 2 期。

程度具有差异性。如杜本峰等发现是否参加保险对老年流动人口小病是否就医无显著影响，但参加新农合或参加城镇职工医保对流动人口住院服务利用水平有显著影响；① 卢小君发现医疗保险有促进老年流动人口小病就医的趋势但作用并不显著，有利于提高老年流动人口住院服务利用的水平但增幅较小，并且医疗保险对医疗服务利用的促进作用对城—城流动的老人和自评健康状况较差的老人更加敏感；② Xi 等发现老年流动人口在医疗保健服务利用方面存在外部差距，并且门诊、预防保健利用率的差距分别有 55%、71%，归因于医疗保险和其他个人特征因素。③

同时，已有研究发现医疗保险对流动人口医疗服务利用的影响同时存在参保特征差异和人口结构性差异。一方面医疗保险类型和参保地点差异导致医疗保险对流动人口医疗服务利用行为的影响不同；④ 另一方面流动中的人口结构性差异导致医疗保险对流动人口医疗服务利用发挥的功效不同。如 Pan 等发现与其他医疗保险相比，参加城镇职工基本医疗保险的农民工更有可能使用住院服务；⑤ 李植乐等发现参加城镇职工医疗保险的农民工在本地就诊的概率是其他流动人口的 3 倍多且差异显著，在本地住院的概率是其他流动人口的 5 倍左右但差异不显著；⑥ Zhang 等发现与其他医疗保险项目相比，新农合未能发挥提升农民工就

① 杜本峰、曹桂、许锋：《流动老年人健康状况及医疗服务利用影响因素分析》，《中国卫生政策研究》2018 年第 5 期。

② 卢小君：《医疗保险对流动老年人医疗服务利用的影响——基于倾向得分匹配方法的反事实估计》，《中国卫生事业管理》2019 年第 9 期。

③ S. Xi, et al., "Local-Migrant Gaps in Healthcare Utilization between Older Migrants and Local Residents in China," *Journal of the American Geriatrics Society*, Vol. 68, No. 7, 2020, pp. 1560-1567.

④ 卢小君、张宁：《农业转移人口住院就医行为选择的影响因素研究》，《中国卫生政策研究》2018 年第 2 期；姚强、李寒旋、杨菲：《医疗保险参保地对我国流动人口卫生服务利用和健康状况影响及对策研究：一个范畴综述》，《中国卫生事业管理》2022 年第 9 期。

⑤ L. Pan, et al., "Unmet Healthcare Needs and Their Determining Factors among Unwell Migrants: A Comparative Study in Shanghai," *International Journal of Environmental Research and Public Health*, Vol. 19, No. 9, 2022, p. 5499.

⑥ 李植乐、马超：《江苏省农民工参保城镇职工医保行为与就医行为研究》，《中国卫生统计》2021 年第 5 期。

诊率的有效作用；[①] Li 等多项研究发现参合农民工仍然面临医疗服务利用有限的困境，参合农民工存在明显且严重的卫生服务利用不平等；[②] 宋全成等发现在参保流动人口中，在本地参保的流动人口选择就诊的概率更高；[③] 许新鹏发现城乡居民医疗保险对市内跨县和省内跨市流动人口医疗服务利用率的提升效应更明显；[④] Xie 等发现流入相对更发达地区和城市的农民工获得的医疗服务较少，存在医疗服务不平等的地区差异。[⑤]

第三节 医疗保险与医疗费用负担研究

医疗保险显著影响流动人口医疗费用和经济风险保护水平，是促进流动人口健康需要转化为卫生服务需求和利用的重要因素。然而，医疗保险对流动人口医疗费用负担的影响存在两个维度的异质性：一是医疗保险对流动人口的经济保护作用的内部差异，如参保类型、报销比例、报销方式等；二是医疗保险对流动人口的经济保护作用的外部差异，如地区差异、人口结构等。

第一，医疗保险增加了流动人口的医疗总费用。如研究表明参加医

① F. Zhang, X. Shi and Y. Zhou, "The Impact of Health Insurance on Healthcare Utilization by Migrant Workers in China," *International Journal of Environmental Research and Public Health*, Vol. 17, No. 6, 2020, p. 1852.

② D. Li, et al., "Assessing Income-Related Inequality on Health Service Utilization among Chinese Rural Migrant Workers with New Co-Operative Medical Scheme: A Multilevel Approach," *International Journal of Environmental Research and Public Health*, Vol. 18, No. 20, 2021, p. 10851; D. Li, et al., "Socio-Economic Inequalities in Health Service Utilization among Chinese Rural Migrant Workers with New Cooperative Medical Scheme: A Multilevel Regression Approach," *BMC Public Health*, Vol. 22, No. 1, 2022, p. 1110.

③ 宋全成、尹康：《中国老年流动人口初诊就医行为选择及影响因素研究》，《东岳论丛》2021 年第 1 期。

④ 许新鹏：《城乡医保统筹对农村流动人口医疗服务利用的影响——基于 2017 年 CMDS 数据的分析》，《中国卫生政策研究》2022 年第 3 期。

⑤ Y. Xie, Q. Guo and Y. Meng, "The Health Service Use of Aged Rural-to-Urban Migrant Workers in Different Types of Cities in China," *BMC Health Services Research*, Vol. 21, No. 1, 2021, p. 606.

疗保险会显著增加医疗支出，[①] 但对自付费用的具体影响结果有待进一步深入研究。现阶段主要存在两种观点：一是医疗保险能够降低自付费用负担和灾难性卫生支出的发生率，如 Chen 等发现与未参加医疗保险相比，参加城镇体系医疗保险、农村体系医疗保险与重复参保能够使流动人口个人自付医疗费用分别降低 33.9%、14.1%、26.8%；[②] 朱铭来等发现参加医疗保险可以显著降低流动人口灾难性医疗支出的发生率；[③] Suphanchaimat 等发现参加医疗保险有利于减少流动人口门诊和住院的自付费用；[④] Liu 等发现基本医疗保险全覆盖的农民工家庭，灾难性医疗支出的风险更小。[⑤] 二是医疗保险增加了发生高额自付费用和灾难性卫生支出的可能性，如 Ada 等对家庭调查数据的分析结果表明医疗保险有增加高额和灾难性卫生支出的风险。[⑥] 进一步地，Lindelow 等证明医疗保险增加高额自付费用的风险的边际效应为 15%—20%，对灾难性卫生支出的影响更大。[⑦]

第二，医疗保险差异对流动人口医疗费用和经济风险保护水平影响存在显著差异。如 Cai 等发现参保类型不同的流动人口住院医疗费用存在显著差异，参加城镇职工医疗保险的流动人口住院自付费用最低，与

---

① L. Ward and P. Franks, "Changes in Health Care Expenditure Associated with Gaining or Losing Health Insurance," *Annals of Internal Medicine*, Vol. 146, No. 11, 2007, pp. 768-774.

② W. Chen, et al., "Social Health Insurance Coverage and Financial Protection among Rural-to-Urban Internal Migrants in China: Evidence from A Nationally Representative Cross-Sectional Study," *BMJ Global Health*, Vol. 2, No. 4, 2017, p. e477.

③ 朱铭来、史晓晨：《医疗保险对流动人口灾难性医疗支出的影响》，《中国人口科学》2016 年第 6 期。

④ R. Suphanchaimat, et al., "The Effects of the Health Insurance Card Scheme on Out-of-Pocket Expenditure among Migrants in Ranong Province, Thailand," *Risk Management and Healthcare Policy*, Vol. 12, 2019, pp. 317-330.

⑤ L. Liu, et al., "Empirical Analysis of the Status and Influencing Factors of Catastrophic Health Expenditure of Migrant Workers in Western China," *International Journal of Environmental Research and Public Health*, Vol. 16, No. 5, 2019, p. 738.

⑥ Wagstaff A. and Lindelow M., "Can Insurance Increase Financial Risk?", *Journal of Health Economics*, Vol. 27, No. 4, 2008, pp. 990-1005.

⑦ M. Lindelow and A. Wagstaff, *Can Insurance Increase Financial Risk? The Curious Case of Health Insurance in China*, The World Bank Group, 2005.

参加其他医疗保险项目和没有参加医疗保险的流动人口相比分别低0.85%和6.28%；[①] 朱铭来等发现城镇医疗保险体系对灾难性医疗支出发生率的降低作用强于新型农村合作医疗，并且灾难性医疗支出发生率随着医疗保险报销比例的升高而降低[②]；蔡心瞾等发现不同基本医疗保险流动人口的住院医疗费用实际报销比例存在显著性差异，医疗保险类型是影响流动人口住院医疗费用、住院医疗费用报销比例的重要因素。[③]

同时，除医疗保险类型及其待遇水平之外，Zhang 等还发现报销方式差异也会导致流动人口医疗费用负担的不平等，即时报销和人工报销降低流动人口住院费用自付费用比例的差距为6.35%，自付费用金额的差距为19.6%，且随着流动距离的扩大，这种影响将逐渐增大；[④] 周钦等对农民工的调查显示医疗费用垫付和异地报销制度是降低实际医疗服务可及性的主要原因。[⑤] Wang Haiqin 等研究认为，流动人口之间的医疗保险受益不平等归因于依赖本地化管理的碎片化医疗保险设计，以及流动患者先支付医疗服务费用，然后再从医疗保险中获得报销的后报销方式。[⑥]

外部差异方面，周蕾等发现医疗保险对“城—城”流动人口的经济保护作用明显超出“乡—城”流动人口，对男性流动人口的经济保

① X. Cai, F. Yang and Y. Bian, "Gap Analysis on Hospitalized Health Service Utilization in Floating Population Covered by Different Medical Insurances: Case Study from Jiangsu Province, China," *International Journal for Equity in Health*, Vol. 18, No. 1, 2019, p. 84.

② 朱铭来、史晓晨：《医疗保险对流动人口灾难性医疗支出的影响》，《中国人口科学》2016年第6期。

③ 蔡心瞾、杨帆、卞鹰：《江苏省不同医疗保险流动人口住院卫生服务利用差异分析》，《中国初级卫生保健》2019年第1期。

④ X. Zhang and L. Zhang, "The Impact of Instant Reimbursement of Cross-Regional Medical Services on Hospitalization Costs Incurred by the Floating Population—Evidence from China," *Healthcare*, Vol. 10, No. 6, 2022, p. 1099.

⑤ 周钦、秦雪征、袁燕：《农民工的实际医疗服务可及性——基于北京市农民工的专项调研》，《保险研究》2013年第9期。

⑥ H. Wang, et al., "How Does Domestic Migration Pose a Challenge in Achieving Equitable Social Health Insurance Benefits in China? A National Cross-Sectional Study," *BMJ Open*, Vol. 12, No. 8, 2022, p. e60551.

护作用明显超出女性流动人口；[①] 李涛等发现流动人口医疗费用负担存在地区差距，欠发达地区医疗保险保障水平相对发达地区更低，属地化管理叠加流动人口流动特征使医疗保险难以有效分散流动人口灾难性医疗支出风险；[②] Wang Haiqin 等对住院农民工的调查结果显示流动范围越广，获得报销的概率和报销比例越低；[③] Gao Jieying 等发现不同收入群体基本医疗保险待遇公平性差异显著，最高收入群体受益最多，公平的医疗保险可能导致不公平的问题，出现低收入群体在均等化基本医疗保险制度下补贴高收入群体的现象。[④]

第四节　医疗保险与健康状况研究

医疗保险对流动人口健康状况的影响研究未取得一致性结论。一方面，部分研究显示医疗保险对于流动人口健康状况具有正向作用，参加医疗保险能够提高流动人口生存质量，减少患病次数，提高健康水平。如黄增健等发现参加医疗保险对流动人口的健康水平具有正向积极作用；[⑤] 程令国等发现新农合能够显著提高流动人口的健康水平；[⑥] 邵芯苗等发现参加城乡居民医疗保险能使流动人口自评健康指标得分显

① 周蕾、朱照莉：《流动人口是否参加医疗保险对其医疗支出的影响研究》，《南京审计大学学报》2017 年第 4 期。

② 李涛、孙鹏威、成前：《中国流动人口灾难性医疗支出的同群效应研究——基于 2014 年流动人口动态监测数据视角》，《重庆理工大学学报》（社会科学版）2022 年第 2 期。

③ H. Wang, et al., "How Does Domestic Migration Pose a Challenge in Achieving Equitable Social Health Insurance Beneflts in China? A National Cross-Sectional Study," *BMJ Open*, Vol. 12, No. 8, 2022, p. e60551.

④ J. Gao, D. Chu and T. Ye, "Empirical Analysis of Beneficial Equality of the Basic Medical Insurance for Migrants in China," *Discrete Dynamics in Nature and Society*, Vol. 2021, 2021, pp. 1-11.

⑤ 黄增健、唐娟莉：《流动人口健康投资的政策效应及其现实反应》，《湖北社会科学》2018 年第 9 期。

⑥ 程令国、张晔：《“新农合”：经济绩效还是健康绩效?》，《经济研究》2012 年第 1 期。

著提升20.2%；[①] 石大千等研究发现医疗保险显著促进了女性和低收入水平流动人口的健康水平，对男性和中高收入群体也有正向影响但效果不显著。[②] 进一步研究显示，在流入地参保对流动人口的健康促进作用更明显。如侯建明等发现在本地参加医疗保险的流动人口比没有在本地参加医疗保险的流动人口健康状况更好；[③] Wang将异地参保界定为投保不足，并且发现异地参保对流动人口健康状况无显著影响；[④] 姚强等发现参保地点是影响老年流动人口健康状况的显著影响因素。[⑤] 同时，医疗保险对流动人口健康状况的影响，受到人口流动因素的调节，如何骏等发现长距离的迁移流动强化了医疗保险对健康的保护作用。[⑥]

另一方面，部分研究发现医疗保险对流动人口健康状况没有影响甚至产生负向作用。如雷阳阳发现医疗保险因素对流动人口健康状况的影响不大，亦不显著；[⑦] 朱达昕发现基本医疗保险对农村流动老人自评健康的影响不显著，但对慢性病发生率有正向的促进作用，对农村流动老人两周身体不适率有显著的正向影响；[⑧] 谢瑾等发现未参加医疗保险的流动老人生理健康状况更好；[⑨] 宋全成等发现医疗保险对老年流动人口

---

① 邵芯苗、郭庆、吴忠：《城乡居民医疗保险对流动人口的健康促进效用研究》，《现代预防医学》2021年第20期。

② 石大千、张卫东：《医疗保险对外来务工人员是有效的吗？——基于CHIP2007微观数据和PSM模型的实证分析》，《江西财经大学学报》2016年第2期。

③ 侯建明、赵丹：《我国流动人口健康自评状况及其影响因素分析》，《人口学刊》2020年第4期。

④ Q. Wang, "Health of the Elderly Migration Population in China: Benefit from Individual and Local Socioeconomic Status?", *International Journal of Environmental Research and Public Health*, Vol. 14, No. 4, 2017, p. 370.

⑤ 姚强、陈阿敏：《医疗保险参保地对老年流动人口健康状况的影响路径研究——基于2015年全国流动人口动态监测调查数据》，《中国卫生政策研究》2022年第1期。

⑥ 何骏、高向东：《长距离迁移对流动人口健康水平的影响——基于流动人口动态监测数据的分析》，《地理科学》2022年第12期。

⑦ 雷阳阳：《流动人口健康状况与影响因素分析》，《调研世界》2015年第12期。

⑧ 朱达昕：《基本医疗保险对农村流动老人健康的影响》，《农村经济与科技》2022年第21期。

⑨ 谢瑾、朱青、王小坤：《中国老年流动人口健康影响因素研究》，《城市发展研究》2020年第11期。

的健康状况有显著影响，参保老年流动人口患慢性病的概率是未参保老年流动人口的 1.5 倍左右;[①] 武玉发现参与医疗保险对城市老年流动人口健康产生显著负影响，自评健康水平显著下降、慢性病患病率有所上升;[②] 和红等发现参加医疗保险的青年流动人口超重、肥胖的比例较高;[③] 任国强等发现医疗保险会对跨省流动人口健康产生负效应，但结果不显著。[④]

医疗保险视角下流动人口健康不平等研究仍处于现状研究和影响因素研究阶段，主要关注流动人口的外部健康不平等。如牛建林发现医疗保险对流动人口健康不平等有重要的积极效应;[⑤] 王钦池将流动人口与户籍人口进行对比，发现流动人口内部存在亲富人的健康不平等，且不平等程度同时小于城镇居民和农村居民;[⑥] 此外，还有研究通过 Fairlie 因素分解发现医疗保险缩小了流动人口与城镇居民之间的健康差距。[⑦]

第五节　本章小结

本书分析了流动人口医疗保障领域的研究起源与发展历程，全面展现了流动人口医疗保障研究的全景，并从流动人口医疗保障与卫生服务

---

① 宋全成、张倩：《中国老年流动人口健康状况及影响因素研究》，《中国人口科学》2018 年第 4 期。

② 武玉：《中国老年流动人口健康的城乡差异及影响因素研究》，《东北农业大学学报》(社会科学版) 2022 年第 1 期。

③ 和红等：《健康移民效应的实证研究——青年流动人口健康状况的变化趋势及影响因素》，《中国卫生政策研究》2018 年第 2 期。

④ 任国强、胡梦雪：《跨省流动人口健康自评状况及其影响因素分析——基于 2014 年全国流动人口动态监测调查数据》，《中国卫生事业管理》2021 年第 8 期。

⑤ 牛建林：《人口流动对中国城乡居民健康差异的影响》，《中国社会科学》2013 年第 2 期。

⑥ 王钦池：《中国流动人口的健康不平等测量及其分解》，《中国卫生经济》2016 年第 1 期。

⑦ 李建民、王婷、孙智帅：《从健康优势到健康劣势：乡城流动人口中的"流行病学悖论"》，《人口研究》2018 年第 6 期。

利用、医疗费用负担和健康状况三个角度深入探讨了医疗保险与流动人口健康不平等的关系研究现状。

流动人口医疗保障全球图景方面，文献出版时间显示，流动人口医疗保险研究领域的首个出版成果发表于1968年，从整体上来看，中英文文献发文量保持稳步增长态势，自2005年以来年度发文量均保持在100以上的水平。高产国家/地区、机构及合作情况显示，流动人口医疗保险研究已逐步形成核心学术群和知识群，其中美国、中国、英国在发文数量、发文质量和影响力方面均处于绝对领先的水平；高校和研究机构是该领域的主要产出力量，并形成了五大合作群。参考文献出版年图谱分析结果显示，该领域研究起源于18世纪各界对公民身份和公民权利的讨论，根植在对“平等”的追求中，里程碑著作有《公民身份和社会阶级》《偏见的本质》等。在研究发展过程中，该领域在医疗保险因素对流动人口健康脆弱性的影响实证研究方面取得了丰硕的成果，加上该领域的经典理论模型（安德森模型），即为该领域高被引文献的主要内容。国内外文献高频关键词聚类分析结果显示，随着社会经济发展和健康水平的提高，该领域研究重点逐步转移到医疗保险对流动人口健康不平等的影响研究方面。近十年的热点主题演变为医疗保险因素与流动人口卫生服务利用和健康状况的“差异”（disparity）研究，国内研究同时关注了“城镇化”和“户籍制度”的影响。

流动人口与健康不平等方面，医疗保险通过减轻流动人口疾病经济负担、促进医疗卫生服务利用等方式，提高流动人口健康水平。从数据来源上看，已有研究主要以公开数据为数据源，如中国流动人口动态监测调查（CMDS）、中国健康与营养调查（CHNS）、中国老年健康影响因素跟踪调查（CLHLS）、中国劳动力动态调查（CLDS）和统计年鉴等数据。此外，研究机构专题调查和问卷调查也是数据来源的重要途径，如中国人民大学健康科学研究所《流动人口健康及卫生服务利用调查》。从研究对象上看，已有研究既有对整体流动人口的全面分析，又有针对某一地区（如东部地区或江苏、北京、上海等流动人口聚集区）或老年人、女性等特定流动人口的局部分析。从分析方法上看，已有研究中最常用的方法是 logistic 回归分析，少部分研究用到了倾向评分匹配法（Propensity Score Matching，PSM）、Heckman 模型和 Fairlie 因素分解。从研究内容上看，已有研究重点关注了医疗保险单一层面因素对流动人口医疗费用负担、卫生服务利用（包括医疗费用）和健康结果的影响，并侧重对比流动人口与户籍人口之间的差异，关于流动人口内部健康不平等的研究相对较少。

需要深入研究的内容：（1）已有研究关注了流动人口在医疗保险受益水平、卫生服务利用水平和健康状况多个方面的差异，但医疗保险视角下流动人口健康不平等内涵、外延尚未厘清；（2）已有研究在单一医疗保险因素对单一健康促进资源利用和健康结果的影响研究方面成果颇多，但影响因素的选择仍需加强理论支撑；（3）已有研究主要通过回归模型对比不同组别流动人口之间的差异，从而分析医疗保险对流动人口健康不平等的影响，但医疗保险视角下流动人口健康不平等程度具体如何、各影响因素的作用路径是怎样的尚不明确。因此，本书从医疗保险视角进一步厘清流动人口健康不平等的内涵，并构建医疗保险视角下流动人口健康不平等测量框架，通过全国性数据系统测量医疗保险导致的流动人口健康不平等水平，并对其进行分解。同时分析医疗保险导致流动人口健康不平等的路径机制，最后提出完善中国流动人口医疗保险政策的建议。

第三章 流动人口健康不平等基本理论

第一节 基本概念

一 流动人口

“流动人口”是国内研究中广泛使用的概念，同时与中国独特的户籍制度及其福利制度密切相关，具有突出的中国特色和背景。研究认为，流动人口需满足一定的时空标准，一是空间上有跨越行政区域边界的行为，如跨区县、地市或省（自治区或直辖市）等；二是时间上这种迁移行为满足一定的时长，如超过 1 个月、6 个月或 1 年等，主要判断标准是人口的常住地是否发生了变化并达到一定的标准。国际上大部分研究聚焦于前者，即以常住地的变化作为判定流动人口的依据。而在中国特有的社会历史背景和独特的户籍制度环境中，流动人口指的是一定行政区域范围（通常为乡、镇、街道或县）内非本地户籍、在现住地居住或离开户口登记地达一定时长（通常为 6 个月或 1 年）以上的人口。① 国内流动人口判定依据聚焦于人口现住地与户籍地相比是否发

① 朱宇等：《中国流动人口概念和数据的有效性与国际可比性》，《地理学报》2022 年第 12 期。

生变化以及是否达到一定时长，流动人口统计数据均基于此项原则。国家统计局将流动人口界定为“居住地与户口登记地所在的乡镇街道不一致，且离开户口登记地半年及以上的人户分离（扣除市辖区内人户分离）的人口”。① 不同的研究机构和政府部门则根据自己的需求和目的制定更加具体的定义和分类标准。如中国流动人口卫生计生动态监测调查数据将“在流入地居住一个月及以上，非本区（县、市）户口的15周岁及以上流入人口”作为调查对象。因此，本书遵循国内流动人口的判定原则，根据医疗保险视角下流动人口健康不平等研究的需求和目的，主要指非本区（县、市）户口的常住人口，其重点一是人户分离，即居住地和户籍地不一致；二是空间跨越范围是区（县、市）；三是常住人口，即在流入地居住时间超过一定阈值，根据不同情景研究需要本书选择了1个月、6个月和1年等不同的标准。

二 健康

“什么是健康”这一问题是社会科学领域长期以来聚焦的热点问题，学界对其展开了广泛、持久的思考和讨论，从不同角度阐释了健康定义和内涵边界。

目前影响最为广泛的关于健康的定义是1946年世界卫生组织（World Health Organization，WHO）在《世界卫生组织宪章》中提出的“健康乃是一种在躯体上、精神上及社会上的完满状态，而不仅仅是没有疾病和虚弱”。② 除此之外，学者也从不同角度定义健康，本书总结了目前健康的代表性概念（如表3-1所示）。在很长的一段历史时期内，人们对健康的理解一直停留在没有疾病的朴素认识上，将健康的定义集中在疾病、躯体和功能完整性方面，其代表性概念如表3-1，序号1、2。随着医学和社会科学等多学科的发展，人们对健康的认知发生了

① 国家统计局：《流动人口数据是如何统计的?》，http://www.stats.gov.cn/zt_18555/zthd/lhfw/2022/rdwt/202302/t20230214_1903587.html，2023/5/29。

② World Health Organization："WHO Remains Firmly Committed to the Principles Set Out in the Preamlde to the Constitution"，https://www.who.int/about/governance/constitution，2023/2/20.

改变。一种观点是将健康与社会状况关联起来，侧重生活方式与生活质量，把健康视为使个体生活得更好、活得更长的能力或资源，其代表性概念如表3-1，序号3、4、5。另一种观点从个人与环境之间的关系角度定义健康，个人的状态足以适应环境及其变化即为健康，其代表性概念如表3-1，序号6、7。此外，还存在一种更为综合的健康观，如1977年Boorse提出健康概念应强调综合生物特征和外部因素的影响，[①] 2009年Sturmberg强调健康的综合属性，[②] 其代表性概念如表3-1，序号8。

表3-1 健康的代表性概念

序号	年份	作者	健康的概念
1	1941	Sigerist[③]	健康不仅仅是没有疾病
2	1947	Ryle[④]	每个组织器官的结构和功能都处于一个正常的变化范围，在这个范围之内组织器官的行为绩效及其对正常压力的适应能力都正常
3	1987	Nordenfelt[⑤]	一个在标准环境中的人有能力实现其重要目标以便获得最低限度的幸福快乐
4	1995	Sade[⑥]	有能力过上正常人的生活
5	1998	Kovács[⑦]	有能力没有痛苦和困难地适应合理的社会规范
6	2007	Law[⑧]	有能力应对生活的需求

① C. Boorse, "Health as A Theoretical Concept," *Philosophy of Science*, Vol. 44, No. 4, 1977, pp. 542-573.

② J. P. Sturmberg, "The Personal Nature of Health," *Journal of Evaluation in Clinical Practice*, Vol. 15, No. 4, 2009, pp. 766-769.

③ H. Sigerist, *Medicine and Human Welfare*, New Haven: Yale University Press, 1941.

④ J. A. Ryle, "The Meaning of Normal," *The Lancet*, Vol. 249, No. 6436, 1947, pp. 1-5.

⑤ L. Nordenfelt, *On the Nature of Health: An Action-Theoretic Approach*, D. Reidel Publishing Company, 1987.

⑥ R. M. Sade, "A theory of Health and Disease: The Objectivist-Subjectivist Dichotomy," *The Journal of Medicine and Philosophy*, Vol. 20, No. 5, 1995, pp. 513-525.

⑦ J. Kovács, "The Concept of Health and Disease," *Medicine, Health Care and Philosophy*, Vol. 1, No. 1, 1998, pp. 31-39.

⑧ I. Law and H. Widdows, "Conceptualising Health: Insights from the Capability Approach: Health Care Analysis," *Journal of Health Philosophy and Policy*, Vol. 16, No. 4, 2007, pp. 303-314.

续表

序号	年份	作者	健康的概念
7	2011	Huber①	个体在面临社会、生理和心理挑战时的自我管理和适应能力
8	2014	J. Bircher②	健康是一种个体潜能、生命需要、社会和环境因素良性互动的状态，当个体的生物潜能和获得性潜能与社会环境因素相互作用并满足生命需要，则健康

表 3-1 从不同视角对健康的解读反映了一个共同的趋势，即健康是人类适应社会和拥有美好生活的基础，是一个综合生物特征、能力、资源、社会和环境等因素的多维概念。基于 WHO 和其他代表性概念，本书将健康界定为一种在生理、心理、社会和道德方面处于正常范围的状态，在这种情况下，组织器官功能、自我管理和适应能力以及拥有的资源不仅满足个体生命和生活需要，而且符合合理的社会规范，并通过主观测量方法获取。

三　健康不平等

健康不平等（health inequality）概念是基于健康概念构建的，通常也被称为“健康差异”（health disparity），通常健康不平等重点关注那些不公平且可以避免的差异，有时候也称为健康不公平（health inequity）。

健康不平等的代表性概念如表 3-2 所示。已有研究主要将健康不平等分为两种类型：纯粹的健康不平等和与社会经济地位相关的健康不平等。③

---

① H. Machteld, et al., “How Should We Define Health?”, *BMJ* (*Clinical Research ed.*), Vol. 343, July 26, 2011, p. d4163.

② J. Bircher and E. G. Hahn, “Understanding the Nature of Health: New Oerspectives for Medicine and Public Health. Improved Wellbeing at Lower Costs,” *F1000Research*, Vol. 5, No. 12, 2016, p. 167; J. Bircher and S. Kuruvilla, “Defining Health by Addressing Individual, Social, and Environmental Determinants: New Opportunities for Health Care and Public Health,” *Journal of Public Health Policy*, Vol. 35, No. 3, 2014, pp. 363-386.

③ 胡梦：《中老年居民健康不平等的实证研究》，硕士学位论文，南京审计大学，2021 年；李莎莎：《老年劳动参与对健康不平等的影响》，硕士学位论文，北京交通大学，2021 年；刘嘉莉：《中国健康不平等影响因素研究》，硕士学位论文，武汉大学，2017 年。

纯粹的健康不平等是指一个国家或者地区某一时期内健康水平高的群体与健康水平低的群体的健康分布差距，不考虑社会人口特征、经济发展等因素的影响，用于衡量某个国家或者地区的综合发展水平。与社会经济地位相关的健康不平等则依据一定维度反映健康不平等，如按照教育、职业、收入、地域等维度对研究对象进行分层，得到特定社会经济条件下的健康分布差异，并具体地刻画各种影响因素与健康不平等的关系，用于衡量不同社会经济地位群体之间的健康差异。

同时，健康不平等存在狭义和广义之分，狭义上重点关注健康结果分布差异，广义上还考虑健康风险、卫生服务（可得性、可及性、服务利用）、疾病负担、健康资源以及健康决定因素的分布差异（如表3-2所示）。

基于此，本书将健康不平等界定为与社会经济地位相关的广义健康不平等，即按照社会经济地位分层的群体之间健康结果、健康风险、卫生服务（可得性、可及性、服务利用）、疾病负担、健康资源以及健康决定因素的分布差异。

表3-2 **健康不平等的代表性概念**

序号	年份	作者	健康不平等的概念
1	1995	Andersen①	当人口统计学特征（如性别、年龄等）和需求因素不足以解释个体或群体间卫生服务利用的绝大部分差异时，说明卫生服务利用是不平等的
2	1996	WHO②	不同社会群体（优势群体和弱势群体）在健康状况与卫生服务方面可避免的差距，其中群体的划分主要由性别、年龄、社会经济地位、地理位置、种族、民族、宗教等因素决定
3	1999	Murray③	任何个体之间可避免的健康差异

① R. M. Andersen, "Revisiting the Behavioral Model and Access to Medical Care: Does It Matter?", *Journal of Health and Social Behavior*, Vol. 36, No. 1, 1995, pp. 1-10.

② World Health Organization, *Equality in Health Care: A WHO/SIDA Initiative*, Geneva: World Health Organization, 1996, p. 51.

③ C. J. Murray, E. E. Gakidou and J. Frenk, "Health Inequalities and Social Group Differences: What Should We Measure?", *Bulletin of the World Health Organization*, Vol. 77, No. 7, 1999, pp. 537-543.

续表

序号	年份	作者	健康不平等的概念
4	2000	Gakidou①	健康风险在人群中的分布更适合反映健康不平等
5	2002	NIH②	特定人群（特指弱势种族）中存在的发病率、患病率、死亡率和疾病负担以及其他不良健康状况的差异
6	2002	Flaskerud③	社会经济优势和弱势群体之间的健康差距
7	2003	Braveman and Gruskin④	一种特殊形式的健康或重要的健康决定因素（潜在地受政策的影响）的差异，在这种差异当中，处于不利地位的社会群体（例如穷人、少数民族、妇女以及其他处于不利地位或受社会歧视的群体）比那些处于有利地位的群体具有更差的健康状况，面临更大的健康风险
8	2006	Braveman⑤	与社会弱势群体（如贫困人群、少数民族、女性等）相联系的健康或重要健康决定因素的系统性差异，使这些弱势群体更易遭遇健康风险而处于更为劣势的地位
9	2009	Fink⑥	在疾病、健康结果或医疗卫生服务可及性方面的差异
10	2010	NCMHD⑦	不同人群之间的健康结果或健康状况、医疗卫生服务的可及性和利用水平以及医疗卫生服务质量的差异
11	2010	Phelan⑧	不同社会经济特征人群在健康状态上所表现的系统性差异

① E. E. Gakidou, C. J. Murray and J. Frenk, "Defining and Measuring Health Inequality: An Approach Based on the Distribution of Health Expectancy," *Bulletin of the World Health Organization*, Vol. 78, No. 1, 2000, pp. 42-54.

② 美国国立卫生研究院：《减少并最终消除健康差异的战略研究计划和预算第一卷（2002—2006财政年度）》，https://www.nimhd.nih.gov/docs/2002_2006_vol1_031003ed_rev.pdf，2023/2/23。

③ J. H. Flaskerud, "Health Disparities Research: From Concept to Practice," *Communicating Bursing Research*, Vol. 35, 2002, pp. 3-13.

④ P. Braveman and P. Gruskin, "Defining Equity in Health," *Journal of Epidemiology and Community Health*, Vol. 57, No. 4, 2003, pp. 254-258.

⑤ P. Braveman, "Health Disparities and Health Equity: Concepts and Measurement," *Annual Review of Public Health*, Vol. 27, 2006.

⑥ A. M. Fink, "Toward a New Definition of Health Disparity," *Journal of Transcultural Nursing*, Vol. 20, No. 4, 2009, pp. 349-357.

⑦ 国家少数族裔健康和健康差异中心：《美国国立卫生研究院宣布成立少数族裔健康和健康差异研究所》，https://www.nih.gov/news-events/news-releases/nih-announces-institute-minority-health-health-disparities，2023/2/23。

⑧ J. C. Phelan, G. L. Bruce and T. Parisa, "Social Conditions as Fundamental Causes of Health Inequalities: Theory, Evidence, and Policy Implications," *Journal of Health and Social Behavior*, Vol. 51 (1, Suppl), 2010, pp. S28-S40.

续表

序号	年份	作者	健康不平等的概念
12	2014	刘坤等①	个体之间在医疗卫生服务可得性、可及性和服务质量上的差异
13	2020	蔡端颖②	不同社会地位的个人或群体之间健康指标或健康风险差异，以及获得的健康资源和服务的差异

四　医疗保险视角下的健康不平等

医疗保险制度是降低疾病经济负担、提高医疗服务可及性和维护居民健康的重要制度安排，旨在通过人人享有高质量的基本医疗卫生服务，提高国民健康水平，其理论假设是：健康是最终的目标，提高医疗卫生服务的可及性有利于维护人群的健康水平。③ 理论上，平等意味着同样的需求对可利用的医疗服务应当具有平等的可及性、平等的利用水平和平等的健康结果。然而，是否得到医疗保险制度覆盖，不同医疗保险类型的保障水平存在差异，参保地与就医地统一与否会导致医疗费用报销情况存在差异。相应的，不同参保特征导致医疗负担也存在差异，进而影响医疗卫生服务利用和健康结果，也即医疗保险不平等既是健康不平等的一个重要方面，又是导致卫生服务利用和健康结果差异的重要原因（见图3-1）。

因此，本书基于与社会经济地位相关的广义健康不平等的丰富内涵，将医疗保险视角下的健康不平等定义为不同参保特征（是否参保、参保类型、参保地点）个体或群体之间医疗服务利用、医保服务利用与健康结果方面可避免的差异。

① 刘坤等：《国内外老年人健康不平等影响因素研究综述》，《中国卫生政策研究》2014年第5期。

② 蔡端颖：《健康不平等的概念分析》，《全科护理》2020年第21期。

③ 韩优莉：《健康概念的演变及对医药卫生体制改革的启示》，《中国医学伦理学》2011年第1期。

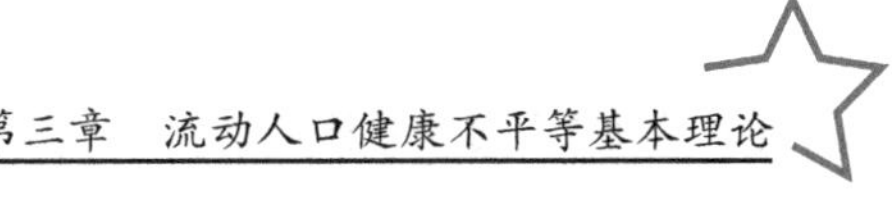

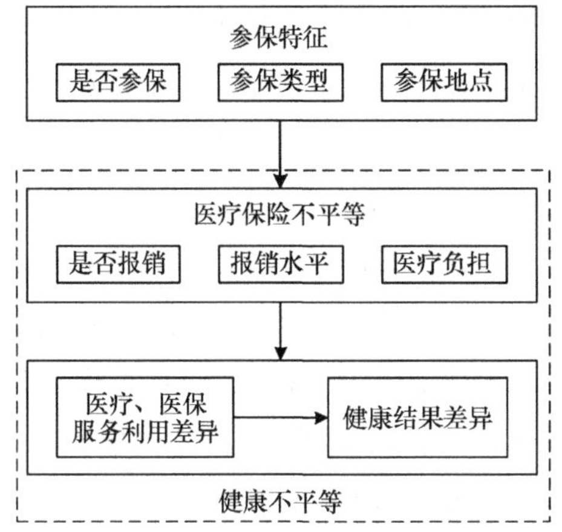

图 3-1　医疗保险视角下健康不平等内涵及逻辑图

第二节　健康不平等理论框架

一　理论模型

（一）理论基础

健康不平等研究的基础理论方面，目前学界的主流研究思路是在社会分层视角下研究健康不平等，侧重分析阶层地位及相关资源对健康不平等的具体途径和作用方式。① 同时，大量实证研究验证了社会因果论与文化和行为理论的解释力，因此，两个理论发展为解释健康不平等及其发生机制的主流理论。②

文化和行为理论认为群体之间的行为差异或主流文化的差异是导致

---

① 胡安宁：《教育能否让我们更健康——基于 2010 年中国综合社会调查的城乡比较分析》，《中国社会科学》2014 年第 5 期；石智雷、顾嘉欣、傅强：《社会变迁与健康不平等——对第五次疾病转型的年龄—时期—队列分析》，《社会学研究》2020 年第 6 期；王甫勤：《社会经济地位、生活方式与健康不平等》，《社会》2012 年第 2 期。

② 蔡端颖：《健康不平等的解释理论及其启示》，《医学与哲学》2019 年第 10 期；高兴民、许金红：《社会经济地位与健康不平等的因果关系研究》，《深圳大学学报》（人文社会科学版）2015 年第 6 期；王甫勤：《社会流动有助于降低健康不平等吗?》，《社会学研究》2011 年第 2 期。

狭义健康不平等的根本原因。行为与健康方面，在不考虑社会经济、文化和政治背景的前提下，个体或群体长期存在的健康行为模式能够解释健康结果差异。如研究表明，吸烟、饮酒等不良健康行为在很大程度上解释了健康结果不平等。[①] 文化与健康方面，特定群体倾向于形成独特的、根深蒂固的文化模式，从而对群体健康水平造成影响。如 Lewis 发现贫困人口通常存在自我维持的“贫困文化”，这种独特的生活方式和文化观念使他们在社会生活中相对隔离，进而维持其不健康的状况。[②]

社会因果论认为人们社会经济地位的不同导致其生活及工作环境、健康风险、医疗服务等方面的差异，最终影响个体的健康水平，而且这种影响具有累积效应，使长期处于弱势地位的人健康状况更糟。社会经济地位一般通过职业、收入和教育测量，职业是反映人们的社会声望、地位、权力、责任感、体力活动状况和健康风险等工作环境特征的变量，因而职业地位高的人，拥有更多的工作自主权、更少的体力活动，以及更少的机会暴露在健康风险中，这些工作环境因素对人们的健康水平具有明显的促进作用。收入水平则反映个体的消费能力、住房条件、营养状况和获取医疗保健资源的能力，因而具有较高收入水平的人能够保持良好的健康水平不受损害。教育程度是衡量个人获取社会、心理和经济资源的能力，受教育程度越高的人，往往具有较强的健康意识，并有能力处理自己所面临的健康风险。社会因果论不仅认为社会经济因素差异是引起健康不平等的根本原因，同时提出社会结构中的政治或政策维度在健康不平等的产生和应对过程中至关重要。

通过以上分析可知，行为和文化的理论为理解健康不平等的相关因素提供了见解，但不能提供其产生机制的充分解释。社会因果论认为个体或群体的社会经济因素差异是引起健康不平等的根本原因，阐释了健

① P. Dusan, et al., “The Contribution of Health Behaviors to Socioeconomic Inequalities in Health: A Systematic Review,” *Preventive Medicine*, Vol. 113, 2018, pp. 15-31；黄洁萍、尹秋菊：《社会经济地位对人口健康的影响——以生活方式为中介机制》，《人口与经济》2013 年第 3 期。

② O. Lewis, *The Children of Sanchez: Autobiography of A Mexican Family*, Vintage Books, 2011.

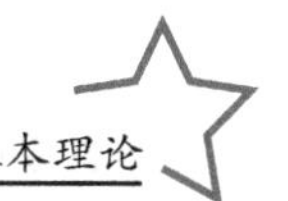

康不平等的形成机制，能够弥补行为和文化理论的不足。因此，本书结合文化和行为理论、社会因果论，研究医疗保险视角下流动人口健康不平等的影响因素和形成机制。

（二）测量框架

测量框架可以进一步厘清健康不平等决定因素及其与健康结果的相互关系。WHO 在《用一代人时间弥合差距——针对健康社会决定因素采取行动以实现健康公平》的报告中明确提出了健康社会决定因素模型，健康结果由直接致病因素、个体行为和环境因素共同决定。这些因素也是导致健康结果不平等的重要原因，而“原因的原因”则是社会分层的基本结构和社会条件不同导致个人获得和利用健康资源机会的不平等，强调从个体生活环境和社会结构性因素方面改善健康结果不平等。① 健康公平模型旨在帮助理解不同社会群体之间的健康状况差异，除健康决定因素外，重点关注政治、经济、文化等社会环境因素和包括平等的医疗保健机会等社会公平因素，强调健康权不受社会经济地位等外在因素的影响。安德森模型则从情景特征、个人特征、医疗行为、健康结果四个维度分析个体卫生服务利用行为的决定因素，并阐释了各维度之间的相互关系，适用于普通人群和特定亚人群的医疗卫生服务利用行为研究，是卫生服务领域解释和预测服务利用行为的经典模型。② 然而，这些代表性测量框架或关注健康结果不平等或关注医疗卫生服务利用不平等，并未从健康公平的角度将二者整合。

Douglas 等综合并借鉴这些代表性模型，开发了适用于衡量广义健康不平等的测量框架，③ 各组件及组件之间的关系如图 3-2 所示。该测

① G. Dahlgren and M. Whitehead, “What Can Be Done about Inequalities in Health?” *The Lancet*, Vol. 338, No. 8774, 1991, pp. 1059-1063；世界卫生组织、健康社会决定因素委员会：《用一代人时间弥合差距——针对健康社会决定因素采取行动以实现健康公平》，2008 年。

② 李月娥、卢珊：《医疗卫生领域安德森模型的发展、应用及启示》，《中国卫生政策研究》2017 年第 11 期。

③ D. C. Dover and A. P. Belon, “The Health Equity Measurement Framework: A Comprehensive Model to Measure Social Inequities in Health,” *International Journal for Equity in Health*, Vol. 18, No. 1, 2019, p. 36。

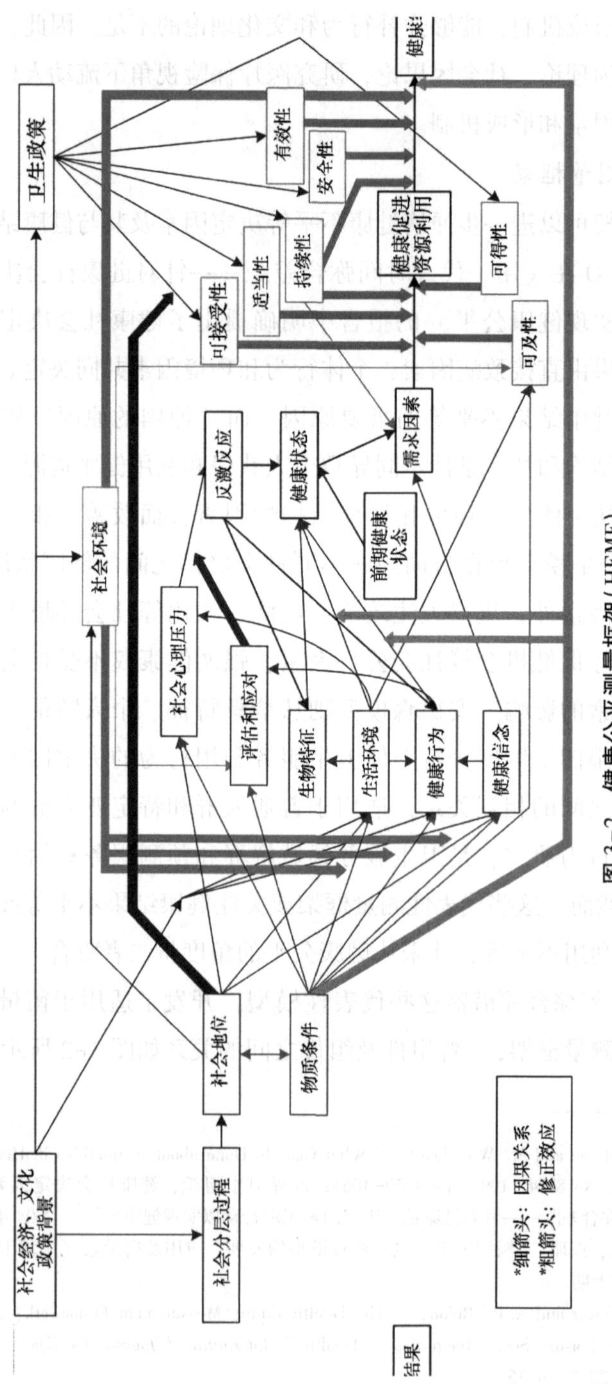

图 3-2 健康公平测量框架（HEMF）

量框架的优势在于它是一个开创性的、综合的健康不平等测量模型，将健康决定因素和卫生服务利用影响因素整合到一起，为广义健康不平等的实证研究工作提供指导，同时该模型关注到社会分层过程和卫生政策对健康不平等的干预作用，有助于更全面地理解和改善健康不平等。

基于此，本书综合考量测量框架各维度的完整性、已有研究的指导借鉴和数据资料的可得性，利用宏观层面的社会分层过程与结果和微观层面的个体生物特征、物质条件、健康需要和健康促进资源利用因素测量流动人口内部与社会经济地位相关的广义健康不平等。

二　健康不平等测量指标

（一）健康

在社会经济健康不平等的研究中，健康的测量是重中之重，现有健康测量指标主要有客观健康指标、主观健康指标和综合健康指数三类。

客观健康指标主要有身体功能状况和疾病发生率两个方面，包括婴儿死亡率、5岁以下儿童死亡率、孕产妇死亡率、伤残率、某段时间内慢性病等一些特定疾病的患病率或发病率，以及日常生活活动能力（ADL）、心理健康和抑郁症状等，期望寿命或健康期望寿命等也是常用的指标。通过这些指标，把健康状况分类，进而从不同方面研究健康的影响因素。客观健康指标较少受到主观因素和其他社会经济方面指标的干扰，通常具有较强的稳健性。但客观健康指标对数据的要求较高，通常比较难获得，并且客观健康指标难以反映心理和社会方面的完好状况。

主观健康指标主要是指自评健康，反映了个人对自身健康状况的看法，不仅可以有效评估个人健康状况以及预测疾病和死亡风险，而且能够捕捉到可能无法通过临床测试直接衡量的健康方面，例如情绪健康和社会功能，为以患者为中心的医疗保健服务提供有益信息。自评健康与患病率、死亡率等客观健康指标的高度相关性得到广泛证明。[①] 虽然与

---

① 王晓丽：《中国健康不平等研究综述》，《产业与科技论坛》2019年第5期。

客观健康指标相比，自评健康存在主观性导致的测量误差问题，但其易于收集，是公认极具成本效益的健康测量指标。综合数据可得性、指标综合性等得天独厚的显著优势，自评健康成为社会科学研究中最为常用的健康指标之一。①

综合健康指数融合了主观健康指标和客观健康指标的优点，代表性指数有 SF-36 指数、AQOL 指数、HUI 指数、健康质量指数 QWB（Quality of Well-Being）等。但综合健康指数存在较大的局限性，它不仅受可用健康指标的限制，依赖于各类健康指标数据的可得性、可用性和准确性，而且各指标的权重赋值存在主观性，对测量结果有直接的影响。此外，健康综述指数存在过度简化复杂健康问题的风险。

（二）医疗服务利用

医疗服务利用主要指个体门诊服务利用和住院服务利用，其测量指标可扩展应用于描述特定的医疗服务类型（传统医疗保健与现代医疗保健）、服务地点（医院、诊所、药店）、求医目的（治疗型与预防保健型）、检查护理的连续性（求医的次数）以及医疗服务可及性。② 已有研究中主要从“是否使用”“使用频次”与“费用支出”等方面测量个体医疗服务的利用水平和质量。

反映个体门诊服务利用水平和质量的测量指标有就诊率、应就诊未就诊率、就诊人次、门诊费用（包括挂号费、检查费、药品费等）、复诊率、复诊间隔时间、就诊次数、就诊时间、就诊方式（包括线下门诊、网络诊疗、家庭医生等）、候诊环境、等待时间、门诊医生沟通、门诊医生技术水平、门诊医疗设备、门诊药品配备、门诊医疗质量评价（包括诊断准确性、治疗效果、医疗安全等）、患者满意度、门诊转诊率、门诊住院转化率、诊疗周期、慢性病管理率、门诊信息化水平等。

---

① 鞠牛、梁玉成：《健康不平等产生机制及其治理途径探析——健康消费分层的视角》，《公共行政评论》2022 年第 6 期。

② 卢珊、李月娥：《Anderson 医疗卫生服务利用行为模型：指标体系的解读与操作化》，《中国卫生经济》2018 年第 9 期；周钦、秦雪征、袁燕：《农民工的实际医疗服务可及性——基于北京市农民工的专项调研》，《保险研究》2013 年第 9 期。

反映个体住院服务利用水平和质量的测量指标有住院率、应住院未住院率、住院人次、平均住院日、住院总费用（包括药品费、检查费、治疗费等）、平均住院费用、再入院率、治愈率、病死率、医疗资源使用率（如床位）、病房感染率、并发症发生率、住院转诊率、门急诊转诊率、患者满意度、出院随访率、病案质量等。其中，常用指标为就诊率、应就诊未就诊率、过去一年或两周的就诊次数、住院率、应住院未住院率、入院次数、住院天数、某段时间内门诊和住院支出等。[①]

（三）医疗保险服务利用

医疗保险服务利用主要包括服务利用水平和医疗保险保障水平两个方面，可操作化为参保率、缴费率、参保人次、医疗总费用、报销率、报销人次、费用报销比例、门诊报销比例、住院报销比例、特殊疾病报销比例、平均报销比例、报销周期、平均报销周期、报销便利程度、自付医疗费用、平均自付医疗费用、保障范围、待遇标准与差异（如不同参保类型、不同级别医疗机构、城乡等）、定点医疗机构数量、定点医疗机构分布、基金收入、基金收入结构、基金支出、基金使用效率、异地结算覆盖范围、异地结算人次、异地结算总医疗费用、医疗保险服务满意度等。根据卫生服务经济可及性指标体系评价的概念框架，医疗保险服务利用常用操作化指标为医疗费用是否报销、医疗保险报销比例、自付医疗费用负担、报销便利程度等。如刘昌平等操作化为报销便利程度；[②] 张雯等操作化为住院费用是否报销。[③]

---

① 侯小娟、郑倩昀、初可佳：《新型农村合作医疗保险公平性研究——基于广州市 A 区的实证分析》，《金融经济学研究》2014 年第 1 期；李瑶、刘俊霞、李磊：《新农保对农村老年人医疗服务利用的影响及异质性研究》，《农业技术经济》2022 年第 8 期；杨红燕、马珺：《省直管县财政体制、居民医保统筹与医疗服务利用公平——基于宏微观数据的考察》，《社会保障研究》2022 年第 5 期；邹娇娇、袁兆康、张连军：《江西省农村居民医疗服务利用的动态变化》，《中国全科医学》2014 年第 26 期。

② 刘昌平、赵洁：《新农合制度的医疗服务可及性评价及其影响因素——基于 CHARLS 数据的实证分析》，《经济问题》2016 年第 2 期。

③ 张雯等：《流动人口住院费医保报销现状及影响因素分析》，《现代预防医学》2022 年第 22 期。

第三节 健康不平等测量方法

一 测量方法

衡量健康不平等是识别和解决医疗保健差异以及促进人群健康公平的关键技术环节。健康不平等的测量主要有两种方式：一是通过回归模型等统计学方法分析社会经济地位对健康的影响，对比不同组别之间的健康差异并检验个人和背景因素对健康不平等的贡献；[①] 二是通过构建相关测度指数来度量特定地区或人群的健康不平等程度，已有文献关于健康不平等的测度方法有极差法、基尼系数、差异指数、不平等斜率指数、广义熵指数、泰尔指数、集中指数、Erreygers 指数等，其中较为常用的有基尼系数、不平等斜率指数、集中指数和 Erreygers 指数。

基尼系数用于衡量社会内部收入或财富不平等，可用于健康领域中健康测量指标在人群中的分布。以健康变量排序的累计人口百分比为横轴，健康变量累计百分比为纵轴，洛伦兹曲线与绝对公平曲线所围成的面积的二倍即为衡量健康不平等的基尼系数，取值范围为［0，1］，其中 0 代表完全平等（所有人的健康变量分布状况都相等），1 代表完全不平等（健康变量分布在一个人上，而其他人都没有）。基尼系数简单形象，能够反映所有人的健康变量分布状况是否平等，但是无法反映健康分布差异与社会分层之间的关系，也无法反映健康分布集中于优势人群还是弱势人群。[②]

不平等斜率指数用于说明多个具有自然排序子组间的绝对差异，可

① 陈定湾、陈来仪：《社会分层视角下心理压力对健康不平等的作用机制研究》，《中国预防医学杂志》2015 年第 12 期；王富百慧：《社会因果还是健康选择？——关于中国老年健康不平等的实证研究》，《中国体育科技》2017 年第 6 期；辛怡：《卫生服务可及性与农村居民健康不平等》，《农业技术经济》2012 年第 8 期。

② 姚强、姚岚、孙菊：《健康不平等测量方法研究》，《中国卫生经济》2015 年第 12 期。

用于测算不同社会经济地位人群间的健康结果和服务水平差距。将人群按社会经济状况分组后，计算每组健康状况的平均值，然后按其社会经济状况而不是健康状况排序。各组的健康状况与其对应的社会经济组的序次之间回归线的斜率，能够反映出从最低组到最高组之间健康状况的改变，其优点是能反映社会经济状况对健康不公平的影响。但是不平等斜率指数对人群健康水平非常敏感，对中间层不够敏感，这意味着最低组和最高组人群社会经济状况差异会对结果造成不成比例的影响，如果健康不平等集中在特定人群中，可能会得到误导性的结果。

集中指数用于衡量健康结果在不同社会经济地位水平上的分布情况。将健康结果和社会经济地位从高到低进行排序，以社会经济地位排序累计人口百分比为横坐标，以健康测量指标累计百分比为纵坐标，计算集中曲线和绝对平等曲线之间面积的二倍，即为集中指数。集中指数取值范围为［-1，1］，0 表示完全平等，绝对值越大表示人群中健康不平等水平越高，其中负值表示健康结果更集中于社会经济地位较低的人群，正值表示健康结果更集中于社会经济地位较高的人群。集中指数既可以应用于各种健康指标（包括死亡率、发病率和健康行为），也可以应用于社会经济地位的不同衡量标准（如收入、教育和职业），能够通过估计不同社会经济因素的贡献来分解健康不平等的来源，广泛应用于衡量社会经济健康不平等。

Erreygers 指数是 2009 年 Erreygers 在集中指数的基础上推导而来的用于量化与收入相关的健康不平等的方法，① 旨在分析健康结果分布。例如预期寿命或疾病发病率，可用于比较不同人群或不同时期的健康不平等。通过考虑变量的均值及其分布中的社会经济不平等程度来衡量观察到的健康状况分布与健康状况均匀分布的假设分布之间的差异，并且通过分解为组内差异和组间差异更加详细地测量健康不平等及其贡献因

① G. Erreygers, "Correcting the Concentration Index," *Journal of Health Economics*, Vol. 28, No. 2, 2008, pp. 504-515.

子。其优势是适用于各种收入分布类型，但存在对数据异常值或极端值敏感、未考虑非经济因素的应用局限。

综合以上常用健康不平等测量方法的优势与不足（如表 3-3 所示），本书选择应用最广泛的集中指数法测算流动人口内部与社会经济地位相关的广义健康不平等。

表 3-3 健康不平等常用测度指数对比

测度指数	优势	不足
基尼系数	简单形象，敏感性、可比性强，适用范围较广	易受极端值影响； 只能测量单维度健康不平等，无法反映健康变量分布与社会分层之间的关系
不平等斜率指数	考虑了群体差异； 可以反映社会经济地位导致的健康梯度效应； 对健康水平非常敏感； 适用范围较广	对样本量要求较高； 反映各群体的相对健康差距，不能反映绝对健康水平； 多组别样本中，对中间层人群不够敏感
集中指数	简单易读，直观； 适用范围很广，可以应用于各种健康指标和社会经济地位指标； 可比性强，不受数据规模的影响	反映不平等程度的大小，不能反映具体数值的差异； 不能反映多个指标的综合不平等程度
Erreygers 指数	适用于各种收入分布类型； 能够反映不同收入阶层之间健康状况的不平等程度	对数据异常值或极端值敏感； 未考虑非经济因素； 对健康和收入数据的质量要求较高

二 分解方法

学者在构建健康不平等相关测度指数的基础上进一步分解，以探究健康不平等的影响因素及其贡献。已有研究中应用的分解方法有 Shapley 分解、集中指数分解、Erreygers 指数分解以及基于指数的再中心化影响函数回归分解模型（RIF-I-OLS）等，其中集中指数分解法应用最广。

白春玲等应用 Shapley 分解法和非线性 Oaxaca-Blinder 模型探究了中国中老年群体健康的机会不平等。[①] Shapley 分解法的基本思想是健康结果是由各种环境变量共同作用的，通过健康的决定回归方程将各种环境变量和健康结果联系起来，测量健康不平等，在此基础上剔除任一变量都会对结果产生边际效应，并且边际效应值与剔除顺序有关，不同剔除顺序所产生的边际效应的均值，可以反映该指标对总体不平等的贡献率。Shapley 分解法既可以得到关于不平等的总体情况，又可以分解模型中所有自变量对因变量的贡献程度，可应用于收入不平等、健康不平等研究领域[②]。集中指数分解是健康不平等研究中常用的方法，它将健康不平等分解为影响健康结果各因素的贡献总和与不能由数据解释的部分，每个因素的贡献由健康对此因素的弹性和该因素自身的不平等程度两部分相乘得到。Erreygers 指数分解方法将健康不平等进一步分解为收入增长效应、收入分布效应、收入流动效应和人群老化效应，应用于健康不平等的动态分解研究中。[③] 王洪亮和杨晶等在最新研究中利用 RIF-I-OLS 分解开展了中国居民和城镇老年人健康不平等影响因素研究。[④] 去中心影响函数（Recentered Influence Function，RIF）由 Firpo 等首次提出，[⑤] G. Heckley 等据此创造性地延伸出了 RIF 分解方法。该方法的完成主要分两步：第一步，计算关于某指数的 RIF 值；第二步，通过 RIF 对各解释变量作回归，得到解释变量对指数

---

① 白春玲、陈东：《我国中老年群体健康不平等的早期根源追溯——基于机会不平等的测度与分解》，《人口与经济》2022 年第 2 期。

② 刘波、胡宗义、龚志民：《中国居民健康差距中的机会不平等》，《经济评论》2020 年第 2 期；赵广川：《国民健康不平等及其内在影响机制、演变过程》，《世界经济文汇》2017 年第 5 期。

③ 陈东、张郁杨：《与收入相关的健康不平等的动态变化与分解——以中国中老年群体为例》，《金融研究》2015 年第 12 期；王洪亮、朱星姝、陈英哲：《与收入相关的健康不平等及其动态分解——基于中国老年群体的实证研究》，《南京审计大学学报》2018 年第 6 期。

④ 王洪亮：《中国居民健康不平等的测度及影响因素研究》，《人口与经济》2023 年第 2 期；杨晶等：《基于 RIF-I-OLS 分解法中国城镇老年人健康不平等影响因素分析》，《中国公共卫生》2022 年第 4 期。

⑤ 参见 V. R. Fuchs，*Who Shall Live? Health*，*Economics and Social Choice*，World Scientific Publishing Company，Incorporated，2011。

的边际影响,[①] 应用优势在于放松了分解过程的假设条件，而且能实现多指数的多维分解。

综合以上常用健康不平等测量方法的优势与不足（如表 3-4 所示），基于集中指数分解法的广泛适用性和广泛应用性，本书选择与测量方法一致的集中指数分解法，对流动人口内部与社会经济地位相关的广义健康不平等进行分解，分析其影响因素。

表 3-4　　健康不平等常用分解方法对比

分解方法	优势	不足
Shapley 分解	能反映环境变量的贡献度； 能反映个体差异； 能够评估分配公平性	对数据要求较高； 对潜在因素的分析有限，只能分析已知因素的贡献度
集中指数分解	易于理解和解释； 能反映不同因素的贡献度； 能适应不同健康不平等定义； 对人群结构变化不敏感	对数据要求较高； 回归方程存在无法解释的部分
Erreygers 指数分解	考虑收入不平等和健康不平等之间的关系； 对人群结构变化不敏感	对数据要求较高，尤其是收入数据的数量和质量； 受限于健康不平等的定义方式
RIF-I-OLS	以 OLS 为基础，放松了分解过程的假设条件； 能够识别重要的贡献因素	存在内生性问题； 无法处理非线性关系； 忽略了个体之间的异质性

第四节　医疗保险视角下健康不平等的影响因素

医疗保险视角下的健康社会分层问题普遍存在，理论上医疗保险对健康不平等有重要影响。医疗保险作为国民的一项基本权益，最终目的是维护国民健康和缓解健康不平等，应当与其职业、身份和地位等社会

① G. Heckley, U. Gerdtham and G. Kjellsson, "A General Method for Decomposing the Causes of Socioeconomic Inequality in Health," *Journal of Health Economics*, Vol. 48, April 2016, pp. 89-106.

经济特征无关。然而，虽然中国已初步实现了“全民医保”的目标，但制度分割的局面还未从根本上解决，医疗资源在不同群体之间的分配不平等依然存在，城镇职工医疗保险、城乡居民医疗保险在参保对象、统筹层次、筹资模式、待遇保障和业务经办等方面存在巨大差异。[①] 医疗保障发展不平衡不充分，群体间的受益不平等可能进一步导致健康不平等。[②] 理论上，医疗保险的差异化是导致健康不平等的重要因素。李亚青从理论上分析了医疗保险对健康不平等的影响，指出健康不平等实际上很大程度上源自与社会经济地位相关的医疗服务利用不平等，[③] 而医疗保险被证明是医疗服务可及性最显著的影响因素之一，[④] 能够显著提升低收入群体的医疗服务可及性，改善低收入者健康及降低其经济风险，进而缩小不同收入群体间的健康不平等。

国内外关于医疗保险对健康不平等的影响研究，从是否参保、参保类型、参保地点不同角度证实了医疗保险与健康不平等之间的关系。

是否参保方面，研究证明参加医疗保险能够通过提高医疗服务利用水平减少健康不平等程度，如基于中国和泰国的研究发现医疗保险有利于低收入者等弱势群体的医疗服务利用，降低他们“有病不医”和“小病拖成大病”的概率，增加了农村居民和穷人的医疗服务利用，从而有利于减轻健康不平等的程度。[⑤] 对于老年人口，参加医疗保险的老

---

① 李长远：《统筹城乡医疗保障制度的典型实践模式及优化策略》，《社会保障研究》2015 年第 3 期。

② X. Pan, J. Xu and Q. Meng, “Integrating Social Health Insurance Systems in China,” *The Lancet*, Vol. 387, No. 10025, 2016, pp. 1274-1275；孙淑云：《顶层设计城乡医保制度：自上而下有效实施整合》，《中国农村观察》2015 年第 3 期。

③ 李亚青：《医疗保障对健康平等的影响机制和精准化改进路径》，《社会保障评论》2022 年第 2 期。

④ A. Wagstaff, et al., “Extending Health Insurance to the Rural Population: An Impact Evaluation of China's New Cooperative Medical Scheme,” *Journal of Health Economics*, Vol. 28, No. 1, 2009, pp. 1-19.

⑤ A. Finkelstein, et al., “The Oregon Health Insurance Experiment: Evidence from the First Year,” *The Quarterly Journal of Economics*, Vol. 127, No. 3, 2012, pp. 1057-1106; Y. Vasoontara, et al., “Has Universal Health Insurance Reduced Socioeconomic Inequalities in Urban and Rural Health Service Use in Thailand?”, Health and Place, Vol. 16, No. 5, 2010, pp. 1030-1037；姚瑶等：《医疗保险、户籍制度与医疗服务利用——基于 CHARLS 数据的实证分析》，《保险研究》2014 年第 6 期。

年人更易获得更好的卫生保健服务，而报销比例的提高又能够进一步促进老年健康；[①] 对于未成年人，新农合改善了参保人的整体健康状况，但是加剧了不同收入未成年人群体间的健康不平等，且随着时间推移影响程度在上升；[②] 对于农村居民，新农合显著提高了高收入农民（而非中低收入者）的健康水平，从而加剧了农村居民健康的不平等；[③] 对于劳动力人口，医疗负担越大，个体健康状况越差，医疗可及性差异是造成健康不平等的重要原因，医疗保险通过减轻个体的医疗负担改善人口健康状况的作用机制确实存在；[④] 对于流动人口，医疗保险能够显著提高不同流动人口群体患病就诊、住院等医疗服务利用的概率，[⑤] 提高群体医疗服务利用水平，从而缩小与其他群体之间的差距。

参保类型方面，已有研究关注到参保类型不同带来的保障水平差异对卫生服务利用和健康不平等的影响。邹红、刘亚平研究发现，与其他类型基本医疗保险相比，新农合的健康绩效最弱，而且间接降低了农村老年人医疗服务需求，增加了医疗服务利用成本及健康风险。[⑥] 汪连杰、刘昌平的实证研究结果表明，城乡居民医保整合使农村老年人健康不平等程度降低了 2.1%，且在 10%及以上统计水平上显著，消除健康不平等的研究结论具有稳健性。说明城乡居民医保整合有助于提升农村老年人身心健康水平。其他研究同样表明，城乡居民医保缓解了城乡居

① 许玲丽、龚关、周亚虹：《老年居民健康波动、医疗支出风险与医疗保险风险分担》，《财经研究》2012 年第 10 期。

② 彭晓博、王天宇：《社会医疗保险缓解了未成年人健康不平等吗》，《中国工业经济》2017 年第 12 期。

③ 李湘君、王中华、林振平：《新型农村合作医疗对农民就医行为及健康的影响——基于不同收入层次的分析》，《世界经济文汇》2012 年第 3 期。

④ 何文、申曙光：《城乡居民医保一体化政策缓解了健康不平等吗？——来自中国地级市准自然实验的经验证据》，《中国农村观察》2021 年第 3 期。

⑤ L. Pan, et al., "Unmet Healthcare Needs and Their Determining Factors among Unwell Migrants: A Comparative Study in Shanghai," *International Journal of Environmental Research and Public Health*, Vol. 19, No. 9, 2022, p. 5499；卢小君：《医疗保险对流动老年人医疗服务利用的影响——基于倾向得分匹配方法的反事实估计》，《中国卫生事业管理》2019 年第 9 期。

⑥ 汪连杰、刘昌平：《城乡居民医保整合、农村老年人健康及其健康不平等研究》，《社会保障研究》2022 年第 3 期；邹红、刘亚平：《异质性医疗保险、自费医疗支出与中老年人健康水平》，《财经科学》2016 年第 6 期。

民医疗服务利用和健康不平等，促进了城乡公平。[①] 但关注不同收入人群的研究会得到不同的结论，城乡居民医保扩大了不同收入个体的医疗负担差距，从而提高了与收入相关的健康不平等；参加城镇职工基本医疗保险大大提高了农民工的医疗服务利用率，但新农合收效甚微；[②] 农民工在城市患病后，其在户籍地参加的新型农村合作医疗制度保障作用非常有限，而农民工参加城镇医疗保险体系，可以有效减轻其医疗负担。[③] 周云波等研究发现参加城镇职工、城乡居民显著改善了农民工的相对不平等，而新农合反而扩大了农民工的相对不平等。[④] 医保收益公平性方面，城镇职工医疗保险和城乡居民医疗保险好于新农合。[⑤]

参保地点方面，涉及参保地点的相关研究提示参保地点是导致流动人口卫生服务利用和健康不平等的重要因素。与在户籍地或其他地方参保相比，流入地参保的流动人口患病后就诊的概率更高，如赵欣等和郭静等研究发现流入地参保能够显著提高流动人口患病或生小病后的就诊概率；[⑥] 刘胜兰等研究发现流入地参保降低了流动人口患病后未就诊概率；[⑦] Han Junqiang 等、Yao Qiang 等和孟颖颖等发现这种影响在乡—城流动人口、跨省流动人口和参加城镇职工的流动人口中效

---

① 马超、宋泽、顾海：《医保统筹对医疗服务公平利用的政策效果研究》，《中国人口科学》2016 年第 1 期；郑超、王新军、孙强：《城乡医保统筹政策、居民健康及其健康不平等研究》，《南开经济研究》2021 年第 4 期。

② F. Zhang, X. Shi and Y. Zhou, "The Impact of Health Insurance on Healthcare Utilization by Migrant Workers in China," *International Journal of Environmental Research and Public Health*, Vol. 17, No. 6, 2020, p. 1852.

③ 姜海珊：《流动人口的医疗保险与医疗服务利用状况研究——基于全国流动人口动态监测数据》，《调研世界》2016 年第 7 期。

④ 周云波、黄云：《基本医疗保险制度能否改善农民工的相对不平等》，《财经科学》2021 年第 10 期。

⑤ 金双华、于洁、田人合：《中国基本医疗保险制度促进受益公平吗？——基于中国家庭金融调查的实证分析》，《经济学（季刊）》2020 年第 4 期。

⑥ 赵欣、明迪尧、马文军：《中国中老年农民工门诊服务利用及费用影响因素》，《北京大学学报》（医学版）2015 年第 3 期；郭静等：《流动人口卫生服务利用及影响因素的多水平 logistic 回归模型分析》，《中国卫生经济》2015 年第 3 期。

⑦ 刘胜兰等：《流动人口健康状况及卫生服务利用的公平性研究》，《卫生经济研究》2018 年第 1 期。

果更明显。① 此外，研究显示参保地点与健康水平之间存在相关关系，但具体影响机制有待进一步研究。Meng 等对流动老人的研究发现，与户籍地参保人口相比，在流入地参加医疗保险有助于提高流动老年人健康水平，但存在逆向选择问题，即健康状况较差的老年人选择在流入地参保的概率更高。② 但邢怡青研究发现，参保地点与老年流动人口健康状况显著相关，与户籍地参保人口相比，在流入地参加医疗保险的老年流动人口的自评健康状况较差。③

同时，流动人口医疗保险保障水平存在显著的异质性。如参加医疗保险能显著减轻流动人口医疗费用负担。研究显示，医疗保险会增加医疗服务总费用，④ 但有效降低了流动人口的个人自付医疗费用和医疗费用自付比例；⑤ 在居住地参加医疗保险的流动人口卫生服务可及性更好，享受更广的医疗服务报销范围、更高的医疗费用报销水平以及更加便捷的医疗服务和医疗保险报销流程。⑥

---

① J. Han and Y. Meng, "Institutional Differences and Geographical Disparity: The Impact of Medical Insurance on the Equity of Health Services Utilization by the Floating Elderly Population—Evidence from China," *International Journal for Equity in Health*, Vol. 18, No. 1, 2019, p. 91; Q. Yao, C. Liu, J. Sun, "Inequality in Health Services for Internal Migrants in China: A National Cross-Sectional Study on the Role of Fund Location of Social Health Insurance," *International Journal of Environmental Research and Public Health*, Vol. 17, No. 17, 2020, p. 6327; 孟颖颖、韩俊强：《医疗保险制度对流动人口卫生服务利用的影响》，《中国人口科学》2019 年第 5 期。

② Y. Meng, J. Han and S. Qin, "The Impact of Health Insurance Policy on the Health of the Senior Floating Population-Evidence from China," *International Journal of Environmental Research and Public Health*, Vol. 15, No. 10, 2018, p. 2159.

③ 邢怡青：《社会支持对流动老人健康状况的影响研究——基于 2015 年流动人口动态监测数据》，《荆楚学刊》2019 年第 1 期。

④ 周蕾、朱照莉：《流动人口是否参加医疗保险对其医疗支出的影响研究》，《南京审计大学学报》2017 年第 4 期。

⑤ F. Zhang, X. Shi and Y. Zhou, "The Impact of Health Insurance on Healthcare Utilization by Migrant Workers in China," *International Journal of Environmental Research and Public Health*, Vol. 17, No. 6, 2020, p. 1852; X. Zhang and L. Zhang, "The Impact of Instant Reimbursement of Cross-Regional Medical Services on Hospitalization Costs Incurred by the Floating Population—Evidence from China," *Healthcare*, Vol. 10, No. 6, 2022, p. 1099.

⑥ X. Cai, F. Yang and Y. Bian, "Gap Analysis on Hospitalized Health Service Utilization in Floating Population Covered by Different Medical Insurances: Case Study from Jiangsu Province, China," *International Journal for Equity in Health*, Vol. 18, No. 1, 2019, p. 84; J. Gao, D. Chu and T. Ye, "Empirical Analysis of Beneficial Equality of the Basic Medical Insurance for Migrants in China," *Discrete Dynamics in Nature and Society*, Vol. 2021, 2021, pp. 1-11.

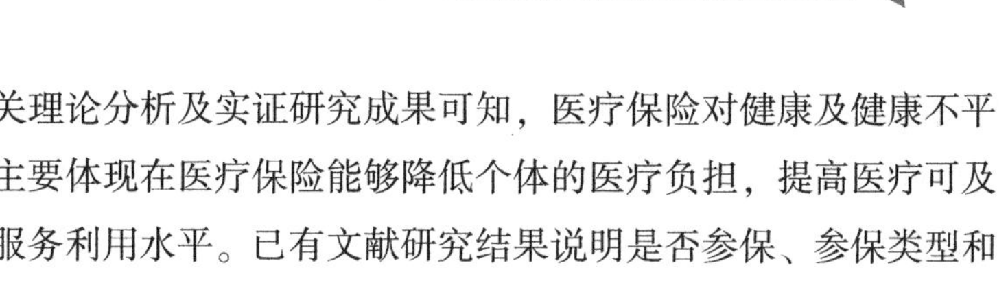

由相关理论分析及实证研究成果可知，医疗保险对健康及健康不平等的影响主要体现在医疗保险能够降低个体的医疗负担，提高医疗可及性和医疗服务利用水平。已有文献研究结果说明是否参保、参保类型和参保地点可以作为医疗保险视角下的分层变量，并较好地分析了医疗保险影响健康的中介渠道，为本书探讨医疗保险视角下流动人口健康不平等的形成机制提供了有益参考。

第五节　流动人口健康不平等测量框架与方法：医疗保险视角

本书通过基于文献研究和专家咨询的理论基础研究，形成医疗保险视角下流动人口健康不平等测量框架。首先，由健康、健康不平等概念界定推导出本书中医疗保险视角下流动人口健康不平等的具体内涵；其次，根据文化和行为理论、社会因果论解释健康不平等的形成原因，以健康公平测量框架为指导，确定医疗保险视角下流动人口健康不平等的决定因素及相互关系；再次，总结归纳，一方面梳理健康不平等测量指标、测量与分解方法，确定适宜本研究的因变量和统计方法，另一方面梳理健康不平等影响因素，确定本研究的自变量和控制变量；最后，形成测量框架。

一　测量框架

本书的理论基础为行为和文化理论、社会因果关系和健康公平测量框架。其中，行为和文化理论指出了影响个体健康的决定因素，社会因果论强调社会经济因素差异及其对健康不平等的影响，并在此基础上提出了健康不平等的形成机制，健康公平测量框架综合代表性健康决定因素和卫生服务利用影响因素理论模型，揭示了宏观层面的社会分层和微观层面的生物特征、物质条件、需求因素对健康不平等的影响及其相互之间的关系。同时，实证研究证明是否参保、参保类型和参保地点对健康促进资源利用和健康结果的影响存在差异，代表了参保特征流动人口的社会分层标准，亦即宏观层面的社会分层，微观层面各维度影响因素可操作化为性别、年龄、婚姻状况、收入、教育、职业、户籍、居住地区等，并且强调了流动方向和流动范围对流动人口健康不平等的重要影响。因此，本书基于理论基础研究和实证研究基础，提出如图3-3 所示医疗保险分层视角下流动人口健康不平等的测量框架。

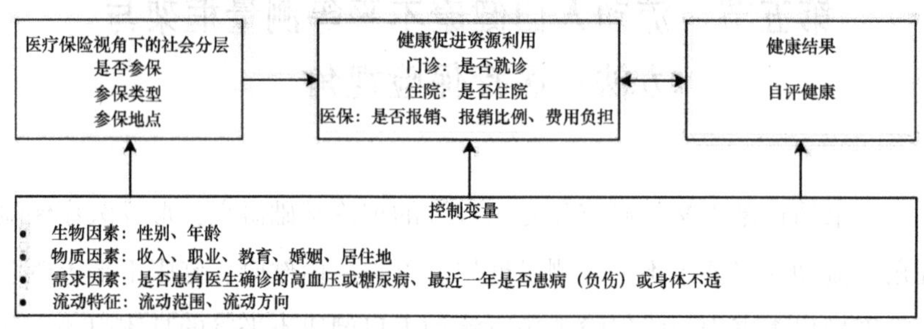

图 3-3　医疗保险视角下流动人口健康不平等测量框架

二　变量选取

（一）因变量

本书的研究目的是分析不同参保特征流动人口内部医疗卫生服务利用、医保服务利用和医疗保险保障水平的分布差异，以及作为最终目标的健康结果分布差异，即是否参保、参保类型、参保地点对流动人口健康促进资源利用与健康结果的影响。因此，本书分别从医疗卫生服务利用、医保服务利用和保障水平、健康结果三个维度选取代表性指标为因变量。

1. 医疗卫生服务利用。

以“是否就诊”为代表性指标，反映流动人口门诊服务利用情况。该变量取自 2017 年 CMDS 问卷“Q411 最近一次患病（负伤）或身体不适时，您首先去哪里看的病/伤”，将“本地社区卫生站（中心/街道卫生院）”“本地个体诊所”“本地综合/专科医院”赋值为“1 = 是”，

“本地药店”“在老家治疗”“本地和老家以外的其他地方”“哪也没去，没治疗”赋值为“0=否”。

以“是否住院”为代表性指标，反映流动人口住院服务利用情况。该变量取自2018年CMDS问卷“Q308 最近一年，您本人是否住过院”，将“是”赋值为“1”，“否”赋值为“0”。

2. 医疗保险服务利用和保障水平。

以“是否报销”为代表性指标，反映流动人口住院费用报销情况。该变量取自2018年CMDS问卷“Q310 住院费用报销情况”，将“是”赋值为“1”，“否”赋值为“0”。

以流动人口最近一次住院的“总费用”、“自付费用”和“报销比例”为代表性指标，反映流动人口医疗保险保障水平。其中，“总费用”和“自付费用”取自2018年CMDS问卷“您本次住院医药费用总共花费多少？其中您/您家支付了多少？（不包括报销及个人医疗账户支出的部分）”，“报销比例”通过总费用和自付费用数据计算而来。

3. 健康结果。

以“自评健康”为代表性指标，反映流动人口健康状况。该变量来自2017、2018年CMDS问卷中“您的健康状况如何？”，将“不健康，但生活能自理”和“生活不能自理”赋值为“1=不健康”，“基本健康”赋值为“2”，“健康”赋值为“3”。

（二）自变量

本研究以“是否参保”“参保类型”“参保地点”为代表性指标，描述流动人口参保特征。变量通过2017、2018年CMDS问卷“您目前参加下列何种社会保险？1. 是否参保；2. 在何处参保”获得。在“是否参保”中，将各项基本医疗保险项目均未参加赋值为“0=否”，参加任意一项赋值为“1=是”；在“参保类型”中，将“城乡居民基本医疗保险、新型农村合作医疗、城镇居民基本医疗保险”合并为一项，赋值为“0”（以下简称“城乡居民”），“城镇职工医疗保险赋值”为“1”（以下简称“城镇职工”）；在“参保地点”中，将本地参保赋值为"1"，户籍地、其他地方参保赋值为"0"。同时，产生交互项（参保类型×参保地点），作为本研究的自变量。

（三）控制变量

根据健康公平测量框架，从生物特征（Biology）、物质条件（Material Circumstances）、需求因素（Need）三个维度选取代表性指标作为控制变量，同时，考虑流动人口特有的"流动"属性，将流动特征纳入控制变量。其中，生物特征纳入性别、年龄；物质条件纳入家庭人均月收入（省内五等分）、受教育程度、婚姻状况、是否就业、居住地区；需求因素纳入是否患有医生确诊的高血压或糖尿病、最近一年是否患病（负伤）或身体不适，当因变量为"是否就诊"和"是否住院"时同时纳入自评健康；流动特征纳入流动范围、流动方向。变量赋值详见表 3-5。

三 统计方法

（一）集中指数及其分解

Wagstaff 等认为，关于健康不平等的测量方法必须能够反映健康不平等的经济特征，且对社会经济变化敏感。[①] 因此，集中指数成为有关健康不平等的研究文献最常采用的方法，受到了国内外学者的青睐。本书选取集中指数及其分解方法测量医疗保险视角下流动人口健康不平等。集中指数计算见公式（1）。

$$CI=\frac{2}{\mu}\text{cov}\ (y_i,\ R_i) \tag{1}$$

其中，CI 代表集中指数，y_i 是所研究的医疗卫生服务利用、医保服务利用和保障水平、健康结果三个维度的测量指标，即因变量，μ 为 y_i 的均值，R_i 表示第 i 个样本在社会经济等级分布中的排序。收入是最常用的社会经济指标，且数据具有可得性，因此本书以家庭人均月收入

① A. Wagstaff, P. Paci and V. D. Eddy, "On the Measurement of Inequalities in Health," *Social Science & Medicine*, Vol. 33, No. 5, 1991, pp. 545-557.

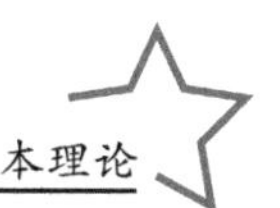

进行排序，计算流动人口与社会经济地位相关的广义健康不平等集中指数。本书使用的因变量和收入变量均为正向赋值，因此 $CI>0$ 表示存在“亲富人”的健康不平等，$CI<0$ 表示存在“亲穷人”的健康不平等，$CI=0$ 表示不存在健康不平等。

为了分析医疗保险视角下流动人口健康不平等的影响因素及其影响程度，本书进一步对集中指数进行分解。Wagstaff 等将与健康相关的集中指数表示为各种影响因素的贡献之和以及未解释的残余成分。[①] 集中指数分解的基本原理是将与社会经济地位相关的健康不平等分解为各影响因素的弹性和各影响因素不平等程度两个部分。

首先，构建一个回归模型将因变量 y_i 与影响因素联系起来，如公式（2）所示。

$$y_i = \alpha + \sum_j \beta_j x_j + \sum_k \beta_k x_k + \varepsilon \tag{2}$$

其中，x_j 为不可避免的影响因素，如生物特征；x_k 为可避免的影响因素，如参保特征和其他控制变量，β_j 和 β_k 为各变量的系数，ε 是残差项。

因此，对于 y_i 的集中指数被改写为：

$$CI = \sum_j \frac{\beta_j \overline{x_j}}{\mu} CI_j + \sum_k \frac{\beta_k \overline{x_k}}{\mu} CI_k + \frac{GC_\varepsilon}{\mu} \tag{3}$$

其中，CI_j、CI_k 分别为 x_j、x_k 的集中指数，$\overline{x_j}$、$\overline{x_k}$ 分别为 x_j、x_k 的均值，GC_ε 是残差项的广义集中指数，CI、μ、β_j 和 β_k 含义同公式（1）、（2）。$\sum_j \frac{\beta_j \overline{x_j}}{\mu} CI_j$ 和 $\sum_k \frac{\beta_k \overline{x_k}}{\mu} CI_k$ 表示 x_j、x_k 的集中指数的加权和，由各因素的弹性系数和集中指数两部分构成：$\frac{\beta_j \overline{x_j}}{\mu}$、$\frac{\beta_k \overline{x_k}}{\mu}$ 是 x_j、x_k 的弹性系数，意思是 x_j、x_k 的集中指数 CI_j、CI_k 每变动百分之一导致的 CI

① A. Wagstaff, V. D. Eddy and W. Naoko, “On Decomposing the Causes of Health Sector Inequalities with an Application to Malnutrition Inequalities in Vietnam,” *Journal of Econometrics*, Vol. 112, No. 1, 2003, pp. 207-223.

的变化量，反映各影响因素对于 y_i 的直接影响；CI_j、CI_k 意思是各影响因素以社会经济指标排序的不平等程度，反映社会经济因素通过 x_j、x_k 对健康不平等产生的间接影响。$\frac{GC_{\varepsilon}}{\mu}$表示不能用不同社会经济地位群体间的系统差异解释的部分，即回归方程无法解释的部分。

在此基础上，通过 CI 减去不可避免因素 x_j 的集中指数的加权和，得到对于 y_i 的水平不平等集中指数（HI），计算过程如公式（4）所示。

$$HI = CI - \frac{\beta_j \overline{x_j}}{\mu} CI_j \tag{4}$$

其中，HI 为水平不平等集中指数，可反映在相同不可避免条件下群体中 y_i 的分布差异。公式中其他部分含义同公式（1）、（2）、（3）。

（二）广义结构方程模型

由健康不平等理论解释和测量框架可知，参保特征直接影响个体健康促进资源利用，并且通过直接影响健康结果和通过健康促进资源利用间接影响健康结果两种路径影响个体健康结果，生物特征、需求因素、物质条件和流动特征对健康促进资源利用和健康结果均有直接影响。因此，本书构建如图 3-4 所示路径分析图，利用广义结构方程模型（GSEM）分析参保特征对流动人口健康不平等的直接效应和间接效应。由于本书使用的自变量和控制变量均为客观观测变量，因此路径分析图中不包含潜变量。

结构方程模型能够对具有多个内生变量的复杂关系进行建模，而且能够分析多个内生变量之间的关系，容许外生变量存在测量误差，并且能够估计模型的整体拟合效果。不含潜变量的结构方程模型如公式（5）所示。

$$\eta = B\eta + \Gamma\zeta + \zeta \tag{5}$$

其中，η 为内生变量向量，B 为内生变量的系数矩阵，ζ 为外生变量向量，Γ 为内生变量的系数矩阵，ζ 为残差向量。

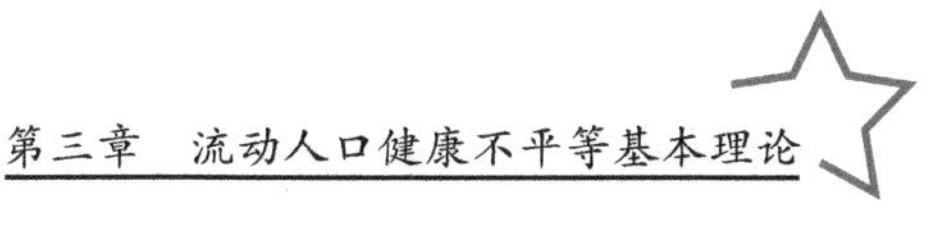

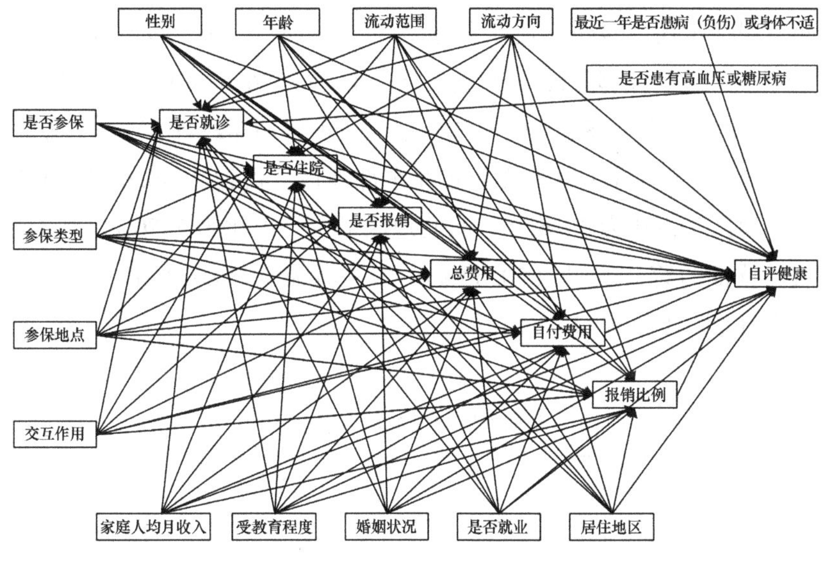

图 3-4　基于 GSEM 的路径分析图

然而，结构方程模型假设所有内生变量均为连续变量，即使变量本身是哑变量或者次序变量，这将导致模型的估计结果产生偏倚。① 广义结构方程模型结合了广义线性模型和结构方程模型，模型中可包括哑变量、次序变量等不同类型的内生变量。因此，本书基于广义结构方程模型构建路径分析图对医疗保险视角下流动人口健康不平等的生成路径进行分析。

四　样本基本情况

2017、2018 年 CMDS 纳入样本的基本情况如表 3-5 所示，调查对象参保率为 92.42%，参保流动人口中主要参保类型为城乡居民（80.29%），参保地点集中在户籍地或其他地方（74.91%），在本地参

① L. Zhang and J. Zhang, "Perception of Small Tourism Enterprises in Lao PDR Regarding Social Sustainability under the Influence of Social Network," *Tourism Management*, Vol. 69, 2018, pp. 109-120.

加城镇职工的比例为16.81%。约三分之一（32.44%）的样本在过去一年有患病负伤或身体不适。研究样本中，男性（51.33%）略多于女性（48.67%），大部分样本年龄为15—44岁（76.67%），接受过初中或以上的教育（82.48%），已婚或同居（82.41%），就业中（82.05%）。样本居住地主要分布在东部地区，占比为40.62%，其次是西部地区，占比为33.62%，东北地区最少，占比为7.70%。样本主要流动特征为跨省流动（50.60%）、乡—城流动（80.29%）、流入本地6个月及以上（91.17%）。

表3-5 变量赋值与样本基本情况

变量	赋值	2017		2018		小计	
		n	%	n	%	n	%
参保特征							
是否参保	0=否	12867	8.17	8030	6.80	20897	7.58
	1=是	144717	91.83	110074	93.20	254791	92.42
参保类型	0=城乡居民	118123	81.62	86451	78.54	204574	80.29
	1=城镇职工	26594	18.38	23623	21.46	50217	19.71
参保地点	0=非本地	110420	76.30	80437	73.08	190857	74.91
	1=本地	34297	23.70	29637	26.92	63934	25.09
交互作用	0	121997	84.30	89969	81.74	211966	83.19
	1	22720	15.70	20105	18.26	42825	16.81
生物特征							
性别	0=女	76703	48.67	57482	48.67	134185	48.67
	1=男	80881	51.33	60622	51.33	141503	51.33
年龄（岁）	1=15-44	122032	77.44	89348	75.65	211380	76.67
	2=45-64	32923	20.89	26597	22.52	59520	21.59
	3=65及以上	2629	1.67	2159	1.83	4788	1.74
物质条件							

续表

变量	赋值	2017		2018		小计	
		n	%	n	%	n	%
家庭人均月收入	1＝最低组	35774	22.70	27054	22.91	62828	22.79
	2＝较低组	33925	21.53	23891	20.23	57816	20.97
	3＝中等组	30370	19.27	24316	20.59	54686	19.84
	4＝较高组	29907	18.98	22321	18.90	52228	18.94
	5＝最高组	27608	17.52	20522	17.38	48130	17.46
受教育程度	1＝小学及以下	27974	17.75	20342	17.22	48316	17.53
	2＝初中	69836	44.32	50913	43.11	120749	43.80
	3＝高中及以上	59774	37.93	46849	39.67	106623	38.68
婚姻状况	1＝单身	23227	14.74	17458	14.78	40685	14.76
	2＝结婚/同居	129862	82.41	97331	82.41	227193	82.41
	3＝离婚/丧偶	4495	2.85	3315	2.81	7810	2.83
是否就业	0＝否	28799	18.28	20682	17.51	49481	17.95
	1＝是	128785	81.72	97422	82.49	226207	82.05
居住地区	1＝东部地区	61836	39.24	50156	42.47	111992	40.62
	2＝中部地区	27598	17.51	22170	18.77	49768	18.05
	3＝西部地区	55623	35.30	37076	31.39	92699	33.62
	4＝东北地区	12527	7.95	8702	7.37	21229	7.70
需求因素							
最近一年是否有患病（负伤）或身体不适	0＝否	81354	51.63	104908	88.83	186262	67.56
	1＝是	76230	48.37	13196	11.17	89426	32.44
是否患有医生确诊的高血压或糖尿病	0＝否	148961	94.53	—	—	—	—
	1＝是	8623	5.47	—	—	—	—
流动特征							
流动范围	1＝市内跨县	28646	18.18	19448	16.47	48094	17.45
	2＝省内跨市	52433	33.27	35664	30.20	88097	31.96
	3＝跨省	76505	48.55	62992	53.34	139497	50.60
流动方向	0＝乡—城	123165	78.16	98181	83.13	221346	80.29
	1＝城—城	34419	21.84	19923	16.87	54342	19.71

续表

变量	赋值	2017		2018		小计	
		n	%	n	%	n	%
流动时间	0=〔1，6个月〕	14354	9.11	9995	8.46	24349	8.83
	1=6个月及以上	143230	90.89	108109	91.54	251339	91.17
合计		157584	100.00	118104	100.00	275688	100.00

此外，本书在健康不平等测量过程中，同时还通过多元回归等统计学方法对相关医疗卫生服务利用、医疗保险利用以及健康不平等路径等进行了重点案例研究，进一步补充和验证流动人口健康不平等结论，证明结论的稳健性，具体方法和样本情况见本书其他章节。

第六节　本章小结

本章通过文献研究系统梳理并界定了医疗保险视角下健康不平等的内涵，介绍了解释和测量健康不平等的经典理论模型，梳理了健康不平等研究常用的测量指标、测量方法和分解方法，确定了医疗保险分层变量，即是否参保、参保类型、参保地点，构建了医疗保险视角下流动人口健康不平等分析框架。

本书在医疗保险分层视角下探讨的是流动人口内部与社会经济地位相关的广义健康不平等，即与收入相关的（包括医疗卫生服务利用、医保服务利用和健康结果在内的）、可以避免的群体间分布差异。基于本书的理论框架，进一步明确了本书的具体方法路径：（1）医疗保险分层视角下，通过集中指数度量流动人口内部广义健康不平等，分别计算流动人口内部门诊服务、住院服务、医保服务、住院总费用、住院自付费用、住院实际报销比例和自评健康方面的不平等程度；（2）通过集中指数分解测算医疗保险因素对流动人口内部广义不平等的影响及影响大小，分别计算医疗保险因素对流动人口内部门诊服务、住院服务、医保服务、住院总费用、住院自付费用、住院实际报销比例和自评健康集中指数的贡献度；（3）通过广义结构方程模型分析医疗保险因素对流动人口内部门诊服务、住院服务、医保服务、住院总费用、住院自付费用、住院实际报销比例的直接效应，对自评健康的直接效应和间接效应，刻画医疗保险因素对流动人口内部广义健康不平等的作用路径。同时，运用多元回归等统计学方法，通过重点案例研究进一步补充和验证健康不平等指数的结果。

第四章 流动人口卫生服务利用

第一节 基本情况概述

一 研究背景

“流动人口”是指在中国户籍地（也称“户口”）以外的地方居住的人。① 中国户籍制度早在战国时代已经初具雏形，现代的户口制度创建于20世纪50年代末，与一个人出生的地方相一致。② 在早期（20世纪50—80年代），作为计划经济下资源分配特别是维持城乡二元（城市和农村）社会福利体系的重要措施，它的设计目的是限制人口流动。③ 例如，农村居民被分配到当地的农田上，不允许在城市中工作。

① B. Peng and L. Ling, “Association between Rural-to-Urban Migrants' Social Medical Insurance, Social Integration and Their Medical Return in China: A Nationally Representative Cross-Sectional Data Analysis,” *BMC Public Health*, Vol. 19, 2019.

② F. Cai, “Hukou System Reform and Unification of Rural-Urban Social Welfare,” *China & World Economy*, Vol. 19, No. 3, 2011, pp. 33-48; Y. Song, “What Should Economists Know about the Current Chinese Hukou System?”, *China Economic Review*, Vol. 29, 2014, pp. 200-212.

③ C. Jan, X. Zhou and R. S. Stafford, “Improving the Health and Well-Being of Children of Migrant Workers,” *Bulletin of the World Health Organization*, Vol. 95, No. 12, 2017, pp. 850-852; C. Shao, et al., “Income-Related Health Inequality of Migrant Workers in China and Its Decomposition: An Analysis Based on the 2012 China Labor-Force Dynamics Survey data,” *Journal of the Chinese Medical Association*, Vol. 79, No. 10, 2016, pp. 531-537.

与此同时，公共和社会服务，如就业机会、住房津贴、教育机会、医疗保健服务、社会保险和其他福利总是与地方政府管理的户口有关。搬到一个没有户口的地方就意味着无法享受前文所述的各种权利。

自 1978 年中国实施改革开放以来，中国户口制度不断演变，以适应日益增长的城市劳动力需求。中国政府对国内人口流动的态度已从“限制”转向“鼓励和帮扶”。[①] 没有了户口的限制，大量的农村劳动力被释放出来，他们开始在户口地以外的地区寻找工作。工业化的快速推进，东部沿海地区吸引了大规模的人口流动。中国流动人口从 20 世纪 80 年代的约 600 万增加到 2017 年的 2.44 亿，约占总人口的 18%。而第七次全国人口普查显示，中国流动人口规模已经达到 3.76 亿，约占全国总人口的 1/4。[②] 大多数流动人口的工作岗位是当地人无法填补的，他们为中国过去几十年的经济发展做出了巨大贡献。[③] 然而，户口仍继续阻止流动人口充分享受中国经济和社会发展的成果。一方面，户口和福利制度之间的根本联系仍然存在。中国各地区经济发展的巨大差距伴随着健康和社会福利的不平等。[④] 较发达的地区通常会为流动人口建立独立的社会福利制度，但无法与当地户口持有人享受的福利制度相匹配。另一方面，流动人口很难改变户口，除非他们获得了高等教育和

---

① Y. Ji, et al., “Smoking and Its Determinants in Chinese Internal Migrants: Nationally Representative Cross-Sectional Data Analyses,” *Nicotine & Tobacco Research*, Vol. 18, No. 8, 2016, pp. 1719-1726; L. Zheng, et al., “Comparing the Needs and Utilization of Health Services between Urban Residents and Rural-to-Urban Migrants in China from 2012 to 2016,” *BMC Health Services Research*, Vol. 18, No. 1, 2018.

② Y. Meng, J. Han and S. Qin, “The Impact of Health Insurance Policy on the Health of the Senior Floating Population-Evidence from China,” *International Journal of Environmental Research and Public Health*, Vol. 15, No. 10, 2018, p. 2159; 国家统计局：《第七次全国人口普查公报（第七号）——城乡人口和流动人口情况》，http://www.stats.gov.cn/ztjc/zdtjgz/zgrkpc/dqcrkpc/ggl/202105/t20210519_1817700.html，2022/1/23。

③ Y. Zheng, et al., “The Prevalence of Smoking, Second-Hand Smoke Exposure, and Knowledge of the Health Hazards of Smoking among Internal Migrants in 12 Provinces in China: A Cross-Sectional Analysis,” *BMC Public Health*, Vol. 18, No. 1, 2018.

④ S. Baeten, T. Van Ourti and E. van Doorslaer, “Rising Inequalities in Income and Health in China: Who is Left behind?”, *Journal of Health Economics*, Vol. 32, No. 6, 2013, pp. 1214-1229.

专业技能。事实上，大多数流动人口是从农村转移到城市，他们的受教育水平低，从事工作环境差的劳动密集型工作，生活在较差的住房条件下。① 这些流动人口所面临的高健康风险可能因其缺乏卫生健康知识和无法享受当地福利制度而进一步加剧。已有的研究表明，流动人口患职业病、传染病、性健康问题、孕产妇健康问题和心理问题的风险都很高。此外，与当地同行相比，他们更有可能放弃所需的卫生服务，从而导致更多的健康损失和更糟糕的健康状况。②

与其他社会福利制度类似，中国建立了以户口和工作单位为基础的社会医疗保险制度，包括城镇职工基本医疗保险（Basic Medical Insurance for Urban Employees，BMIUE）、城镇居民基本医疗保险（Basic Medical Insurance for Urban Residents，BMIUR）和新型农村合作医疗（Rural New Cooperative Medical Scheme，RNCMS）三种制度。③ BMIUE 由雇主和雇员共同出资，而另外两项则由地方政府提供大量补贴（包括中央政府的财政转移）。在每种制度下，市级或县级政府管理着医保基金。这些保险政策存在很大的差异。即使在一个地区内，城乡差距也很大。中国存在成百上千个医保基金池（统筹区），缺乏协调和统一的政策，这给基金转移和跨基金结算带来了巨大的障碍。为了维持财务的可持续性，这些基金对成员福利施加了各种限制，如限制对卫生服务提供者的选择（附有合同），并有起付线、报销比例和封顶线等要

① 郑韵婷等：《流动人口健康知识现状及主观需求情况》，《中国健康教育》2017 年第 6 期。

② 牛建林等：《城市外来务工人员的工作和居住环境及其健康效应——以深圳为例》，《人口研究》2011 年第 3 期；和红等：《健康移民效应的实证研究——青年流动人口健康状况的变化趋势及影响因素》，《中国卫生政策研究》2018 年第 2 期；X. Zhang，et al.，"Status and Determinants of Health Services Utilization among Elderly Migrants in China，" *Global Health Research and Policy*，Vol. 3，No. 1，2018.

③ W. C. Yip，et al.，"Early Appraisal of China's Huge and Complex Health-Care Reforms，" *The Lancet*，Vol. 379，No. 9818，2012，pp. 833 – 842；Y. Huang and F. Guo，"Welfare Programme Participation and the Wellbeing of Non-Local Rural Migrants in Metropolitan China：A Social Exclusion Perspective，" *Social Indicators Research*，Vol. 132，No. 1，2017，pp. 63 – 85；Q. Meng，et al.，"Consolidating the Social Health Insurance Schemes in China：Towards An Equitable and Efficient Health System，" *The Lancet*，Vol. 386，No. 10002，2015，pp. 1484–1492.

求。例如，每个基金都与当地的医疗服务提供者签订了合同（即“定点医疗机构”），需要转诊才能获得由非合同提供者（定点医疗机构）提供服务并获得报销。① 即使有转诊，在基金规定地区以外获得医疗服务的补偿水平总是低于参保地，同时，需要烦琐的文件工作才能获得医疗保险的报销。② 这使医疗保险或医保基金在不同统筹地区之间转移接续变得极其困难，甚至难以实现。与此同时，本地定点医疗机构以外的医疗机构提供的服务通常需要支付更高的自费金额，危及流动人口获得医疗服务的可及性。

尽管中国绝大多数民众已经参加了社会医疗保险，但医疗保险覆盖和权益不平等仍然是一个亟待解决的政策问题。研究显示，约有 10% 的流动人口由于系统的复杂性而未能参加社会医疗保险计划，这使他们面临高度的健康风险。③ 与拥有社会医疗保险的人相比，没有社会医疗保险的流动人口通常对医疗服务和预防保健的使用水平较低。④ 一些流动人口被 BMIUE 覆盖，这使他们比 BMIUR 和 RNCMS 所覆盖的人口享受更高的权益水平，并使用更多的医疗保健服务。⑤ 流动人口对医疗保健服务的使用受到保险基金所在地的影响。实证证据显示，在居住地之

---

① 周钦、刘国恩：《医保受益性的户籍差异——基于本地户籍人口和流动人口的研究》，《南开经济研究》2016 年第 1 期。

② X. Song, et al., “Health Service Utilisation of Rural-to-Urban Migrants in Guangzhou, China: Does Employment Status Matter?”, *Tropical Medicine & International Health*, Vol. 22, No. 1, 2017, pp. 82-91.

③ 范宪伟：《流动人口健康状况、问题及对策》，《宏观经济管理》2019 年第 4 期。

④ Z. Jing, et al., “Effect of Social Integration on the Establishment of Health Records among Elderly Migrants in China: A Nationwide Cross-Sectional Study,” *BMJ Open*, Vol. 9, No. 12, 2019, p. e34255；郭静等：《流动人口基本公共卫生服务可及性及影响因素分析》，《中国卫生政策研究》2016 年第 8 期；杜本峰、曹桂、许锋：《流动老年人健康状况及医疗服务利用影响因素分析》，《中国卫生政策研究》2018 年第 5 期；郭静等：《基于结构方程模型的流动老年人口就医行为影响因素研究》，《中国卫生政策研究》2019 年第 2 期。

⑤ X. Cai, F. Yang and Y. Bian, “Gap Analysis on Hospitalized Health Service Utilization in Floating Population Covered by Different Medical Insurances: Case Study from Jiangsu Province, China,” *International Journal for Equity in Health*, Vol. 18, No. 1, 2019, p. 84; W. Chen, et al., “Social Health Insurance Coverage and Financial Protection among Rural-to-Urban Internal Migrants in China: Evidence from a Nationally Representative Cross-Sectional Study,” *BMJ Global Health*, Vol. 2, No. 4, 2017, p. e477.

外参加社会医疗保险计划的流动人口，由于难以获得医保报销，往往会在获得必要的医疗服务时不得不因为经济考量而放弃就医。[①]

目前，中国政府制定了一系列政策来解决这些不平等的问题。其中包括使流动人口更好地获得当地卫生服务的举措。例如，BMIUR 和 RNCMS 已经在许多地方实现了合并，尽管 BMIUE 仍然是分离的。[②] 同时，鼓励保险基金提高资金管理效率，并允许流动人口进行医疗保险关系转移接续。[③] 流动人口可以选择在户口所在地以外的地方参加当地的社会医疗保险计划。尽管政府对这些新安排寄予了很高的期望，[④] 但早期的评估显示进展缓慢，许多流动人口发现很难利用这些新政策。[⑤] 据估计，2017 年超过 66%的流动人口在户口所在地保持了他们的社会医疗保险计划。政策不明、保险政策的分散、基金变更的高经济成本、感知的低需求、工作不稳定和高人口流动性都可能造成流动人口在居住地医疗保险方面的低参与率。[⑥] 因此，医疗费用直接结算成为基金所在地与医疗服务提供之间不匹配的一种妥协解决方案。异地就医直接结算从 2014 年开始，首先从市级扩展到省级，2016 年，它成为全国范围的安排。[⑦] 初步证据显示，直接结算系统确实提高了流动人口对医疗服务利用水平，然而，其具体效果仍不清楚。同时，现有文献中对包括是否参

---

① J. Han and Y. Meng, "Institutional Differences and Geographical Disparity: The Impact of Medical Insurance on the Equity of Health Services Utilization by the Floating Elderly Population—Evidence from China," *International Journal for Equity in Health*, Vol. 18, No. 1, 2019, p. 91.

② A. J. He and S. Wu, "Towards Universal Health Coverage via Social Health Insurance in China: Systemic Fragmentation, Reform Imperatives, and Policy Alternatives," *Applied Health Economics and Health Policy*, Vol. 15, No. 6, 2017, pp. 707-716.

③ G. G. Liu, S. A. Vortherms and X. Hong, "China's Health Reform Update," *Annual Review of Public Health*, Vol. 38, 2017, pp. 431-448.

④ 刘璐婵：《老年流动人口异地就医：行为特征、支持体系与制度保障》，《人口与社会》2019 年第 1 期。

⑤ 谢莉琴、陈庆锟、胡红濮：《我国基本医保制度异地就医相关问题研究进展及启示》，《中国医院管理》2018 年第 6 期。

⑥ 何其慧等：《公立医院视角下异地就医即时结算现状及建议》，《现代医院管理》2019 年第 2 期。

⑦ 何运臻、侯志远：《基本医疗保险异地结算政策对卫生服务利用的影响研究》，《中国卫生政策研究》2016 年第 5 期。

保、参保类型和参保地点等医疗保险安排如何影响流动人口卫生服务利用缺乏一致结论。对流动人口来说，受限于医疗保险的可携带性，是否在本地参保在很大程度上决定了他们寻求医疗卫生服务的能力和意愿。虽然大多数研究报告称，与未参加当地医疗保险计划的人相比，参加了当地医疗保险计划的流动人口使用医疗服务的水平更高，但这种影响的形成原因和作用机制尚不明晰。

二　研究目的

本书从医疗保险视角进一步厘清流动人口卫生服务利用不平等的内涵，通过全国性数据系统测量医疗保险导致的流动人口卫生服务利用不平等水平，并对其进行分解。除此之外，本章还重点利用 2017 年中国流动人口动态监测调查（China Migrants Dynamic Survey，CMDS）的数据，深入分析了参保地点对流动人口卫生服务利用的影响。同时，我们考虑到流动人口健康需要的特点，将流动人口的卫生服务利用分为医疗服务（疾病治疗）利用和公共卫生（预防保健）利用两个部分。本章重点分析全国异地就医直接结算背景下流动人口健康不平等的水平及影响因素。

三　研究数据

（一）数据来源

本书数据来自 2017、2018 年中国流动人口动态监测调查。CMDS 是国家卫生健康委员会自 2009 年以来每年开展的大型全国流动人口横断面问卷调查。调查的问题包括受访者及其家庭成员的人口特征和社会经济特征，以及他们的健康状况和卫生保健服务的使用情况。本书的合格参与者包括 15 周岁及以上，在其户口所在地（市区或农村县）以外居住超过一个月的流动人口，并代表其家庭完成问卷。

（二）抽样方法

2017、2018 年 CMDS 调查样本是基于全国流动人口信息系统进行抽取的，采用了多阶段分层概率比例抽样（Probabiliy Proportional to Size Sampling，PPS）策略来选择参与者。第一阶段，使用概率比例抽样方法从31个省（自治区、直辖市）的1290个县/区中选择了3150个城市街道/乡镇。随后，从参与的街道/乡镇中使用PPS方法选择了8500个居民社区/村庄。在第三阶段，从每个参与社区/村庄中随机抽取了20个流动人口家庭。每个家庭邀请一位（≥15岁）受访者完成问卷调查。2017年和2018年分别收到了169989份和152000份问卷，回收率为99%，经过数据清理，共筛选出有效样本共275688份，其中2017年157584份，2018年118104份。另外，在本章重点研究参保地点对流动人口卫生服务利用的影响时，主要利用2017年的数据，在排除没有社会医疗保险的受访者（13918，占8.2%）和有多个社会医疗保险计划的受访者（11115，占6.5%）以后，最终分析的数据样本为144956份，占受调查人数的85.3%。

（三）数据收集

问卷调查使用计算机辅助面访（CAPI）技术通过面对面访谈的方式进行。所有的访谈员都经过严格的筛选和培训，以确保他们按照标准协议进行调查。访谈员的资格通过一项考试来评估，该考试证明他们对问卷的正确理解和满足中国国家卫生健康委员会制定的数据收集标准的能力。访谈是在受访者的家庭中进行的。在访谈之前，每个参与者都获得了口头知情同意，无法联系到的被调查对象可以由具有相似年龄、性别、地点和居住状况特征的参与者代替。经过中国国家卫生健康委员会的协调，该调查建立了严格的数据验证流程。CAPI系统会识别出逻辑错误并反馈给访谈员。问卷完成后由每个街道/乡镇或区/县的质量保证人员进行检查。省级或国家级的调查监督员通过随机电话访谈或现场访问对回收的问卷进行额外的审计。

四　研究方法

（一）研究思路

在医疗保险视角下，遵循流动人口健康不平等测量框架，以2017、

2018年CMDS为数据源，运用集中指数法测算医疗保险视角下流动人口卫生服务利用不平等现状，运用集中指数分解法分析医疗保险视角下流动人口卫生服务利用不平等影响因素。同时，在重点研究参保地点对流动人口卫生服务利用的影响时，运用逻辑回归模型并通过比较调整后的优势比（AOR）和平均边际效应（AME）来反映医疗保险参保地点对流动人口公共卫生服务利用和医疗服务利用的影响。

（二）变量设计

需要指出的是，健康不平等指数测量的相关变量定义已经在本书第三章进行过详细阐述，本部分不再赘述。本部分主要重点阐述通过多元回归统计方法研究参保地点对流动人口卫生服务利用的影响的设计。主要采用了安德森模型和卫生服务利用的决定因素，指导统计模型的构建和指标及变量的选择。[①] 本书从医疗服务和预防保健两个方面测量流动人口的卫生服务利用行为（因变量），这符合中国政府健康政策的目标。[②] 根据安德森模型，健康行为由倾向特征因素（如年龄和性别）、使能资源因素（如收入和保险）和健康需要因素（如健康和疾病状况）决定。[③]

1. 因变量

本书计算了两个指标来衡量卫生服务利用情况。（1）健康档案建档情况——这是一个代理指标，用于衡量获得基本公共卫生服务的程度。受访者被问及是否在当地社区卫生中心建立了健康档案（1=是，0=否）。健康档案记录了社区居民的社会和健康状况，使社区卫生中心能够向建档居民提供基本公共卫生服务（如慢性病筛查和管理）。地方政府通过个人健康档案确定服务提供的优先领域，按人均分配资金来支

---

① H. K. Kim and M. Lee, "Factors Associated with Health Services Utilization between the Years 2010 and 2012 in Korea: Using Andersen's Behavioral Model," *Osong Public Health Res Perspect*, Vol. 7, No. 1, 2016, pp. 18-25.

② Y. Peng, et al., "Factors Associated with Health-Seeking Behavior among Migrant Workers in Beijing, China," *BMC Health Services Research*, Vol. 10, No. 1, 2010, p. 69.

③ Y. Li, et al., "The Impact of Predisposing, Enabling, and Need Factors in Utilization of Health Services among Rural Residents in Guangxi, China," *BMC Health Services Research*, Vol. 16, 2016.

持一系列面向人群的卫生保健服务。（2）患病后就医情况——这个指标反映了医疗服务的可获得性。数据分析仅限于报告在流入地居住期间患病的受访者（N=57664）。他们被问及“你上次感到不适或损伤时做了什么？”回答“就医”（不论是哪个医疗机构），则赋值为“1”。对于那些进行自我医疗或没有寻求医疗的，赋值为“0”。

2. 自变量和控制变量

本书的主要关注点是医疗保险对流动人口卫生服务使用的影响。医疗保险的参保地被选为衡量医疗保险保障情况的重要指标，并作为自变量。受访者被问及是否在流入地参加了基本医疗保险（1=是，0=否）。

控制变量根据安德森模型的分类选择，用于控制混杂效应。在本书中，性别、年龄和婚姻状况属于倾向特征因素的范畴，而受教育程度、就业状况、家庭收入和社会医疗保险类型被视为使能资源因素。自评健康状况、两周患病情况和慢性病情况被视为健康需要因素。受访者被要求报告他们的性别（男、女）、年龄（15—24 岁、25—34 岁、35—44 岁、45—54 岁、55 岁及以上）、婚姻状况（未婚/单身、已婚、离婚、丧偶）、受教育程度（文盲、小学、初中、高中、大学/大专）、就业状况（失业、在职）、家庭收入水平和医疗保险类型（城镇职工基本医疗保险、城镇居民基本医疗保险/新型农村合作医疗及其他）。他们还被要求评价自己的整体健康状况（好、一般、差），并报告过去两周内是否经历急性疾病（是或否）和经医生确诊的慢性病情况（高血压和糖尿病，是或否）。家庭收入水平按照被调查者所在省份进行五等分（<20%、20%—39%、40%—59%、60%—79%和≥80%）。

中国在社会和健康发展方面存在显著的地区差异，这样的背景特征在塑造卫生服务利用方面可能起到重要作用。因此，本书将流动人口的流入地作为第二层的控制变量（情景因素）加入研究中。流入地（县/区）作为一个指标，反映了研究参与者之间的背景差异。每个县/区都有其特殊的社会经济环境和保险政策，包括资金转移和医疗保险的可携带性的规定。同时，进一步将这些更具体的变量纳入数据分析中与县/

区变量进行交互分析。

（三）统计分析

多水平模型在分析聚集性的数据中被广泛使用。[①] 本书在对个人层面（固定效应）和县/区层面（随机效应）控制变量的变化进行调整后，建立二水平的逻辑回归模型，分析是否在流入地参加医疗保险对流动人口卫生服务利用的影响。

首先构建一个只有随机截距的空模型，以确定是否将县/区层面变量作为情景水平变量。空模型的组内相关系数（ICC）显示出统计学显著性，表明二水平层模型是适当的：[②] 健康档案建档率的 ICC 为 0.45，患病就诊的 ICC 为 0.10。最终建立的二水平逻辑回归模型如下。

$$\text{logit}(Y_{ij}) = (\beta_0 + \beta_{place}X_{place\_ij}) + \sum_{h=1}^{n}\beta_{control\_h}X_{control\_hij} + (u_{0\_j} + u_{place\_j}X_{place\_ij}) + \varepsilon_{0ij} \quad (1)$$

该模型估计了医疗保险参保地点的主要效应，其中 Y_{ij}表示个体层面上的卫生服务利用情况（i 表示每个受访者，j 表示每个县/区）。X_{place_ij}表示受访者 i 在县/区 j 中医疗保险参保地点。$X_{control_hij}$表示模型的控制变量，包括性别、年龄、受教育程度、婚姻状况、就业状况、家庭收入水平、医疗保险类型、自评健康状况、两周患病情况和慢性病情况。β_{place}和$\beta_{control_h}$分别表示医疗保险参保地点和控制变量对个体层面（第 1 层）上卫生服务使用的固定效应。u_{place_j}表示X_{place_ij}对县/区情景层次变量（第 2 层）卫生服务使用的随机效应。β_0是固定截距。u_{0_j}表示随机截距。ε_{0ij}是第 1 层的随机误差。

---

① C. Huang, et al., "Correlates of Unequal Access to Preventive Care in China: A Multilevel Analysis of National Data from the 2011 China Health and Nutrition Survey," *BMC Health Services Research*, Vol. 16, No. 1, 2016; K. Larsen and J. Merlo, "Appropriate Assessment of Neighborhood Effects on Individual Health: Integrating Random and Fixed Effects in Multilevel Logistic Regression," *Ameican Journal of Epidemiology*, Vol. 161, No. 1, 2005, pp. 81-88.

② Y. Wang, et al., "Multilevel Analysis of Individual, Organizational, and Regional Factors Associated with Patient Safety Culture: A Cross-Sectional Study of Maternal and Child Health Institutions in China," *Journal of Patient Safety*, Vol. 16, No. 4, 2020, pp. E284-E291.

然后，我们将医疗保险参保地点和医疗保险类型之间的交互效应添加到模型中，以进一步分析参保地点在不同类型医疗保险中的影响。我们还进行了亚组分析，比较了医疗保险对“乡—城”和“城—城”不同类型流动人口的影响。

本书通过基于抽样设计的 pweight 方法用于加权样本，使用稳健方法估计相应的方差—协方差矩阵（VCE）。① 使用调整后的优势比（AOR）和平均边际效应（AME）来展示医疗保险参保地点对卫生服务利用的影响。AOR 或 AME 值越高，表示效应越强。统计显著性水平设置为 0. 05。

第二节　流动人口卫生服务利用水平

医疗保险参保地点对医疗卫生服务利用研究的样本情况如表 4-1 所示，结果显示，超过一半的受访者（51. 65%）为男性，约有 6%的受访者年龄超过 55 岁，16. 47%拥有大学/大专学历，大多数受访者（83. 26%）在调查时已婚。虽然大多数受访者（82. 18%）有工作，但只有 18. 35%参加了 BMIUE。农村到城市的流动人口约占受访者的 80%。同时，约 24%的受访者在当地参加了社会医疗保险。

中国流动人口医疗服务利用水平如表 4-1 和表 4-2 所示，结果显示，中国不到 1/3 的流动人口（30. 28%）建立了健康档案。超过一半的流动人口（50. 77%）在感到不适或受伤时会去就医。最近一年报告患病负伤或身体不适的流动人口就诊率为 50. 43%，住院率为 27. 16%。

门诊服务利用方面，参保流动人口就诊率比未参保流动人口就诊率高 4. 13 个百分点，参加城镇职工的流动人口就诊率比参加城乡居民的流

① Y. Zhang, et al., “Health-Related Quality of Life and Its Influencing Factors for Patients with Hypertension: Evidence from the Urban and Rural Areas of Shaanxi Province, China,” *BMC Health Services Research*, Vol. 16, 2016.

表 4-1　　　　　**变量赋值与样本基本情况**

变量	变量描述	样本量		受访者数量（%）		受访者数量（%）		χ^2 值	p 值
		n	%	没有当地保险		有当地保险			
性别	男	74864	51. 65	57319	51. 85	17545	51. 00	7. 61	0. 01
	女	70092	48. 35	53233	48. 15	16859	49. 00		
年龄	15—24 岁	17952	12. 38	14103	12. 76	3849	11. 19	1400	<0. 001
	25—34 岁	54823	37. 82	39180	35. 44	15643	45. 47		
	35—44 岁	39393	27. 18	30247	27. 36	9146	26. 58		
	45—54 岁	24433	16. 86	20070	18. 15	4363	12. 68		
	55 岁及以上	8355	5. 76	6952	6. 29	1403	4. 08		
婚姻状况	未婚/单身	20340	14. 03	14458	13. 08	5882	17. 10	369. 67	<0. 001
	已婚	120687	83. 26	93030	84. 15	27657	80. 39		
	离婚	2591	1. 79	1969	1. 78	622	1. 81		
	丧偶	1338	0. 92	1095	0. 99	243	0. 71		
受教育程度	文盲	3994	2. 76	3500	3. 17	494	1. 44	18000	<0. 001
	小学	21460	14. 80	18601	16. 83	2859	8. 31		
	初中	64450	44. 46	54660	49. 44	9790	28. 46		
	高中	31178	21. 51	23268	21. 05	7910	22. 99		
	大学/大专	23874	16. 47	10523	9. 52	13351	38. 81		

续表

变量	变量描述	样本量		受访者数量（%）		受访者数量（%）		χ^2 值	p 值
		n	%	没有当地保险		有当地保险			
就业状况	失业	25837	17.82	21513	19.46	4324	12.57	850.73	<0.001
	在职	119119	82.18	89039	80.54	30080	87.43		
家庭收入水平	最低（<20%）	33249	22.94	27658	25.02	5591	16.25	3000	<0.001
	较低（20%—39%）	30504	21.04	24548	22.20	5956	17.31		
	中等（40%—59%）	27913	19.26	21406	19.36	6507	18.91		
	较高（60%—79%）	27771	19.16	20239	18.31	7532	21.89		
	最高（≥80%）	25519	17.60	16701	15.11	8818	25.63		
医疗保险类型	BMIUR/RNCMS*	118123	81.49	106546	96.38	11577	33.65	69000	<0.001
	BMIUE*	26594	18.35	3874	3.50	22720	66.04		
	其他	239	0.16	132	0.12	107	0.31		
自评健康状况	好	118780	81.94	89901	81.32	28879	83.94	136.8	<0.001
	一般	22123	15.26	17357	15.70	4766	13.85		
	差	4053	2.80	3294	2.98	759	2.21		
两周患病情况	否	135728	93.63	103482	93.60	32246	93.73	0.66	0.42
	是	9228	6.37	7070	6.40	2158	6.27		
慢性病情况	否	136874	94.42	104101	94.16	32773	95.26	59.71	<0.001
	是	8082	5.58	6451	5.84	1631	4.74		

续表

变量	变量描述	样本量		受访者数量（%）		受访者数量（%）		χ^2 值	p 值
		n	%	没有当地保险		有当地保险			
流动方向	农村到城市	114153	78.75	93233	84.33	20920	60.81	8700	<0.001
	城市到城市	30803	21.25	17319	15.67	13484	39.19		
拥有健康档案	否	91925	69.72	70635	71.39	21290	64.69	524.63	<0.001
	是	39933	30.28	28312	28.61	11621	35.31		
患病后就医	否	34634	49.23	25649	49.08	8985	49.66	1.83	0.18
	是	35722	50.77	26614	50.92	9108	50.34		
总计		144956	100	110552	100	34404	100		

注：＊BMIUR——城镇居民基本医疗保险；RNCMS——新型农村合作医疗；BMIUE——城镇职工基本医疗保险。

动人口就诊率低 2.36 个百分点，在本地参加城镇职工的流动人口就诊率比其他参保流动人口就诊率低 1.8 个百分点，且差异均具有统计学意义（P<0.001），但本地参保流动人口就诊率和非本地参保流动人口的就诊率无显著差异（P>0.05）。

住院服务利用方面，参保流动人口住院率比未参保流动人口住院率高 6.72 个百分点（P<0.001），本地参保流动人口住院率比非本地参保流动人口住院率高 1.85 个百分点（P<0.05），在本地参加城镇职工的流动人口住院率比其他参保流动人口住院率低 3.18 个百分点（P<0.01），差异均具有统计学意义（P<0.05），但不同参保类型的流动人口之间住院率无显著差异（P>0.05）。

表 4-2 **流动人口医疗服务利用水平**

参保特征		就诊率		住院率	
		n	%	n	%
流动人口					
是否参保	0=否	2791	46.63	194	20.91
	1=是	35650	50.76	3389	27.63
P		<0.001		<0.001	
参保流动人口					
参保类型	0=城乡居民	28486	51.25	2653	27.79
	1=城镇职工	7164	48.89	736	27.08
P		<0.001		0.465	
参保地点	0=非本地	26572	50.92	2422	27.13
	1=本地	9078	50.29	967	28.98
P		0.146		0.041	
交互作用	0	29429	51.08	2852	28.19
	1	6221	49.28	537	25.01
P		<0.001		0.003	
合计		38441	50.43	3583	27.16

第三节 流动人口卫生服务利用的不平等

一 卫生服务利用集中指数

流动人口医疗服务利用集中指数计算结果如表4-3所示，是否就诊和是否住院的集中指数分别为0.0881、0.1340，门诊服务、住院服务利用水平较高的流动人口均集中在社会经济地位较高的群体中，流动人口内部存在亲富人的医疗服务利用不平等。

门诊服务利用方面，未参保、参加城镇职工、非本地参保、在本地参加城镇职工的流动人口不平等程度相对更高，仅参保流动人口和本地参保流动人口的就诊集中指数小于全体流动人口的就诊集中指数。具体而言，参保流动人口的集中指数小于未参保的流动人口（差距为0.0098），参加城镇职工的流动人口集中指数大于参加城乡居民的流动人口（差距为0.0200），本地参保流动人口的集中指数小于非本地参保的流动人口（差距为0.0045），在本地参加城镇职工的流动人口的集中指数大于未在本地参加城镇职工的流动人口（差距为0.0204）。

住院服务利用方面，未参保、参加职工医保、非本地参保、非本地参加职工医保的流动人口不平等程度相对更高，仅参保流动人口和本地参保流动人口的住院集中指数小于全体流动人口的住院集中指数。具体而言，参保流动人口的集中指数小于未参保的流动人口（差距为0.0617），参加城镇职工的流动人口集中指数大于参加城乡居民的流动人口（差距为0.0045），本地参保流动人口的集中指数小于非本地参保的流动人口（差距为0.0473），在本地参加城镇职工的流动人口集中指数小于未在本地参加城镇职工的流动人口（差距为0.0076）。

表 4-3　　流动人口医疗服务利用集中指数

参保特征	是否就诊		是否住院	
	CI	SE	CI	SE
是否参保				
0=否	0.0971	0.0075	0.1911	0.0325
1=是	0.0873	0.0020	0.1294	0.0078
参保类型				
0=城乡居民	0.0900	0.0023	0.1400	0.0085
1=城镇职工	0.1100	0.0045	0.1445	0.0180
参保地点				
0=非本地	0.0912	0.0023	0.1420	0.0091
1=本地	0.0867	0.0040	0.0947	0.0150
交互作用				
0	0.0889	0.0022	0.1423	0.0083
1	0.1093	0.0048	0.1347	0.0215
合计	0.0881	0.0020	0.1340	0.0075

二　卫生服务利用回归系数

本书通过多元回归统计方法，进一步分析参保地点对流动人口卫生服务利用的不平等的影响，即是否在流入地参加基本医疗保险对流动人口公共卫生服务（拥有健康档案）和医疗服务（患病后就医）利用的影响。

（一）公共卫生服务利用

与非流入地参加基本医疗保险的流动人口（28.61%）相比，在流入地参加基本医疗保险流动人口（35.31%）更有可能拥有健康档案（$P<0.001$）。在控制其他变量后，在流入地参加基本医疗保险流动人口拥有健康档案的概率为非流入地参加基本医疗保险流动人口的 1.47 倍（AOR=1.47，95% CI=1.30%—1.65%），增加了 6.1 个百分点（AME=6.1%，95% CI=4.3%—7.8%）。农村到城市（AME=6.8%，95% CI=4.9%—8.6%）和城市到城市（AME=6.8%，95% CI=3.2%—10.4%）的流动人口之间的效应大小相似（如表 4-4 所示）。

表 4-4 个人健康档案建立相关的因素：二水平 logistic 回归模型的结果

变量		从农村到城市				从城市到城市				所有受访者			
		AOR/ICC+	Pvalue	95%CI		AOR/ICC+	Pvalue	95%CI		AOR/ICC+	Pvalue	95%CI	
固定效应（level1）													
是否流入地参保	否（参照组）												
	是*	1.56	<0.001	1.38	1.77	1.46	<0.001	1.16	1.83	1.47	<0.001	1.30	1.65
性别	男（参照组）												
	女	1.21	<0.001	1.13	1.29	1.19	<0.001	1.06	1.33	1.21	<0.001	1.14	1.28
年龄	15—24 岁（参照组）												
	25—34 岁	1.00	0.95	0.87	1.15	1.10	0.38	0.89	1.36	1.01	0.85	0.88	1.16
	35—44 岁	1.04	0.62	0.90	1.20	1.01	0.92	0.80	1.27	1.02	0.79	0.88	1.18
	45—54 岁	0.93	0.39	0.80	1.09	1.02	0.89	0.76	1.36	0.95	0.45	0.82	1.09
	55 岁及以上	1.09	0.51	0.84	1.43	1.31	0.07	0.98	1.75	1.20	0.13	0.95	1.51
婚姻状况	未婚/单身（参照组）												
	已婚	1.31	<0.001	1.14	1.50	1.31	0.01	1.06	1.62	1.32	<0.001	1.14	1.53
	离婚	1.19	0.18	0.92	1.54	1.38	0.07	0.98	1.94	1.26	0.05	1.00	1.58
	丧偶	1.12	0.55	0.77	1.64	1.22	0.57	0.61	2.41	1.12	0.52	0.80	1.58

续表

变量		从农村到城市				从城市到城市				所有受访者			
		AOR/ICC+	Pvalue	95%CI		AOR/ICC+	Pvalue	95%CI		AOR/ICC+	Pvalue	95%CI	
受教育程度	文盲（参照组）												
	小学	1. 34	0. 01	1. 09	1. 64	1. 58	0. 22	0. 77	3. 25	1. 41	<0. 001	1. 16	1. 71
	初中	1. 55	<0. 001	1. 27	1. 90	2. 02	0. 05	1. 00	4. 09	1. 66	<0. 001	1. 37	2. 01
	高中	1. 84	<0. 001	1. 45	2. 33	2. 15	0. 04	1. 05	4. 42	1. 94	<0. 001	1. 56	2. 42
	大学/大专	1. 97	<0. 001	1. 54	2. 50	2. 28	0. 03	1. 07	4. 85	2. 08	<0. 001	1. 67	2. 57
就业状况	失业（参照组）												
	在职	0. 94	0. 11	0. 86	1. 01	0. 98	0. 78	0. 83	1. 15	0. 93	0. 06	0. 87	1. 00
家庭收入水平	最低（<20%，参照组）												
	较低(20%—39. 9%)	1. 13	0. 01	1. 03	1. 24	1. 02	0. 80	0. 89	1. 17	1. 11	0. 01	1. 02	1. 20
	中等(40%—59. 9%)	1. 12	0. 01	1. 03	1. 23	1. 03	0. 79	0. 85	1. 25	1. 10	0. 02	1. 01	1. 20
	较高(60%—79. 9%)	1. 01	0. 76	0. 93	1. 11	1. 02	0. 88	0. 84	1. 23	1. 02	0. 61	0. 94	1. 11
	最高（≥80%）	1. 11	0. 10	0. 98	1. 25	0. 93	0. 52	0. 75	1. 16	1. 06	0. 31	0. 95	1. 17
医疗保险类型	BMIUR/RNCMS（参照组）												
	BMIUE	1. 05	0. 59	0. 88	1. 26	1. 03	0. 82	0. 79	1. 34	1. 09	0. 34	0. 91	1. 30
	其他	2. 09	0. 33	0. 48	9. 16	1. 27	0. 50	0. 63	2. 54	1. 43	0. 29	0. 74	2. 76

续表

变量		从农村到城市				从城市到城市				所有受访者			
		AOR/ICC⁺	Pvalue	95%CI		AOR/ICC⁺	Pvalue	95%CI		AOR/ICC⁺	Pvalue	95%CI	
自评健康状况	好（参照组）												
	一般	0.75	<0.001	0.67	0.84	0.66	<0.001	0.58	0.75	0.73	<0.001	0.67	0.80
	差	0.83	0.05	0.69	1.00	0.74	0.08	0.53	1.03	0.80	0.01	0.69	0.93
两周患病情况	否（参照组）												
	是	1.01	0.92	0.85	1.20	1.11	0.40	0.87	1.41	1.04	0.63	0.89	1.21
慢性病情况	否（参照组）												
	是	1.24	<0.001	1.11	1.38	1.44	<0.001	1.13	1.82	1.30	<0.001	1.18	1.43
随机效应（level2）	方差（拥有当地社会医疗保险）	0.57		0.44	0.75	0.70		0.46	1.07	0.58		0.39	0.85
	方差（截距）	2.74		2.42	3.11	1.92		1.62	2.27	2.56		2.22	2.95
ICC	空模型	0.45		0.42	0.48	0.36		0.32	0.40	0.45		0.42	0.48
	全模型	0.45		0.42	0.49	0.37		0.33	0.41	0.44		0.40	0.47
Wald Chi Square 检验	Chi-square	372.43				184.30				422.56			
	p 值	<0.001				<0.001				<0.001			

注：*社会医疗保险基金所在地的平均边际效应（AME）：从农村到城市的受访者为 6.8%（95%［4.9%，8.6%］）；从城市到城市的受访者为 6.8%（95%CI［3.2%，10.4%］）；所有受访者为 6.1%（95%CI［4.3%，7.8%］）。ICC⁺：组内相关系数；AOR：调整后的优势比；SE：标准误；CI：置信区间。

同时，尽管医疗保险类型与建立健康档案没有显著关联（P>0.05），但参保地点和医疗保险类型对建立健康档案的交互作用效应在统计上是显著的（如表4-5、表4-6所示）。与参加BMIUE的流动人口相比，参保地点对于参加BMIUR/RNCMS的流动人口在建立健康档案方面的影响更大（AOR=0.71，P=0.01，如表4-5所示）。

（二）医疗卫生服务利用

参保地点对流动人口医疗服务利用的影响如表4-7所示。在流入地参加医疗保险的流动人口更有可能在患病后就医（AOR=1.18，95% CI=1.06%—1.30%）：在控制其他变量的变异后，比非流入地参加医疗保险的流动人口高出3.5个百分点（AME=3.5%，95% CI=1.3%—5.8%）。然而，这种关联仅在农村到城市的流动人口中具有统计学意义（AME=4.8%，95% CI=1.8%—7.7%）。

情景变量“县/区”对因变量（就医次数）的总变异贡献了10%：从农村到城市的流动人口为10%，从城市到城市的流动人口为11%。同时，与男性流动人口相比，女性在感到不适或受伤时更有可能去看医生（AOR=1.08，P= 0.01），参加BMIUE的流动人口比参加BMIUR/RNCMS的流动人口患病后就医的概率更低（AOR=0.85，P<0.001）。遇到健康问题的流动人口，如自我评价健康较差的流动人口（AOR=1.14—1.80，P<0.001）、两周内患病的流动人口（AOR=1.21，P<0.001）和患有慢性病的流动人口（AOR=1.33，P<0.001）更有可能在患病后就医。尽管农村到城市的流动人口的性别效应（AOR=1.06，P=0.10）和城市到城市的流动人口的保险类型效应（AOR=0.95，P=0.62）在统计学上不显著，但这些效应在农村到城市和城市到城市的流动人口之间保持一致（如表4-7所示）。

医疗保险参保地点和医疗保险类型的交互作用对患病就医的影响具有统计学意义上的显著性（如表4-8、表4-9所示）。与参加BMIUR/RNCMS的流动人口相比，参保地点对于参加BMIUE的流动人口在患病就医方面的效应更强，但仅在农村到城市的流动人口中具有统计学意义（AOR=1.54，P=0.01，如表4-8所示）。

表 4-5　　社会医疗保险地点和类型对个人健康档案建立的交互作用：

二水平 logistic 回归模型的结果

变量		从农村到城市				从城市到城市				所有受访者			
		AOR/ICC+	Pvalue	95%CI		AOR/ICC+	Pvalue	95%CI		AOR/ICC+	Pvalue	95%CI	
固定效应（Level1）													
是否流入地参保	否（参照组）												
	是*	1.66	<0.001	1.46	1.88	1.62	<0.001	1.23	2.14	1.62	<0.001	1.46	1.79
社会医疗保险地点和类型的交互作用	拥有当地 BMIUR/RNCMS（参照组）												
	地点×BMIUE	0.61	<0.001	0.44	0.82	0.79	0.26	0.53	1.19	0.71	0.01	0.54	0.93
	地点×其他	0.04	0.04	<0.001	0.84	1.81	0.50	0.32	10.09	1.27	0.73	0.34	4.70
性别	男（参照组）												
	女	1.21	<0.001	1.13	1.29	1.19	<0.001	1.06	1.34	1.21	<0.001	1.14	1.28
年龄	15—24 岁（参照组）												
	25—34 岁	1.00	0.95	0.87	1.15	1.10	0.38	0.89	1.36	1.01	0.85	0.88	1.16
	35—44 岁	1.04	0.64	0.90	1.20	1.01	0.96	0.80	1.27	1.01	0.86	0.88	1.17
	45—54 岁	0.93	0.37	0.80	1.09	1.01	0.96	0.76	1.35	0.94	0.38	0.81	1.09
	55 岁及以上	1.09	0.55	0.83	1.42	1.27	0.12	0.94	1.71	1.15	0.24	0.91	1.46

续表

变量		从农村到城市				从城市到城市				所有受访者			
		AOR/ICC+	Pvalue	95%CI		AOR/ICC+	Pvalue	95%CI		AOR/ICC+	Pvalue	95%CI	
婚姻状况	未婚/单身（参照组）												
	已婚	1. 30	<0. 001	1. 13	1. 49	1. 30	0. 01	1. 06	1. 60	1. 32	<0. 001	1. 14	1. 52
	离婚	1. 19	0. 18	0. 92	1. 53	1. 37	0. 07	0. 98	1. 91	1. 25	0. 05	1. 00	1. 56
	丧偶	1. 12	0. 55	0. 77	1. 64	1. 21	0. 59	0. 61	2. 37	1. 12	0. 51	0. 80	1. 57
受教育程度	文盲（参照组）												
	小学	1. 34	0. 01	1. 09	1. 64	1. 55	0. 23	0. 76	3. 15	1. 39	<0. 001	1. 14	1. 69
	初中	1. 55	<0. 001	1. 27	1. 90	1. 96	0. 06	0. 99	3. 91	1. 63	<0. 001	1. 35	1. 98
	高中	1. 84	<0. 001	1. 45	2. 33	2. 08	0. 04	1. 03	4. 20	1. 90	<0. 001	1. 52	2. 37
	大学/大专	1. 96	<0. 001	1. 54	2. 49	2. 21	0. 03	1. 06	4. 58	2. 02	<0. 001	1. 63	2. 51
就业状况	失业（参照组）												
	在职	0. 94	0. 12	0. 86	1. 02	0. 99	0. 91	0. 84	1. 17	0. 94	0. 11	0. 88	1. 01
家庭收入水平	最低（<20%，参照组）												
	较低(20%—39. 9%)	1. 13	0. 01	1. 03	1. 24	1. 02	0. 79	0. 89	1. 17	1. 11	0. 01	1. 02	1. 20
	中等(40%—59. 9%)	1. 12	0. 01	1. 03	1. 23	1. 02	0. 81	0. 84	1. 24	1. 10	0. 03	1. 01	1. 20
	较高(60%—79. 9%)	1. 01	0. 77	0. 93	1. 11	1. 01	0. 90	0. 83	1. 23	1. 02	0. 69	0. 93	1. 11
	最高（≥80%）	1. 11	0. 10	0. 98	1. 24	0. 93	0. 50	0. 75	1. 15	1. 05	0. 36	0. 94	1. 17

续表

变量		从农村到城市				从城市到城市				所有受访者			
		AOR/ICC+	Pvalue	95%CI		AOR/ICC+	Pvalue	95%CI		AOR/ICC+	Pvalue	95%CI	
医疗保险类型	BMIUR/RNCMS（参照组）												
	BMIUE	1.60	<0.001	1.21	2.11	1.17	0.34	0.85	1.60	1.36	0.01	1.09	1.71
	其他	17.29	0.05	0.98	305.98	1.03	0.93	0.47	2.25	1.31	0.57	0.52	3.28
自评健康状况	好（参照组）												
	一般	0.75	<0.001	0.67	0.84	0.66	<0.001	0.59	0.75	0.73	<0.001	0.67	0.80
	差	0.83	0.05	0.69	1.00	0.74	0.08	0.53	1.03	0.80	0.01	0.69	0.94
两周患病情况	否（参照组）												
	是	1.01	0.95	0.85	1.20	1.10	0.42	0.87	1.41	1.04	0.64	0.89	1.21
慢性病情况	否（参照组）												
	是	1.24	<0.001	1.11	1.38	1.43	<0.001	1.13	1.80	1.30	<0.001	1.18	1.43
随机效应（Level2）	方差（拥有当地社会医疗保险）	0.58		0.44	0.75	0.71		0.46	1.08	0.59		0.40	0.88
	方差（截距）	2.74		2.42	3.11	1.92		1.62	2.27	2.55		2.21	2.94
ICC	空模型	0.45		0.42	0.48	0.36		0.32	0.40	0.45		0.42	0.48
	全模型	0.45		0.42	0.49	0.37		0.33	0.41	0.44		0.40	0.47

续表

变量		从农村到城市				从城市到城市				所有受访者			
		AOR/ICC+	Pvalue	95%CI		AOR/ICC+	Pvalue	95%CI		AOR/ICC+	Pvalue	95%CI	
Wald Chi Square 检验	Chi-Square	386.90				192.12				432.31			
	p 值	<0.001				<0.001				<0.001			

注：＊社会医疗保险基金所在地对 BMIUR/RNCMS 的平均边际效应（AME）：从农村到城市的受访者占 7.7%（95%CI［5.8%，9.5%］）；从城市到城市的受访者占 8.5%（95%CI［4.1%，13.0%］）；所有受访者占 7.6%（95%CI［6.0%，9.2%］）。ICC+：组内相关系数；AOR：调整后的优势比；SE：标准误；CI：置信区间。

表 4-6 社会医疗保险地点和类型对个人健康档案建立的交互作用：二水平 logistic 回归模型的结果

变量		从农村到城市				从城市到城市				所有受访者			
		AOR/ICC⁺	Pvalue	95%CI		AOR/ICC⁺	Pvalue	95%CI		AOR/ICC⁺	Pvalue	95%CI	
固定效应（Level1）													
是否流入地参保	否（参照组）												
	是*	1.00	0.98	0.75	1.34	1.28	0.13	0.93	1.76	1.14	0.33	0.87	1.50
社会医疗保险地点和类型的交互作用	拥有当地 BMIUE（参照组）												
	地点×BMIUR/RNCMS	1.65	<0.001	1.21	2.25	1.27	0.26	0.84	1.90	1.42	0.01	1.07	1.87
	地点×其他	0.07	0.08	0.00	1.41	2.29	0.35	0.40	13.08	1.79	0.38	0.49	6.59
性别	男（参照组）												
	女	1.21	<0.001	1.13	1.29	1.19	<0.01	1.06	1.34	1.21	<0.001	1.14	1.28
年龄	15—24 岁（参照组）												
	25—34 岁	1.00	0.95	0.87	1.15	1.10	0.38	0.89	1.36	1.01	0.85	0.88	1.16
	35—44 岁	1.04	0.64	0.90	1.20	1.01	0.96	0.80	1.27	1.01	0.86	0.88	1.17
	45—54 岁	0.93	0.37	0.80	1.09	1.01	0.96	0.76	1.35	0.94	0.38	0.81	1.09
	55 岁及以上	1.09	0.55	0.83	1.42	1.27	0.12	0.94	1.71	1.15	0.24	0.91	1.46

续表

变量		从农村到城市				从城市到城市				所有受访者			
		AOR/ICC⁺	Pvalue	95%CI		AOR/ICC⁺	Pvalue	95%CI		AOR/ICC⁺	Pvalue	95%CI	
婚姻状况	未婚/单身（参照组）												
	已婚	1.30	<0.001	1.13	1.49	1.30	0.01	1.06	1.60	1.32	<0.001	1.14	1.52
	离婚	1.19	0.18	0.92	1.53	1.37	0.07	0.98	1.91	1.25	0.05	1.00	1.56
	丧偶	1.12	0.55	0.77	1.64	1.21	0.59	0.61	2.37	1.12	0.51	0.80	1.57
受教育程度	文盲（参照组）												
	小学	1.34	0.01	1.09	1.64	1.55	0.23	0.76	3.15	1.39	<0.001	1.14	1.69
	初中	1.55	<0.001	1.27	1.90	1.96	0.06	0.99	3.91	1.63	<0.001	1.35	1.98
	高中	1.84	<0.001	1.45	2.33	2.08	0.04	1.03	4.20	1.90	<0.001	1.52	2.37
	大学/大专	1.96	<0.001	1.54	2.49	2.21	0.03	1.06	4.58	2.02	<0.001	1.63	2.51
就业状况	失业（参照组）												
	在职	0.94	0.12	0.86	1.02	0.99	0.91	0.84	1.17	0.94	0.11	0.88	1.01
家庭收入水平	最低（<20%，参照组）												
	较低(20%—39.9%)	1.13	0.01	1.03	1.24	1.02	0.79	0.89	1.17	1.11	0.01	1.02	1.20
	中等(40%—59.9%)	1.12	0.01	1.03	1.23	1.02	0.81	0.84	1.24	1.10	0.03	1.01	1.20
	较高(60%—79.9%)	1.01	0.77	0.93	1.11	1.01	0.90	0.83	1.23	1.02	0.69	0.93	1.11
	最高（≥80%）	1.11	0.10	0.98	1.24	0.93	0.50	0.75	1.15	1.05	0.36	0.94	1.17

续表

变量		从农村到城市				从城市到城市				所有受访者			
		AOR/ICC+	Pvalue	95%CI		AOR/ICC+	Pvalue	95%CI		AOR/ICC+	Pvalue	95%CI	
医疗保险类型	BMIUE（参照组）												
	BMIUR/RNCMS	0.63	<0.001	0.47	0.82	0.86	0.34	0.62	1.18	0.73	0.01	0.59	0.92
	其他	10.82	0.11	0.60	193.76	0.89	0.77	0.39	2.00	0.96	0.93	0.38	2.43
自评健康状况	好（参照组）												
	一般	0.75	<0.001	0.67	0.84	0.66	<0.001	0.59	0.75	0.73	<0.001	0.67	0.80
	差	0.83	0.05	0.69	1.00	0.74	0.08	0.53	1.03	0.80	0.01	0.69	0.94
两周患病情况	否（参照组）												
	是	1.01	0.95	0.85	1.20	1.10	0.42	0.87	1.41	1.04	0.64	0.89	1.21
慢性病情况	否（参照组）												
	是	1.24	<0.001	1.11	1.38	1.43	<0.01	1.13	1.80	1.30	<0.001	1.18	1.43
随机效应（Level2）	方差（拥有当地社会医疗保险）	0.58		0.44	0.75	0.71		0.46	1.08	0.59		0.40	0.88
	方差（截距）	2.74		2.42	3.11	1.92		1.62	2.27	2.55		2.21	2.94
ICC	空模型	0.45		0.42	0.48	0.36		0.32	0.40	0.45		0.42	0.48
	全模型	0.45		0.42	0.49	0.37		0.33	0.41	0.44		0.40	0.47
Wald Chi Square检验	Chi-Square	386.90				192.12				432.31			
	p值	<0.001				<0.001				<0.001			

注：*社会医疗保险基金所在地对 BMIUE 的平均边际效应（AME）：从农村到城市的受访者占 0.3%（95%CI［-3.9%，4.5%］）；从城市到城市的受访者占 4.7%（95%CI［-0.3%，9.7%］）；所有受访者占 2.3%（95%CI［-1.7%，6.3%］）。ICC+：组内相关系数；AOR：调整后的优势比；SE：标准误；CI：置信区间。

表 4-7　　患病后就医相关的因素：二水平 logistic 回归模型的结果

变量		从农村到城市				从城市到城市				所有受访者			
		AOR/ICC+	Pvalue	95%CI		AOR/ICC+	Pvalue	95%CI		AOR/ICC+	Pvalue	95%CI	
固定效应（Level1）													
是否流入地参保	否（参照组）												
	是*	1. 24	<0. 001	1. 09	1. 42	1. 09	0. 32	0. 92	1. 28	1. 18	<0. 001	1. 06	1. 30
性别	男（参照组）												
	女	1. 06	0. 10	0. 99	1. 13	1. 15	0. 03	1. 02	1. 30	1. 08	0. 01	1. 02	1. 14
年龄	15—24 岁（参照组）												
	25—34 岁	1. 09	0. 21	0. 95	1. 25	0. 90	0. 46	0. 68	1. 19	1. 05	0. 42	0. 93	1. 18
	35—44 岁	1. 05	0. 47	0. 91	1. 22	0. 82	0. 21	0. 61	1. 12	1. 00	0. 98	0. 87	1. 14
	45—54 岁	0. 91	0. 24	0. 79	1. 06	0. 84	0. 28	0. 62	1. 15	0. 89	0. 10	0. 78	1. 02
	55 岁及以上	1. 02	0. 88	0. 82	1. 27	0. 85	0. 42	0. 58	1. 26	0. 97	0. 75	0. 82	1. 16
婚姻状况	未婚/单身（参照组）												
	已婚	1. 02	0. 75	0. 89	1. 18	1. 08	0. 55	0. 85	1. 37	1. 03	0. 73	0. 89	1. 18
	离婚	1. 03	0. 83	0. 78	1. 36	1. 13	0. 63	0. 70	1. 83	1. 04	0. 78	0. 81	1. 32
	丧偶	0. 90	0. 60	0. 60	1. 34	1. 47	0. 17	0. 85	2. 53	0. 99	0. 98	0. 70	1. 41

续表

变量		从农村到城市				从城市到城市				所有受访者			
		AOR/ICC+	Pvalue	95%CI		AOR/ICC+	Pvalue	95%CI		AOR/ICC+	Pvalue	95%CI	
受教育程度	文盲（参照组）												
	小学	1.05	0.61	0.87	1.27	0.64	0.13	0.36	1.14	1.01	0.94	0.84	1.21
	初中	1.14	0.17	0.94	1.38	0.66	0.16	0.37	1.18	1.09	0.32	0.92	1.29
	高中	1.09	0.52	0.84	1.43	0.72	0.27	0.41	1.29	1.06	0.61	0.85	1.31
	大学/大专	1.12	0.37	0.88	1.41	0.74	0.32	0.40	1.34	1.07	0.46	0.89	1.29
就业状况	失业（参照组）												
	在职	0.89	0.02	0.81	0.98	1.13	0.24	0.92	1.40	0.94	0.13	0.86	1.02
家庭收入水平	最低（<20%，参照组）												
	较低(20%—39.9%)	1.02	0.74	0.93	1.11	1.14	0.24	0.92	1.42	1.03	0.49	0.95	1.12
	中等(40%—59.9%)	1.00	0.95	0.90	1.12	1.15	0.24	0.91	1.46	1.03	0.63	0.93	1.14
	较高(60%—79.9%)	1.02	0.65	0.93	1.13	1.03	0.78	0.84	1.26	1.01	0.82	0.92	1.11
	最高（≥80%）	1.07	0.42	0.92	1.24	0.96	0.77	0.76	1.23	1.01	0.84	0.88	1.17
医疗保险类型	BMIUR/RNCMS（参照组）												
	BMIUE	0.83	0.02	0.71	0.97	0.95	0.62	0.80	1.14	0.85	<0.001	0.76	0.95
	其他	6.43	0.01	1.63	25.29	1.06	0.81	0.68	1.64	1.19	0.36	0.82	1.75

续表

变量		从农村到城市				从城市到城市				所有受访者			
		AOR/ICC⁺	Pvalue	95%CI		AOR/ICC⁺	Pvalue	95%CI		AOR/ICC⁺	Pvalue	95%CI	
自评健康状况	好（参照组）												
	一般	1.15	0.01	1.04	1.27	1.16	0.10	0.97	1.39	1.14	<0.001	1.05	1.25
	差	1.81	<0.001	1.49	2.20	1.87	0.01	1.16	3.01	1.80	<0.001	1.47	2.20
两周患病情况	否（参照组）												
	是	1.21	<0.001	1.10	1.34	1.20	0.05	1.00	1.45	1.21	<0.001	1.10	1.32
慢性病情况	否（参照组）												
	是	1.30	<0.001	1.12	1.51	1.39	0.01	1.08	1.80	1.33	<0.001	1.16	1.52
随机效应（Level2）	方差（拥有当地社会养老保险）	0.36		0.25	0.52	0.21		0.11	0.41	0.26		0.19	0.36
	方差（截距）	0.37		0.31	0.45	0.39		0.29	0.53	0.38		0.32	0.45
ICC	空模型	0.10		0.09	0.12	0.10		0.08	0.13	0.10		0.09	0.12
	全模型	0.10		0.09	0.12	0.11		0.08	0.14	0.10		0.09	0.12
Wald Chi Square 检验	Chi-Square	178.31				84.32				216.78			
	p 值	<0.001				<0.001				<0.001			

注：*社会医疗保险基金所在地的平均边际效应（AME）：从农村到城市的受访者占4.8%（95%CI［1.8%，7.7%］）；从城市到城市的受访者占1.9%（95%CI［-1.8%，5.6%］）；所有受访者占3.5%（95%CI［1.3%，5.8%］）。ICC⁺：组内相关系数；AOR：调整后的优势比；SE：标准误；CI：置信区间。

表 4-8　**社会医疗保险地点和类型对患病后就医的交互作用：二水平 logistic 回归模型的结果**

变量		从农村到城市				从城市到城市				所有受访者			
		AOR/ICC+	Pvalue	95%CI		AOR/ICC+	Pvalue	95%CI		AOR/ICC+	Pvalue	95%CI	
固定效应（Level1）													
是否流入地参保	否（参照组）												
	是*	1. 16	0. 04	1. 01	1. 33	1. 00	0. 98	0. 79	1. 28	1. 11	0. 10	0. 98	1. 25
社会医疗保险地点和类型的交互作用	拥有当地 BMIUR/RNCMS（参照组）												
	地点×BMIUE	1. 54	0. 01	1. 10	2. 15	1. 15	0. 45	0. 80	1. 65	1. 17	0. 18	0. 93	1. 48
	地点×其他	14. 78	0. 07	0. 84	258. 72	5. 55	0. 04	1. 13	27. 30	6. 75	0. 01	1. 74	26. 13
性别	男（参照组）												
	女	1. 06	0. 10	0. 99	1. 13	1. 15	0. 03	1. 02	1. 30	1. 08	0. 01	1. 02	1. 14
年龄	15—24 岁（参照组）												
	25—34 岁	1. 09	0. 22	0. 95	1. 25	0. 90	0. 45	0. 68	1. 19	1. 05	0. 43	0. 93	1. 18
	35—44 岁	1. 05	0. 46	0. 91	1. 22	0. 83	0. 22	0. 61	1. 12	1. 00	0. 99	0. 88	1. 14
	45—54 岁	0. 91	0. 24	0. 79	1. 06	0. 85	0. 30	0. 62	1. 16	0. 89	0. 11	0. 78	1. 03
	55 岁及以上	1. 02	0. 85	0. 82	1. 27	0. 88	0. 50	0. 60	1. 28	0. 99	0. 93	0. 84	1. 18

续表

变量		从农村到城市				从城市到城市				所有受访者			
		AOR/ICC+	Pvalue	95%CI		AOR/ICC+	Pvalue	95%CI		AOR/ICC+	Pvalue	95%CI	
婚姻状况	未婚/单身（参照组）												
	已婚	1. 03	0. 70	0. 89	1. 19	1. 08	0. 55	0. 84	1. 37	1. 03	0. 71	0. 89	1. 19
	离婚	1. 04	0. 79	0. 79	1. 37	1. 13	0. 62	0. 70	1. 83	1. 04	0. 76	0. 81	1. 33
	丧偶	0. 90	0. 60	0. 60	1. 35	1. 46	0. 17	0. 85	2. 52	0. 99	0. 97	0. 70	1. 40
受教育程度	文盲（参照组）												
	小学	1. 05	0. 61	0. 87	1. 27	0. 65	0. 14	0. 37	1. 15	1. 01	0. 90	0. 84	1. 22
	初中	1. 14	0. 17	0. 94	1. 38	0. 67	0. 18	0. 37	1. 20	1. 10	0. 28	0. 93	1. 31
	高中	1. 09	0. 51	0. 84	1. 43	0. 74	0. 30	0. 41	1. 32	1. 07	0. 54	0. 86	1. 33
	大学/大专	1. 12	0. 36	0. 88	1. 42	0. 75	0. 36	0. 41	1. 38	1. 09	0. 39	0. 90	1. 31
就业状况	失业（参照组）												
	在职	0. 89	0. 01	0. 80	0. 98	1. 12	0. 29	0. 91	1. 39	0. 93	0. 10	0. 86	1. 01
家庭收入水平	最低（<20%，参照组）												
	较低(20%—39. 9%)	1. 01	0. 75	0. 93	1. 11	1. 14	0. 25	0. 91	1. 42	1. 03	0. 49	0. 95	1. 12
	中等(40%—59. 9%)	1. 00	0. 93	0. 90	1. 12	1. 15	0. 24	0. 91	1. 46	1. 03	0. 61	0. 93	1. 14
	较高(60%—79. 9%)	1. 02	0. 63	0. 93	1. 13	1. 03	0. 78	0. 84	1. 26	1. 01	0. 79	0. 92	1. 11
	最高（≥80%）	1. 07	0. 41	0. 92	1. 24	0. 96	0. 76	0. 76	1. 22	1. 02	0. 82	0. 88	1. 17

续表

变量		从农村到城市				从城市到城市				所有受访者			
		AOR/ICC+	Pvalue	95%CI		AOR/ICC+	Pvalue	95%CI		AOR/ICC+	Pvalue	95%CI	
医疗保险类型	BMIUR/RNCMS（参照组）												
	BMIUE	0.59	<0.001	0.43	0.81	0.90	0.46	0.69	1.19	0.78	0.01	0.65	0.93
	其他	2.34	0.37	0.36	15.02	0.78	0.38	0.45	1.35	0.82	0.40	0.52	1.30
自评健康状况	好（参照组）												
	一般	1.15	0.01	1.04	1.27	1.16	0.10	0.97	1.39	1.14	<0.001	1.05	1.25
	差	1.81	<0.001	1.49	2.20	1.88	0.01	1.17	3.03	1.80	<0.001	1.47	2.20
两周患病情况	否（参照组）												
	是	1.21	<0.001	1.10	1.34	1.20	0.05	1.00	1.44	1.21	<0.001	1.10	1.32
慢性病情况	否（参照组）												
	是	1.30	<0.001	1.12	1.51	1.40	0.01	1.08	1.81	1.33	<0.001	1.17	1.53
随机效应（Level2）	方差（拥有当地社会医疗保险）	0.35		0.25	0.51	0.21		0.11	0.41	0.25		0.18	0.35
	方差（截距）	0.37		0.31	0.45	0.39		0.29	0.53	0.38		0.32	0.45
ICC	空模型	0.10		0.09	0.12	0.10		0.08	0.13	0.10		0.09	0.12
	全模型	0.10		0.09	0.12	0.11		0.08	0.14	0.10		0.09	0.12

续表

变量		从农村到城市				从城市到城市				所有受访者			
		AOR/ICC⁺	Pvalue	95%CI		AOR/ICC⁺	Pvalue	95%CI		AOR/ICC⁺	Pvalue	95%CI	
Wald Chi Square 检验	Chi-Square	206.87				97.23				225.23			
	p 值	<0.001				<0.001				<0.001			

注：＊社会医疗保险基金所在地对 BMIUR/RNCMS 的平均边际效应（AME）：从农村到城市的受访者占 3.2%（95%CI［0.1%，6.3%］）；从城市到城市的受访者占 0.1%（95%CI［-5.3%，4.9%］）；所有受访者占 2.2%（95%CI［-0.5%，4.9%］）。ICC⁺：组内相关系数；AOR：调整后的优势比；SE：标准误；CI：置信区间。

表 4-9 **社会医疗保险地点和类型对患病后就医的交互作用：二水平 logistic 回归模型的结果**

变量		从农村到城市				从城市到城市				所有受访者			
		AOR/ICC+	Pvalue	95%CI		AOR/ICC+	Pvalue	95%CI		AOR/ICC+	Pvalue	95%CI	
固定效应（Level1）													
是否流入地参保	否（参照组）												
	是*	1.78	<0.001	1.29	2.46	1.15	0.26	0.90	1.47	1.30	0.01	1.07	1.58
社会医疗保险地点和类型的交互作用	拥有当地 BMIUE（参照组）												
	地点× BMIUR/RNCMS	0.65	0.01	0.47	0.91	0.87	0.45	0.61	1.25	0.85	0.18	0.68	1.07
	地点×其他	9.60	0.12	0.54	170.27	4.84	0.05	1.02	23.05	5.75	0.01	1.48	22.43
性别	男（参照组）												
	女	1.06	0.10	0.99	1.13	1.15	0.03	1.02	1.30	1.08	0.01	1.02	1.14
年龄	15—24 岁（参照组）												
	25—34 岁	1.09	0.22	0.95	1.25	0.90	0.45	0.68	1.19	1.05	0.43	0.93	1.18
	35—44 岁	1.05	0.46	0.91	1.22	0.83	0.22	0.61	1.12	1.00	0.99	0.88	1.14
	45—54 岁	0.91	0.24	0.79	1.06	0.85	0.30	0.62	1.16	0.89	0.11	0.78	1.03
	55 岁及以上	1.02	0.85	0.82	1.27	0.88	0.50	0.60	1.28	0.99	0.93	0.84	1.18

续表

变量		从农村到城市				从城市到城市				所有受访者			
		AOR/ICC+	Pvalue	95%CI		AOR/ICC+	Pvalue	95%CI		AOR/ICC+	Pvalue	95%CI	
婚姻状况	未婚/单身（参照组）												
	已婚	1.03	0.70	0.89	1.19	1.08	0.55	0.84	1.37	1.03	0.71	0.89	1.19
	离婚	1.04	0.79	0.79	1.37	1.13	0.62	0.70	1.83	1.04	0.76	0.81	1.33
	丧偶	0.90	0.60	0.60	1.35	1.46	0.17	0.85	2.52	0.99	0.97	0.70	1.40
受教育程度	文盲（参照组）												
	小学	1.05	0.61	0.87	1.27	0.65	0.14	0.37	1.15	1.01	0.90	0.84	1.22
	初中	1.14	0.17	0.94	1.38	0.67	0.18	0.37	1.20	1.10	0.28	0.93	1.31
	高中	1.09	0.51	0.84	1.43	0.74	0.30	0.41	1.32	1.07	0.54	0.86	1.33
	大学/大专	1.12	0.36	0.88	1.42	0.75	0.36	0.41	1.38	1.09	0.39	0.90	1.31
就业状况	失业（参照组）												
	在职	0.89	0.01	0.80	0.98	1.12	0.29	0.91	1.39	0.93	0.10	0.86	1.01
家庭收入水平	最低（<20%，参照组）												
	较低(20%—39.9%)	1.01	0.75	0.93	1.11	1.14	0.25	0.91	1.42	1.03	0.49	0.95	1.12
	中等(40%—59.9%)	1.00	0.93	0.90	1.12	1.15	0.24	0.91	1.46	1.03	0.61	0.93	1.14
	较高(60%—79.9%)	1.02	0.63	0.93	1.13	1.03	0.78	0.84	1.26	1.01	0.79	0.92	1.11
	最高（≥80%）	1.07	0.41	0.92	1.24	0.96	0.76	0.76	1.22	1.02	0.82	0.88	1.17

续表

变量		从农村到城市				从城市到城市				所有受访者			
		AOR/ICC⁺	Pvalue	95%CI		AOR/ICC⁺	Pvalue	95%CI		AOR/ICC⁺	Pvalue	95%CI	
医疗保险类型	BMIUE（参照组）												
	BMIUR/RNCMS	1.69	<0.001	1.23	2.33	1.11	0.46	0.84	1.46	1.28	0.01	1.08	1.53
	其他	3.96	0.15	0.60	26.22	0.87	0.56	0.53	1.40	1.05	0.83	0.67	1.64
自评健康状况	好（参照组）												
	一般	1.15	0.01	1.04	1.27	1.16	0.10	0.97	1.39	1.14	<0.001	1.05	1.25
	差	1.81	<0.001	1.49	2.20	1.88	0.01	1.17	3.03	1.80	<0.001	1.47	2.20
两周患病情况	否（参照组）												
	是	1.21	<0.001	1.10	1.34	1.20	0.05	1.00	1.44	1.21	<0.001	1.10	1.32
慢性病情况	否（参照组）												
	是	1.30	<0.001	1.12	1.51	1.40	0.01	1.08	1.81	1.33	<0.001	1.17	1.53
随机效应（Level2）	方差（拥有当地社会医疗保险）	0.35		0.25	0.51	0.21		0.11	0.41	0.25		0.18	0.35
	方差（intercept）	0.37		0.31	0.45	0.39		0.29	0.53	0.38		0.32	0.45
ICC	Emptymodel	0.10		0.09	0.12	0.10		0.08	0.13	0.10		0.09	0.12
	Fullmodel	0.10		0.09	0.12	0.11		0.08	0.14	0.10		0.09	0.12
Wald Chi Square 检验	Chi-Square	206.87				97.23				225.23			
	p 值	<0.001				<0.001				<0.001			

注：＊社会医疗保险基金所在地对 BMIUE 的平均边际效应（AME）：从农村到城市的受访者占 12.8%（95%CI［5.6%，20.0%］）；从城市到城市的受访者占 3.1%（95%CI［−2.3%，8.6%］）；所有受访者占 5.8%（95%CI［1.4%，10.1%］）。ICC⁺：组内相关系数；AOR：调整后的优势比；SE：标准误；CI：置信区间。

第四节　流动人口卫生服务利用不平等分解

一　门诊服务利用集中指数分解

流动人口是否就诊集中指数分解结果如表 4-10 所示。参保和在本地参保扩大了流动人口内部亲富人的门诊服务利用不平等，城镇职工和在本地参加城镇职工缩小了流动人口内部亲富人的门诊服务利用不平等。

M1—M4 纳入是否参保、参保类型、参保地点和交互项，结果显示医疗保险因素对流动人口门诊服务利用不平等的具体影响为参加医疗保险扩大了门诊服务利用不平等，贡献率为 0.14%；参加城镇职工缩小了门诊服务利用不平等，贡献率为-1.12%；本地参保扩大了门诊服务利用不平等，贡献率为 0.65%；本地参加城镇职工缩小了门诊服务利用不平等，贡献率为-0.33%。

M5 同时纳入参保类型、参保地点和交互项，结果显示参保特征对流动人口内部亲富人的门诊服务利用不平等的贡献率为-1.15%。其中，参加城镇职工缩小了门诊服务利用不平等，贡献率为-3.75%；在本地参保扩大了门诊服务利用不平等，贡献率为 1.91%；在本地参加城镇职工扩大了门诊服务利用不平等，贡献率为 0.68%。与 M2—M4 相比，在本地参加城镇职工对流动人口内部门诊服务利用不平等的影响从缩小差异变为扩大差异，其他医疗保险因素影响一致，各医疗保险因素贡献率绝对值均增加。

M1—M5 结果显示，在其他维度影响因素中，需求因素对门诊服务利用不平等的贡献率绝对值最大（-7.85%—-7.77%），其次是物质条件（-3.64%—-1.94%），流动特征（-1.99%—-1.67%）和生物特征（1.74%—1.86%）对就诊的贡献率绝对值最小。根据 M1 和 M5 的结果，男性、中等及以上的收入、接受过高中及以上的教育、就业中、位于中部或西部地区、患有医生确诊的高血压或糖尿病、自评为健康、更大的流动范围、在城—城之间流动在不同程度上缩小了流动人口内部亲富人的门诊服务利用不平等，贡献率绝对值范围为 0.09%—10.00%；更大的年龄、较低的收入、处于结婚或同居状态、位于东北地区、自评为基本健康在不同程度上扩大了流动人口内部亲富人的门诊服务利用不平等，贡献率绝对值为 0.04%—4.23%（如表 4-10 所示）。

依次纳入是否参保、参保类型、参保地点和交互项，水平不平等指数均为 0.0934，同时纳入参保类型、参保地点和交互项，水平不平等指数为 0.0935，剔除不可避免的因素后，流动人口内部仍存在亲富人的门诊服务利用差异。

二　住院服务利用集中指数分解

流动人口是否住院集中指数分解结果如表 4-11 所示。参保、城镇职工、本地参保扩大了流动人口内部亲富人的住院服务利用不平等，只纳入参保类型和参保地点的交互项时，其表现为扩大流动人口内部亲富人的住院服务利用不平等，同时纳入参保类型和参保地点，其表现为缩小流动人口内部亲富人的住院服务利用不平等。

M6—M9 分别纳入是否参保、参保类型、参保地点和交互项，结果显示医疗保险因素对流动人口住院服务利用不平等的具体影响为参加医疗保险扩大了住院服务利用不平等，贡献率为 1.03%；参加城镇职工扩大了住院服务利用不平等，贡献率为 4.57%；本地参保扩大了住院服务利用不平等，贡献率为 4.31%；本地参加城镇职工扩大了住院服务利用不平等，贡献率为 2.71%。

M10 同时纳入参保类型、参保地点和交互项，结果显示参保特征对流动人口内部亲富人的住院服务利用不平等的贡献率为 4.29%。其中，参加城镇职工扩大了住院服务利用不平等，贡献率为 8.17%；在本地参保扩大了住院服务利用不平等，贡献率为 6.61%；在本地参加城镇职工缩小了住院服务利用不平等，贡献率为 -10.49%。与 M9 相比，在本地参加城镇职工对流动人口内部住院服务利用不平等的影响从扩大差异变为缩小差异，其他医疗保险因素影响一致，各医疗保险因素贡献率绝对值均增加。

表 4-10 流动人口是否就诊集中指数分解

变量（参照组）	M1				M2				M3				M4				M5			
	elastic	CI	con	con（%）	elastic	CI	con	con（%）	elastic	CI	con	con（%）	elastic	CI	con	con（%）	elastic	CI	con	con（%）
参保特征				0.0014				-0.0112				0.0065				-0.0033				-0.0115
是否参保（0=否）																				
1=是	0.0544	0.0023	0.0001	0.0014																
参保类型（0=城乡居民）																				
1=城镇职工					-0.0039	0.2536	-0.0010	-0.0112									-0.0130	0.2536	-0.0033	-0.0375
参保地点（0=非本地）																				
1=本地									0.0039	0.1487	0.0006	0.0065					0.0113	0.1487	0.0017	0.0191
参保类型×参保地点（0）																				
1													-0.0011	0.2548	-0.0003	-0.0033	0.0024	0.2548	0.0006	0.0068
生物特征				0.0185				0.0183				0.0184				0.0186				0.0174
性别（女）																				
男	-0.0089	0.0183	-0.0002	-0.0018	-0.0093	0.0183	-0.0002	-0.0019	-0.0092	0.0183	-0.0002	-0.0019	-0.0094	0.0183	-0.0002	-0.0020	-0.0088	0.0183	-0.0002	-0.0018

续表

变量（参照组）	M1				M2				M3				M4				M5			
	elastic	CI	con	con（%）	elastic	CI	con	con（%）	elastic	CI	con	con（%）	elastic	CI	con	con（%）	elastic	CI	con	con（%）
年龄（15—44岁）																				
45—64岁	-0. 0125	-0. 1338	0. 0017	0. 0190	-0. 0127	-0. 1338	0. 0017	0. 0193	-0. 0127	-0. 1338	0. 0017	0. 0192	-0. 0128	-0. 1338	0. 0017	0. 0194	-0. 0123	-0. 1338	0. 0017	0. 0187
65岁及以上	-0. 0005	-0. 2359	0. 0001	0. 0013	-0. 0003	-0. 2359	0. 0001	0. 0009	-0. 0004	-0. 2359	0. 0001	0. 0010	-0. 0004	-0. 2359	0. 0001	0. 0011	-0. 0002	-0. 2359	0. 0000	0. 0005
物质条件				-0. 0278				-0. 0211				-0. 0364				-0. 0282				-0. 0194
家庭人均月收入（最低组）																				
较低组	-0. 0001	-0. 3200	0. 0000	0. 0004	-0. 0005	-0. 3200	0. 0002	0. 0019	-0. 0007	-0. 3200	0. 0002	0. 0024	-0. 0006	-0. 3200	0. 0002	0. 0023	-0. 0004	-0. 3200	0. 0001	0. 0014
中等组	-0. 0039	0. 0786	-0. 0003	-0. 0035	-0. 0041	0. 0786	-0. 0003	-0. 0036	-0. 0043	0. 0786	-0. 0003	-0. 0038	-0. 0042	0. 0786	-0. 0003	-0. 0038	-0. 0038	0. 0786	-0. 0003	-0. 0034
较高组	-0. 0024	0. 4542	-0. 0011	-0. 0125	-0. 0036	0. 4542	-0. 0016	-0. 0186	-0. 0040	0. 4542	-0. 0018	-0. 0206	-0. 0038	0. 4542	-0. 0017	-0. 0198	-0. 0033	0. 4542	-0. 0015	-0. 0171
最高组	-0. 0023	0. 8300	-0. 0019	-0. 0214	-0. 0016	0. 8300	-0. 0013	-0. 0147	-0. 0022	0. 8300	-0. 0018	-0. 0203	-0. 0019	0. 8300	-0. 0015	-0. 0176	-0. 0013	0. 8300	-0. 0011	-0. 0126
受教育程度（小学及以下）																				
初中	-0. 0021	-0. 0729	0. 0002	0. 0018	-0. 0003	-0. 0729	0. 0000	0. 0002	-0. 0006	-0. 0729	0. 0000	0. 0005	-0. 0006	-0. 0729	0. 0000	0. 0005	0. 0004	-0. 0729	0. 0000	-0. 0003
高中及以上	-0. 0084	0. 2129	-0. 0018	-0. 0203	-0. 0057	0. 2129	-0. 0012	-0. 0137	-0. 0089	0. 2129	-0. 0019	-0. 0215	-0. 0071	0. 2129	-0. 0015	-0. 0171	-0. 0058	0. 2129	-0. 0012	-0. 0140

续表

变量（参照组）	M1				M2				M3				M4				M5			
	elastic	CI	con	con（%）	elastic	CI	con	con（%）	elastic	CI	con	con（%）	elastic	CI	con	con（%）	elastic	CI	con	con（%）
婚姻状况（单身）																				
结婚/同居	-0.0049	-0.0600	0.0003	0.0034	-0.0032	-0.0600	0.0002	0.0022	-0.0039	-0.0600	0.0002	0.0026	-0.0036	-0.0600	0.0002	0.0024	-0.0029	-0.0600	0.0002	0.0020
离婚/丧偶	-0.0015	0.0025	0.0000	0.0000	-0.0014	0.0025	0.0000	0.0000	-0.0014	0.0025	0.0000	0.0000	-0.0014	0.0025	0.0000	0.0000	-0.0014	0.0025	0.0000	0.0000
是否就业（否）																				
是	-0.0320	0.0417	-0.0013	-0.0151	-0.0259	0.0417	-0.0011	-0.0123	-0.0289	0.0417	-0.0012	-0.0137	-0.0269	0.0417	-0.0011	-0.0127	-0.0272	0.0417	-0.0011	-0.0129
居住地区（东部地区）																				
中部地区	-0.0063	0.0145	-0.0001	-0.0010	-0.0067	0.0145	-0.0001	-0.0011	-0.0058	0.0145	-0.0001	-0.0010	-0.0063	0.0145	-0.0001	-0.0010	-0.0067	0.0145	-0.0001	-0.0011
西部地区	-0.0038	0.0411	-0.0002	-0.0018	-0.0044	0.0411	-0.0002	-0.0021	-0.0033	0.0411	-0.0001	-0.0016	-0.0039	0.0411	-0.0002	-0.0018	-0.0051	0.0411	-0.0002	-0.0024
东北地区	-0.0248	-0.1501	0.0037	0.0423	-0.0239	-0.1501	0.0036	0.0407	-0.0238	-0.1501	0.0036	0.0405	-0.0238	-0.1501	0.0036	0.0405	-0.0242	-0.1501	0.0036	0.0413
需求因素				-0.0785				-0.0780				-0.0777				-0.0779				-0.0778
是否患有医生确诊的高血压或糖尿病（否）																				
是	0.0048	-0.1977	-0.0010	-0.0109	0.00486	-0.1977	-0.001	-0.0109	0.0048	-0.1977	-0.0010	-0.0108	0.0048	-0.1977	-0.0010	-0.0108	0.0049	-0.1977	-0.0010	-0.0110

续表

变量（参照组）	M1				M2				M3				M4				M5			
	elastic	CI	con	con（%）	elastic	CI	con	con（%）	elastic	CI	con	con（%）	elastic	CI	con	con（%）	elastic	CI	con	con（%）
自评健康（不健康）																				
基本健康	-0.0314	-0.0908	0.0029	0.0323	-0.0320	-0.0908	0.0029	0.0330	-0.0319	-0.0908	0.0029	0.0328	-0.0320	-0.0908	0.0029	0.0330	-0.0317	-0.0908	0.0029	0.0326
健康	-0.2525	0.0349	-0.0088	-0.1000	-0.2529	0.0349	-0.0088	-0.1002	-0.2518	0.0349	-0.0088	-0.0997	-0.2528	0.0349	-0.0088	-0.1001	-0.2511	0.0349	-0.0088	-0.0994
流动特征				-0.0172				-0.0167				-0.0199				-0.0182				-0.0167
流动范围（市内跨县）																				
省内跨市	-0.0075	0.0289	-0.0002	-0.0025	-0.0083	0.0289	-0.0002	-0.0027	-0.0090	0.0289	-0.0003	-0.0029	-0.0085	0.0289	-0.0002	-0.0028	-0.0091	0.0289	-0.0003	-0.0030
跨省	-0.0165	0.0051	-0.0001	-0.0009	-0.0186	0.0051	-0.0001	-0.0011	-0.0192	0.0051	-0.0001	-0.0011	-0.0188	0.0051	-0.0001	-0.0011	-0.0195	0.0051	-0.0001	-0.0011
流动方向（乡—城）																				
城—城	-0.0078	0.1568	-0.0012	-0.0138	-0.0073	0.1568	-0.0011	-0.0129	-0.0089	0.1568	-0.0014	-0.0158	-0.0081	0.1568	-0.0013	-0.0143	-0.0071	0.1568	-0.0011	-0.0126
Con of unavoid factors	-0.0053				-0.0053				-0.0052				-0.0052				-0.0160			
HI	0.0934				0.0934				0.0934				0.0934				0.0935			

表 4-11 流动人口是否住院集中指数分解

变量（参照组）	M6				M7				M8				M9				M10			
	elastic	CI	con	con（%）	elastic	CI	con	con（%）	elastic	CI	con	con（%）	elastic	CI	con	con（%）	elastic	CI	con	con（%）
参保特征				0.0103				0.0457				0.0431				0.0271				0.0429
是否参保（0=否）																				
1=是	0.2188	0.0063	0.0014	0.0103																
参保类型（0=城乡居民）																				
城镇职工					0.0217	0.2829	0.0061	0.0457									0.0387	0.2829	0.0109	0.0817
参保地点（0=非本地）																				
1=本地									0.0434	0.1332	0.0058	0.0431					0.0666	0.1332	0.0089	0.0661
参保类型x参保地点（0）																				
1													0.0144	0.2523	0.0036	0.0271	-0.0557	0.2523	-0.0141	-0.1049
生物特征				0.0608				0.0584				0.0526				0.0551				0.0615
性别（女）																				
男	-0.0949	0.0206	-0.0020	-0.0146	-0.1045	0.0206	-0.0022	-0.0160	-0.1034	0.0206	-0.0021	-0.0159	-0.1038	0.0206	-0.0021	-0.0159	-0.1045	0.0206	-0.0022	-0.0161

续表

变量（参照组）	M6				M7				M8				M9				M10			
	elastic	CI	con	con（%）	elastic	CI	con	con（%）	elastic	CI	con	con（%）	elastic	CI	con	con（%）	elastic	CI	con	con（%）
年龄（15—44 岁）																				
45—64 岁	-0.0422	-0.2226	0.0094	0.0701	-0.0418	-0.2226	0.0093	0.0694	-0.0394	-0.2226	0.0088	0.0654	-0.0406	-0.2226	0.0090	0.0674	-0.0429	-0.2226	0.0096	0.0713
65 岁及以上	-0.0012	-0.5759	0.0007	0.0053	-0.0012	-0.5759	0.0007	0.0051	-0.0007	-0.5759	0.0004	0.0031	-0.0008	-0.5759	0.0005	0.0036	-0.0015	-0.5759	0.0008	0.0063
物质条件				-0.1175				-0.1605				-0.1500				-0.1446				-0.1491
家庭人均月收入（最低组）																				
较低组	-0.0008	-0.2039	0.0002	0.0013	-0.0018	-0.2039	0.0004	0.0028	-0.0009	-0.2039	0.0002	0.0013	-0.0013	-0.2039	0.0003	0.0020	-0.0015	-0.2039	0.0003	0.0024
中等组	0.0093	0.1750	0.0016	0.0121	0.0075	0.1750	0.0013	0.0098	0.0090	0.1750	0.0016	0.0118	0.0085	0.1750	0.0015	0.0111	0.0078	0.1750	0.0014	0.0102
较高组	0.0166	0.4612	0.0077	0.0572	0.0132	0.4612	0.0061	0.0453	0.0150	0.4612	0.0069	0.0516	0.0144	0.4612	0.0066	0.0494	0.0141	0.4612	0.0065	0.0483
最高组	0.0232	0.7299	0.0169	0.1261	0.0214	0.7299	0.0156	0.1164	0.0228	0.7299	0.0166	0.1239	0.0227	0.7299	0.0166	0.1236	0.0222	0.7299	0.0162	0.1208
受教育程度（小学及以下）																				
初中	0.0463	-0.0464	-0.0022	-0.0160	0.0456	-0.0464	-0.0021	-0.0158	0.0499	-0.0464	-0.0023	-0.0173	0.0473	-0.0464	-0.0022	-0.0164	0.0470	-0.0464	-0.0022	-0.0163
高中及以上	0.1059	0.2398	0.0254	0.1894	0.0984	0.2398	0.0236	0.1760	0.0981	0.2398	0.0235	0.1755	0.1017	0.2398	0.0244	0.1821	0.0971	0.2398	0.0233	0.1738

续表

变量（参照组）	M6				M7				M8				M9				M10			
	elastic	CI	con	con（%）	elastic	CI	con	con（%）	elastic	CI	con	con（%）	elastic	CI	con	con（%）	elastic	CI	con	con（%）
婚姻状况（单身）																				
结婚/同居	0. 6935	-0. 0563	-0. 0390	-0. 2911	0. 7104	-0. 0563	-0. 0400	-0. 2982	0. 7127	-0. 0563	-0. 0401	-0. 2992	0. 7126	-0. 0563	-0. 0401	-0. 2992	0. 7101	-0. 0563	-0. 0400	-0. 2981
离婚/丧偶	0. 0159	-0. 1054	-0. 0017	-0. 0125	0. 0171	-0. 1054	-0. 0018	-0. 0135	0. 0172	-0. 1054	-0. 0018	-0. 0135	0. 0171	-0. 1054	-0. 0018	-0. 0135	0. 0172	-0. 1054	-0. 0018	-0. 0135
是否就业（否）																				
是	-0. 4744	0. 0581	-0. 0276	-0. 2058	-0. 4698	0. 0581	-0. 0273	-0. 2038	-0. 4773	0. 0581	-0. 0278	-0. 2070	-0. 4708	0. 0581	-0. 0274	-0. 2042	-0. 4639	0. 0581	-0. 0270	-0. 2012
居住地区（东部地区）																				
中部地区	0. 0557	0. 0127	0. 0007	0. 0053	0. 0595	0. 0127	0. 0008	0. 0056	0. 05833	0. 01266	0. 00074	0. 00551	0. 0589	0. 0127	0. 0007	0. 0056	0. 0559	0. 0127	0. 0007	0. 0053
西部地区	0. 0593	0. 0329	0. 0020	0. 0146	0. 0653	0. 0329	0. 0022	0. 0161	0. 0637	0. 0329	0. 0021	0. 0157	0. 0645	0. 0329	0. 0021	0. 0158	0. 0591	0. 0329	0. 0019	0. 0145
东北地区	-0. 0010	-0. 2571	0. 0003	0. 0019	0. 0006	-0. 2571	-0. 0002	-0. 0012	-0. 0009	-0. 2571	0. 0002	0. 0018	0. 0005	-0. 2571	-0. 0001	-0. 0009	-0. 0025	-0. 2571	0. 0006	0. 0047
需求因素				-0. 0257				-0. 0334				-0. 0303				-0. 0334				-0. 0291
自评健康（不健康）																				
基本健康	-0. 0370	-0. 1633	0. 00604	0. 0451	-0. 0403	-0. 1633	0. 0066	0. 0492	-0. 0389	-0. 1633	0. 0063	0. 0473	-0. 0401	-0. 1633	0. 0066	0. 0489	-0. 0390	-0. 1633	0. 0064	0. 0475

续表

变量（参照组）	M6				M7				M8				M9				M10			
	elastic	CI	con	con（%）	elastic	CI	con	con（%）	elastic	CI	con	con（%）	elastic	CI	con	con（%）	elastic	CI	con	con（%）
健康	-0. 1328	0. 0714	-0. 0095	-0. 0707	-0. 1551	0. 0714	-0. 0111	-0. 0826	-0. 1459	0. 0714	-0. 0104	-0. 0777	-0. 1544	0. 0714	-0. 0110	-0. 0822	-0. 1438	0. 0714	-0. 0103	-0. 0765
流动特征				-0. 0361				-0. 0478				-0. 0462				-0. 0410				-0. 0563
流动范围（市内跨县）																				
省内跨市	-0. 0018	0. 0316	-0. 0001	-0. 0004	-0. 0009	0. 0316	0. 0000	-0. 0002	-0. 0045	0. 0316	-0. 0001	-0. 0011	-0. 0007	0. 0316	0. 0000	-0. 0002	-0. 0063	0. 0316	-0. 0002	-0. 0015
跨省	-0. 0595	0. 0113	-0. 0007	-0. 0050	-0. 0590	0. 0113	-0. 0007	-0. 0050	-0. 0669	0. 0113	-0. 0008	-0. 0056	-0. 0597	0. 0113	-0. 0007	-0. 0050	-0. 0720	0. 0113	-0. 0008	-0. 0061
流动方向（乡—城）																				
城—城	-0. 0163	0. 2514	-0. 0041	-0. 0306	-0. 0227	0. 2514	-0. 0057	-0. 0427	-0. 0211	0. 2514	-0. 0053	-0. 0395	-0. 0191	0. 2514	-0. 0048	-0. 0358	-0. 0260	0. 2514	-0. 0065	-0. 0488
Con of unavoid factors	0. 0047				0. 0033				0. 0030				0. 0029				0. 0043			
HI	0. 1293				0. 1307				0. 1310				0. 1311				0. 1297			

M6—M10结果显示，在其他维度影响因素中，物质条件对住院服务利用不平等的贡献率绝对值最大（-16.05%—-11.75%），其次是生物特征（5.26%—6.15%），流动特征（-5.63%—-3.61%）和需求因素（-3.34%—-2.57%）对住院服务利用不平等的贡献率绝对值最小。根据M6和M10的结果，男性、接受过初中及以下的教育、非单身、就业中、自评为健康、更大的流动范围、在城—城之间流动在不同程度上缩小了住院服务利用不平等，贡献率绝对值范围为0.04%—29.81%；更大的年龄、较高的收入、接受过高中及以上的教育、位于东部以外的地区、自评不健康或基本健康在不同程度上扩大了住院服务利用不平等，贡献率绝对值为0.13%—18.94%（如表4-11所示）。

依次纳入是否参保、参保类型、参保地点和交互项，水平不平等指数分别为0.1293、0.1307、0.1310和0.1311，同时纳入参保类型、参保地点和交互项，水平不平等指数为0.1297，剔除不可避免的因素后流动人口内部仍存在亲富人的住院服务利用不平等。

第五节　本章小结

本章基于2017、2018年CMDS数据，对医疗保险视角下流动人口医疗服务利用不平等及其影响因素进行了深入的分析，主要有以下几点发现。

第一，流动人口参保率低于全国平均水平，参保结构与群体特征相适应，整体自评健康水平较高且有上升趋势。参保特征方面，中国基本医疗保险参保率近年来持续稳定在95%以上，但截至2018年流动人口参保率（92.42%）仍低于全国平均水平，与多源数据分析结果一致。这说明与其他人群相比，流动人口参保率较低。在参保结构上，流动人口参保类型以居民医保为主，参保地点以户籍地为主，与流动人口以乡—城流动为主的群体特征相符。从时间序列上看，2017—2018年流动人口呈现职工医保参保占比增长而居民医保参保占比下降、本地参保占比增加而非本地参保占比下降的趋势，与人口结构和就业结构变化相适应。

第二，流动人口医疗服务利用水平与实际需求不匹配，且不同参保特征流动人口医疗服务利用存在显著差异。最近一年患病负伤或身体不适的流动人口就诊率和住院率分别为 50.43%、27.16%，对于发生医疗需求的人群而言，医疗服务利用率偏低。对于不同参保特征流动人口而言，参保流动人口就诊率和住院率均显著高于非参保流动人口；参加城乡居民医保的流动人口就诊率显著高于参加职工医保的流动人口，住院率差异无统计学意义；本地参保的流动人口住院率显著高于在其他地方参保的流动人口，门诊率差异无统计学意义；在本地参加职工医保的流动人口就诊率和住院率均显著高于其他参保流动人口。

第三，医疗保险视角下流动人口内部存在亲富人的医疗服务利用不平等。不同参保模式对流动人口内部医疗服务利用不平等的影响存在明显差异，参加医疗保险、在本地参保扩大了流动人口医疗服务利用不平等，而参加职工医保缩小了门诊服务利用不平等、扩大了住院服务利用不平等，交互项表现为扩大了门诊服务利用不平等、缩小了住院服务利用不平等。各医疗保险因素对住院的影响程度均大于门诊。

此外，本书发现在异地就医直接结算背景下参保地点依然显著影响流动人口公共卫生服务和医疗服务利用的不平等。在全国范围内实施异地就医直接结算一年后，在流入地参加医疗保险和非流入地参加医疗保险流动人口在医疗服务和预防保健方面仍存在差距。在居住地之外参加医疗保险的流动人口医疗卫生服务利用率更低，这种差距因保险类型和流动人口是农村到城市还是城市到城市而异。尽管家庭收入对流动人口患病后就医行为影响不显著，但“县/区”这一背景变量对建立健康档案的变异贡献达到了 44%，对于患病后就医的变异贡献达到了 10%。因此，需要政府采用更加全面的措施发展福利制度，同时进一步研究如何通过协调多个医疗保险基金来实施异地就医直接结算，以及如何改善流动人口的公共卫生服务使用现状。

流动人口卫生服务利用的不平等问题值得政策制定者重点关注。数据显示，中国流动人口卫生服务水平较低：只有约一半的流动人口在患病后就医，而全国平均水平为84.5%（2013年）。同时，流动人口健康档案的覆盖率（31.28%）尤其令人担忧，因为这些流动人口很可能无法获得居住地之外的基本公共卫生服务（如慢性病管理）。① 平均而言，2013年中国近70%的人口已建立了健康档案。卫生服务的不平等可能进一步加剧流动人口与当地人之间在健康水平和健康风险方面的差距，这在最近的新冠疫情暴发中被认为是严重的风险。农村到城市流动人口通常面临较高的传染病风险，② 流动人口对寻求当地医疗服务的犹豫可能严重影响传染病的防控。③ 为解决这个问题，中国政府通过补贴保险基金，在新冠疫情暴发期间免费为所有人提供检测和医疗服务。④ 然而，通过解决社会医疗保险制度的根本缺陷，对于应对未来的挑战是必要的。

目前跨省异地就医直接结算制度似乎尚未发挥出其全部潜力。本研究显示，在该制度推出一年后，流入地和非流入地参保的流动人口在卫生服务利用方面仍存在不平等，非流入地参保的流动人口医疗卫生服务利用率显著降低，这可能是由于中国存在数千个社会医疗保险基金统筹区以及缺乏协调一致的政策。尽管中国目前已建立了全国范围内的异地就医直接结算网络，但流动人口利用这一政策仍存在巨大障碍。部分研究人员认为，应增加进行医疗费用直接结算的定点医院数量。同时，对于除急性住院外的其他医疗服务，患者必须先自费，然后再向其参保地申请一部分报销。此外，许多流动人口甚至不知道相关政策和程序，更

---

① L. Su, L. Sun and L. Xu, "Review on the Prevalence, Risk Factors and Disease Management of Hypertension among Floating Population in China during 1990-2016," *Global Health Research and Policy*, Vol. 3, No. 1, 2018.

② C. Fan, et al., "The Relationship between the Migrant Population's Migration Network and the Risk of COVID-19 Transmission in China-Empirical Analysis and Prediction in Prefecture-Level Cities," *International Journal of Environmental Research and Public Health*, Vol. 17, No. 8, 2020.

③ S. Chen, et al., "COVID-19 Control in China during Mass Population Movements at New Year," *The Lancet*, Vol. 395, No. 10226, 2020, pp. 764-766.

④ J. Wang and Z. Wang, "Strengths, Weaknesses, Opportunities and Threats (SWOT) Analysis of China's Prevention and Control Strategy for the COVID-19 Epidemic," *International Journal of Environmental Research and Public Health*, Vol. 17, No. 7, 2020.

不用说如何应对复杂的流程。然而，与之前的一项研究结果相比，这些差距似乎有所减小。我们发现，在流入地和非流入地参保的流动人口之间，在医疗服务利用方面存在 3.5 个百分点的差距（根据控制变量的差异进行调整），远小于跨省异地就医直接结算制度出台之前报道的 7.4 个百分点的差距。

农村到城市流动人口参保地点与医疗服务利用之间的关联性比城市到城市流动人口更强。在跨省异地就医直接结算制度出台一年后，流入地和非流入地参加医疗保险的城市到城市流动人口在患病后就医的差距几乎已经消除。中国长期以来存在双重福利体系，城市居民享有比农村居民更高水平的福利和收入。这使农村到城市流动人口特别容易受到医疗保险制度的影响，由于异地就医直接结算的失败而产生的经济障碍，更有可能使他们放弃医疗卫生服务利用。尽管 BMIUE 计划通常更为慷慨，并且可以覆盖统筹区之外的医疗服务，① 但允许农村到城市流动人口加入 BMIUE 的地区非常有限。这可能会危及流入地参保政策对卫生服务利用的潜在影响。

从理论上讲，合并 BMIUR 和 RNCMS 或许能够缓解保险基金所在地与卫生服务提供之间的不匹配带来的一些后果。对于疾病治疗的医疗服务而言，这可能是正确的。然而，本研究显示，同 BMIUR/RNCMS 覆盖的人群相比，BMIUE 覆盖的人群在建立健康档案方面受到的地域影响较小。显然，预防保健并未成为合并两个保险计划的目标。与医疗服务不同，健康档案的建立不太可能直接受到医疗保险的影响。虽然 BMIUE 的参保人或许能够享受雇主提供的公共卫生服务，但 BMIUR 和 RNCMS 的参保人只能通过当地的基层卫生机构获得公共卫生服务。遗憾的是，持有农村户籍的农村到城市流动人口即使在 BMIUR 和 RNCMS 计划合并后，也可能被视为城市的“本地人”。

本章的发现对中国的医疗发展具有一些政策启示。无论是当地社会医疗保险转移接续还是异地就医直接结算政策，都无法为中国流动人口

---

① 钱泽慧、林森林、侯志远：《城镇基本医疗保险显著提高流动人口本地住院率：来自 2014 年全国流动人口动态监测调查的证据》，《中国卫生经济》2016 年第 9 期。

在卫生服务利用方面的不平等问题提供完美解决方案。流动人口的流入地参保率低（<25%），与中国政府的政策鼓励相悖。医疗保险统筹区的碎片化给医疗保险转移接续政策带来重大挑战，特别是在城市和农村之间。然而，值得注意的是，将自己视为本地人（通过加入当地保险来证明）的流动人口更有可能有健康档案，从而接受本地公共卫生服务和医疗服务，尽管医疗保险与建立健康档案之间没有直接联系。本研究揭示了参保地点对于流动人口公共卫生服务利用的影响大于在医疗服务利用方面的影响。同时，参保地点对于农村到城市流动人口在医疗服务利用方面的影响大于城市到城市流动人口。

近年来，无论是纵向还是横向整合，越来越多的人在呼吁更高的医保基金统筹层次。尽管医疗保险基金的整合可能为流动人口所面临的卫生服务问题提供根本解决方案，但需要根据他们的不同需求制定紧急过渡战略。例如，可以强制要求那些有雇佣合同的人参加当地的 BMIUE，而鼓励其他人参加当地的 BMIUR。通过更简化和公平的基金转移安排，也可以鼓励流动人口在当地参保。同时，可以建立跨地区基金，以简化医疗费用的异地就医直接结算，并将其覆盖范围扩大到急性疾病的住院以外。这样的制度安排对经常换工作和远离参保地的农村到城市流动人口尤为重要，因为他们很难在当地参加医疗保险。然而，这将需要建立和协调跨医疗保险统筹区的医保基金之间的风险共担机制。此外，公众参与政策对话对制定满足流动人口多样化需求的医疗保险计划非常重要。

第五章

流动人口医疗保险利用

第一节　基本情况概述

一　研究背景

人口流动是社会经济发展的重要动力，大规模的人口流动成为中国经济增长奇迹的重要因素。流动人口作为中国户籍制度和社会经济转型发展期产生的一种特殊人口迁移现象，指因工作或生活等原因离开户籍所在地的人户分离人口。[①] 2021 年中国流动人口为 38467 万人，约占全国总人口的 27.3%。然而，职业地位、经济状况和制度壁垒等多重制约导致中国流动人口处于健康弱势地位。研究显示，中国流动人口的健康需求难以得到满足，[②] 健康状况不容乐观，缺乏医疗服务的发生率高达 33.1%，远高于城市和农村家庭。[③]

究其原因，一方面，在劳动力市场中，由于文化水平不高、缺乏专

---

① 张展新、杨思思：《流动人口研究中的概念、数据及议题综述》，《中国人口科学》2013 年第 6 期。

② 王健等：《中国的迁移与健康：解决流动人口医疗卫生服务政策目标与现实的差距》，《公共行政评论》2014 年第 4 期。

③ 张晓蓓：《困难家庭多维贫困异质性研究》，《统计与决策》2021 年第 4 期。

业技能、经济能力不足，流动人口主要从事餐饮、建筑、运输、低端制造等劳动密集型行业，长期处于高健康风险环境，往往承受着比居住地户籍人口更严重的健康损耗效应；[①] 另一方面，在社会生活中，由于中国户籍制度的“城—乡”之分和“本地—外来”之别的“双二元”属性，[②] 流动人口既难以在流入地获得与当地户籍居民同等的机会、福利、保障与服务，[③] 同时又因远离户籍地难以在户籍地便捷地享受相应的待遇。

医疗保险作为跨越就医障碍、分摊经济风险的重要制度，能够有效提高流动人口医疗服务可及性，[④] 降低疾病经济风险和损失。[⑤] 一方面，医疗保险是影响卫生服务利用的重要因素，能够显著提升流动人口卫生服务可及性。[⑥] 研究显示，医疗保险能够显著提升老年、青年、农民工等不同流动人口健康体检、[⑦] 健康档案、[⑧] 健康教育、[⑨] 患病就诊、[⑩] 住院等卫生服务利用的水平和概率，有效降低医疗服务利用不足问题。[⑪]

① 范宪伟：《流动人口健康状况、问题及对策》，《宏观经济管理》2019 年第 4 期。

② 杨菊华：《新型城镇化背景下户籍制度的“双二属性”与流动人口的社会融合》，《中国人民大学学报》2017 年第 4 期。

③ 牛建林等：《城市外来务工人员的工作和居住环境及其健康效应——以深圳为例》，《人口研究》2011 年第 3 期。

④ D. W. Baker, et al., “Lack of Health Insurance and Decline in Overall Health in Late Middle Age,” *New England Journal of Medicine*, Vol. 345, No. 15, 2001, pp. 1106-1112.

⑤ K. J. Arrow, “Uncertainty and the Welfare Economics of Medical Care, 1963,” *Bulletin of the World Health Organization*, Vol. 82, No. 2, 2004, pp. 141-149.

⑥ X. Cai, F. Yang and Y. Bian, “Gap Analysis on Hospitalized Health Service Utilization in Floating Population Covered by Different Medical Insurances: Case Study from Jiangsu Province, China,” *International Journal for Equity in Health*, Vol. 18, No. 1, 2019, p. 84.

⑦ D. Tang and J. Wang, “Basic Public Health Service Utilization by Internal Older Adult Migrants in China,” *International Journal of Environmental Research and Public Health*, Vol. 18, No. 1, 2021, p. 270.

⑧ 汪晓慧、李剑波、杨洋：《中国老年流动人口接受健康教育和建立健康档案现状及其影响因素分析》，《中国公共卫生》2021 年第 2 期。

⑨ 严琼、童连：《青年流动人口基本公共卫生服务利用及影响因素分析》，《中国公共卫生》2019 年第 6 期。

⑩ 孟颖颖、韩俊强：《医疗保险制度对流动人口卫生服务利用的影响》，《中国人口科学》2019 年第 5 期。

⑪ L. Pan, et al., “Unmet Healthcare Needs and Their Determining Factors among Unwell Migrants: A Comparative Study in Shanghai,” *International Journal of Environmental Research and Public Health*, Vol. 19, No. 9, 2022, p. 5499.

另一方面，医疗保险是影响医疗费用的重要因素，能够显著降低流动人口医疗费用负担。研究显示，医疗保险会增加医疗服务及总费用，① 但有效降低了流动人口的个人自付医疗费用和医疗费用自付比例。②

然而，中国流动人口基本医疗保险服务利用及保障效果方面依然面临挑战。流动人口参保率显著低于非流动人口，③ 目前仍有约10%的流动人口未参加任何医疗保险。④ 同时，70.5%流动人口已参加保障水平较低和可携带性较差的新农合，76.9%流动人口选择在户籍地参保。同时，流动人口医疗保险利用率显著低于非流动人口，⑤ 如研究发现流动人口最近一次看病的医疗费用没有报销的比例为80.0%，⑥ 流动人口住院后未得到即时报销的比例为37.1%。⑦ 医疗保险降低流动人口医疗费用负担的作用有限，研究显示，医疗保险未能降低流动人口的非住院医疗费用负担，住院医疗费用负担降低比例明显小于本地户籍人口，⑧ 80.9%的参保流动人口报销比例在60%以下。流动人口医疗保险对于降低疾病经济负担的作用存在异质性。⑨ 研究显示，参加城职保显著降低

---

① L. Ward and P. Franks, "Changes in Health Care Expenditure Associated with Gaining or Losing Health Insurance," *Annals of Internal Medicine*, Vol. 146, No. 11, 2007, pp. 768-774.

② F. Zhang, X. Shi and Y. Zhou, "The Impact of Health Insurance on Healthcare Utilization by Migrant Workers in China," *International Journal of Environmental Research and Public Health*, Vol. 17, No. 6, 2020, p. 1852.

③ 王超群：《中国基本医疗保险的实际参保率及其分布特征：基于多源数据的分析》，《社会保障评论》2020年第1期。

④ 孟颖颖、张孝栋、王静：《"锁定"与"回拉"：医疗保险制度对流动人口居留意愿的影响》，《东北大学学报》（社会科学版）2021年第4期。

⑤ C. Ma, et al., "Healthcare, Insurance, and Medical Expenditure of the Floating Population in Beijing, China," *Frontiers in Public Health*, Vol. 8, August 2020.

⑥ 郭静等：《流动人口卫生服务利用及影响因素的多水平logistic回归模型分析》，《中国卫生经济》2015年第3期。

⑦ 尹勤、徐千里、郑颖颖：《流动人口住院医疗服务利用现状及影响因素分析》，《中国公共卫生》2017年第3期。

⑧ 周钦、刘国恩：《医保受益性的户籍差异——基于本地户籍人口和流动人口的研究》，《南开经济研究》2016年第1期。

⑨ J. Gao, D. Chu and T. Ye, "Empirical Analysis of Beneficial Equality of the Basic Medical Insurance for Migrants in China," *Discrete Dynamics in Nature and Society*, Vol. 2021, 2021, pp. 1-11.

了流动人口医疗负担，而新农合的作用并不显著，① 尤其在降低农村老年流动人口医疗负担方面收效甚微。② 同时，研究显示在居住地参保的流动人口卫生服务可及性更好，享受更广的医疗服务报销范围、更高的医疗费用报销水平以及更加便捷的医疗服务和医疗保险报销流程。③ 现有的流动人口医疗保险研究主要聚焦在医疗保险对流动人口卫生服务利用及医疗费用负担的影响，仅有少部分研究分析了流动人口医疗保险服务利用的情况。然而，对于中国流动人口医疗保险服务利用行为、保障水平及其影响因素的情况尚缺乏具有全国代表性的有效证据。

二 研究目的

本章从医疗保险视角进一步厘清流动人口医保服务利用不平等的内涵，通过全国性数据系统测量医疗保险导致的流动人口医保服务利用不平等水平，并对其进行分解。同时，本章还重点利用 2018 年中国流动人口动态监测调查的数据，重点分析参保类型、参保地点对流动人口住院服务利用行为、医疗保险报销行为以及受益水平的影响，为流动人口医疗保障政策优化提供决策依据。

三 研究数据

本书数据来自 2017、2018 年中国流动人口动态监测调查。该调查由国家卫生和计划生育委员会组织进行，选取全国 31 个省（区、市）和新疆生产建设兵团的 15 周岁及以上，在流入地居住 1 个月及以上，且为非本区（县、市）户口的流动人口为样本，采取分层次、多阶段、

① 周云波、黄云：《基本医疗保险制度能否改善农民工的相对不平等》，《财经科学》2021 年第 10 期。

② J. Li, et al., "China's New Cooperative Medical Scheme's Impact on the Medical Expenses of Elderly Rural Migrants," *International Journal of Environmental Research and Public Health*, Vol. 16, No. 24, 2019.

③ 姚强、陈阿敏：《医疗保险参保地对老年流动人口健康状况的影响路径研究——基于 2015 年全国流动人口动态监测调查数据》，《中国卫生政策研究》2022 年第 1 期。

概率比例抽样的方法进行抽样。问卷的主要内容为流动人口家庭成员与收支情况、就业情况、健康与公共服务，包含住院情况与住院费用报销信息。2017 年调查的有效样本总量为 169989 份，2018 年为 152000 份，经过数据清理，共筛选出有效样本 275688 份，其中 2017 年为 157584 份，2018 年为 118104 份。此外，本章重点运用 2018 年 CMDS 的数据进行分析，选择 15 周岁及以上、在流入地居住 1 个月及以上、参加医疗保险且未重复参加医疗保险的流动人口作为研究对象。其中，同时参加城乡居民基本医疗保险、城镇居民基本医疗保险或新型农村合作医疗不视作重复参保。经过数据清理，筛选出有效样本 135373 份。

四　研究方法

（一）研究思路

基于医疗保险视角下流动人口健康不平等测量框架，利用 2017、2018 年 CMDS 为数据源，通过集中指数法测算医疗保险视角下流动人口医保服务利用不平等现状，运用集中指数分解法分析医疗保险视角下流动人口医保服务利用不平等影响因素。同时，以安德森卫生服务利用行为模型（以下简称安德森模型）为指导，运用 Logit 回归分析和 Heckman 样本选择模型系统分析流动人口医疗保险利用行为、保障效果及其影响因素。

（二）变量设计

健康不平等指数测量的相关变量定义已经在本书第三章进行过详细阐述，本部分不再赘述。本部分主要重点阐述如何运用安德森模型进行变量选择。安德森模型是从个体角度分析卫生服务利用行为的理论框架，经过 50 多年的检验和修正，已经形成完备的理论体系，被公认为卫生服务领域解释和预测服务利用行为的最佳模型之一。[①] 本书考虑流动人口的"流动性"属性及变量可及性，以住院服务利用为载体，将影响流动人口住院服务利用行为、医疗保险报销行为及保障水平的影响

---

① 李月娥、卢珊：《医疗卫生领域安德森模型的发展、应用及启示》，《中国卫生政策研究》2017 年第 11 期。

因素分为环境、倾向特征、使能资源、需要因素、流动特征五个维度，构建流动人口医疗保险服务利用行为的理论框架（见图 5-1）。

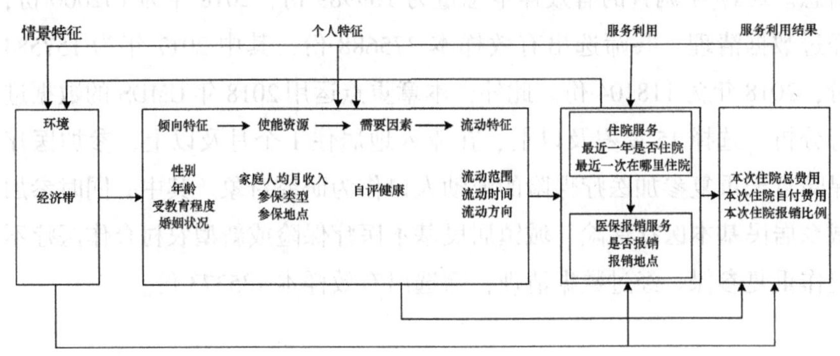

图 5-1　分析框架

1. 因变量

（1）住院服务利用行为：本书以“最近一年是否住过院”（“最近一年，您本人是否住过院？”）、“最近一次在哪里住院”（“最近一次，您在哪里住院？”）为代表性指标，反映流动人口住院服务利用。

（2）医疗保险利用行为：以“是否报销”、“报销地点”（“在何处报销”）为代表性指标，反映住院费用报销情况。

（3）医疗保险保障效果：以“本次住院总费用”（“您本次住院医药费用总共花费多少？”）、“本次住院自付费用”（“其中您/您家支付了多少？不包括报销及个人医疗账户支出的部分”）、“本次住院报销比例”为代表性指标，反映医疗保险保障水平。

2. 自变量

本书的主要目的是分析流动人口参保类型与参保地点差异对住院服务利用行为、医疗保险利用行为及医疗保险保障水平的影响，即不同参保类型与参保地点流动人口住院服务利用、医疗保险利用和保障水平是否存在差异。自变量为“参保类型”和“参保地点”。其中，“参保类型”通过“您目前参加下列何种社会保险？”获得，将城乡居民基本医疗保险、新型农村合作医疗、城镇居民基本医疗保险合并为一项，赋值为1，城镇职工医疗保险赋值为2，公费医疗保险赋值为3；“是否本地参保”通过“在何处参保”获得，将本地参保赋值为1，户籍地、其他地方参保赋值为0。

3. 控制变量

根据本书的分析框架，从2018年CMDS数据中提取控制变量。其中，情景特征纳入变量经济带；倾向特征纳入性别、年龄、受教育程度、婚姻状态；使能资源纳入家庭人均月收入、参保类型；需要因素纳入自评健康状况；流动特征纳入流动范围、流动时间和流动方向。变量赋值详见表5-1。

（三）统计分析

根据纳入数据特点，最近一年是否住院、最近一次在哪里住院、是否报销、报销地点运用Logit回归分析。

由于住院费用（包括住院总费用、自付费用）取决于个体是否选择住院，报销比例取决于个体是否报销，样本选择问题导致选择性偏差（selection bias）。为了得到住院总费用、住院自付费用、住院报销比例的无偏估计，本书使用Heckman于1979年提出的样本选择模型，[①] 克服样本选择偏差。该模型分为选择模型、结果模型两部分：

选择模型：$p_i^* = \alpha + \beta X_i + \mu_i$，$p_i = \begin{cases} 1 & if \quad p_i^* > 0 \\ 0 & if \quad p_i^* \leqslant 0 \end{cases}$ （1）

结果模型：$y_i = \omega + \theta z_i + \gamma \lambda_i + \varepsilon_i$ （2）

其中，p_i^* 是事件发生的概率（住院、报销），p_i 是个体行为（是否住院、是否报销），y_i 是住院总费用、自付费用的对数及报销比例，x_i、z_i 是解释变量，β、θ、γ 为待估参数，μ_i、ε_i 为随机扰动项，ω、α 为截距项，λ_i 为逆米尔斯比率。以住院总费用为例，样本选择模型将流动人口住院总费用分为两个部分：一是通过选择模型刻画流动人口是否住院；二是在选择模型的基础上通过结果模型估计住院后发生的费用结果。

① J. J. Heckman, “Sample Selection Bias as a Specification Error,” *Econometrica*, Vol. 47, No. 1, 1979, pp. 153-161.

第二节　流动人口医疗保险利用水平

2018年调查样本基本情况如表5-1所示，调查对象主要参保类型是城乡居民（76.84%），主要参保地点是户籍地（71.44%）。住院服务利用方面，最近一年平均住院率为28.9%，最近一次住院在本地的占比72.98%，居住地参保流动人口住院率比非居住地参保组高3.12个百分点，本地住院比例比非居住地参保组高19.23个百分点（86.15% vs. 66.92%）。流动特征方面，跨省（48.74%）、乡—城（83.49%）、长时间流动（一年以上占83.65%）是人口流动主要特征，同时，全国约四成（38.83%）的流动人口分布在珠三角、长三角、环渤海地区。

医疗保险利用方面，调查对象30.04%住院后费用未报销，报销的调查对象中65.99%在居住地报销，其中居住地参保组本地报销率为98.48%，非居住地参保组本地报销率为40.13%。住院费用负担方面，调查对象最近一次住院总费用为13110.98元、自付费用为7980.83元，非居住地参保组最近一次住院总费用是居住地参保组的1.16倍（13704.40元 vs. 11821.55元），自付费用是居住地参保组的1.50倍（8911.50元 vs. 5958.59元）。医疗保险保障水平方面，调查对象实际报销比例为48%，居住地参保组比非居住地参保组报销比例高15个百分点（57% vs. 42%）。

表5-1　变量赋值与样本情况

变量	变量含义与赋值	居住地参保		非居住地参保		小计		卡方检验或t检验P值
		n	%/mean	n	%/mean	n	%/mean	
最近一年是否住过院	0=否	3087	68.89	7792	72.01	10879	71.10	<0.001
	1=是	1394	31.11	3029	27.99	4423	28.90	

续表

变量	变量含义与赋值	居住地参保		非居住地参保		小计		卡方检验或t检验P值
		n	%/mean	n	%/mean	n	%/mean	
最近一次在哪里住院	0=户籍地/其他地方	193	13.85	1002	33.08	1195	27.02	<0.001
	1=居住地	1201	86.15	2027	66.92	3228	72.98	
是否报销	0=否	201	16.90	756	37.86	957	30.04	<0.001
	1=是	988	83.10	1241	62.14	2229	69.96	
报销地点	0=户籍地/其他地方	15	1.52	743	59.87	758	34.01	<0.001
	1=居住地	973	98.48	498	40.13	1471	65.99	
本次住院总费用	元	1394	11821.55	3029	13704.40	4423	13110.98	0.014
本次住院自付费用	元	1394	5958.59	3029	8911.50	4423	7980.83	<0.001
本次住院报销比例	0-1	998	0.57	1241	0.42	2229	0.48	<0.001
性别	0=女	18894	48.88	46952	48.55	65846	48.64	0.273
	1=男	19763	51.12	49764	51.45	69527	51.36	
年龄	1=15—29岁	13156	34.03	28311	29.27	41467	30.63	<0.001
	2=30—44岁	19233	49.75	41928	43.35	61161	45.18	
	3=45—59岁	5466	14.14	21832	22.57	27298	20.17	
	4=60岁及以上	802	2.07	4644	4.80	5446	4.02	
受教育程度	1=小学及以下	3269	8.46	18682	19.32	21951	16.22	<0.001
	2=初中	10786	27.90	46643	48.23	57429	42.42	
	3=高中及以上	24602	63.64	31391	32.46	55993	41.36	

续表

变量	变量含义与赋值	居住地参保		非居住地参保		小计		卡方检验或t检验P值
		n	%/mean	n	%/mean	n	%/mean	
婚姻状况	1=未婚	6875	17.78	12499	12.92	19374	14.31	<0.001
	2=结婚/同居	30905	79.95	81360	84.12	112265	82.93	
	3=离婚/丧偶	877	2.27	2857	2.95	3734	2.76	
家庭人均月收入	1=最低	5868	15.18	24207	25.03	30075	22.22	<0.001
	2=较低	6860	17.75	20928	21.64	27788	20.53	
	3=中等	7419	19.19	19774	20.45	27193	20.09	
	4=较高	8768	22.68	17253	17.84	26021	19.22	
	5=最高	9742	25.20	14554	15.05	24296	17.95	
参保类型	1=城乡居民	11983	31.00	92043	95.17	104026	76.84	<0.001
	2=城镇职工	26526	68.62	4470	4.62	30996	22.90	
	3=公费医疗	148	0.38	203	0.21	351	0.26	
自评健康状况	1=不健康	660	1.71	2258	2.33	2918	2.16	<0.001
	2=基本健康	3685	9.53	11438	11.83	15123	11.17	
	3=健康	34312	88.76	83020	85.84	117332	86.67	
流动范围	1=市内跨县	5117	13.24	18772	19.41	23889	17.65	<0.001
	2=省内跨市	14184	36.69	31317	32.38	45501	33.61	
	3=跨省	19356	50.07	46627	48.21	65983	48.74	
流动时间	1=0—1年（含）	4576	11.84	17559	18.16	22135	16.35	<0.001
	2=1—5年（含）	14845	38.40	37980	39.27	52825	39.02	
	3=5—10年（含）	10118	26.17	22656	23.43	32774	24.21	
	4=10年以上	9118	23.59	18521	19.15	27639	20.42	
流动方向	1=乡—城	20903	69.27	71819	88.80	92722	83.49	<0.001
	2=城—城	9275	30.73	9056	11.20	18331	16.51	

续表

变量	变量含义与赋值	居住地参保		非居住地参保		小计		卡方检验或 t 检验 P 值
		n	%/mean	n	%/mean	n	%/mean	
经济带	1=珠三角	3437	8. 89	4575	4. 73	8012	5. 92	<0. 001
	2=长三角	6833	17. 68	14142	14. 62	20975	15. 49	
	3=环渤海	7790	20. 15	15798	16. 33	23588	17. 42	
	4=其他	20597	53. 28	62201	64. 31	82798	61. 16	
合计		38657	28. 56	96716	71. 44	135373	100. 00	

流动人口医保服务利用水平如表 5-2 所示，69. 26%的住院流动人口报销了住院费用。参加城镇职工的流动人口报销率比参加城乡居民的流动人口高 22. 04 个百分点，在本地参保的流动人口报销率比在其他地方参保的流动人口高 23. 01 个百分点，在本地参加城镇职工的流动人口报销率比其他参保流动人口高 20. 10 个百分点，且差异均具有统计学意义（P<0. 001）。

表 5-2　　流动人口医保服务利用水平

参保特征		报销率	
		n	%
流动人口			
是否参保	0=否	—	—
	1=是	—	—
		—	
参保流动人口			
参保类型	0=城乡居民	1149	63. 87
	1=城镇职工	500	85. 91
		P<0. 001	
参保地点	0=非本地	965	61. 43
	1=本地	684	84. 44
		P<0. 001	

续表

参保特征		报销率	
		n	%
交互作用	0	1264	65.46
	1	385	85.56
		P<0.001	
合计		2381	69.26

流动人口医疗保险保障水平如表 5-3 所示，参保住院流动人口住院总费用的中位数为 7500 元，自付费用的中位数为 4000 元，69.26%的流动人口住院费用得到报销，平均报销 48.60%的费用，参保特征不同的流动人口之间保障水平存在显著差异。

与未参保流动人口相比，参保流动人口住院总费用更高（1.07 倍，P>0.05），自付费用更低（0.80 倍，P<0.001）。在参保流动人口中，与参加城乡居民的流动人口相比，参加城镇职工的流动人口住院总费用更高（1.14 倍，P<0.001），自付费用更低（0.68 倍，P<0.001），报销比例更高（差距为 19.5 个百分点，P<0.001）。与在其他地方参保的流动人口相比，本地参保流动人口自付费用更低（0.65 倍，P<0.001），报销比例更高（差距为 16.8 个百分点，P<0.001），但住院总费用无显著差异（P>0.05）。与其他参保流动人口相比，在本地参加城镇职工的流动人口自付费用更低（0.70 倍，P<0.001），报销比例更高（差距为 19.2 个百分点，P<0.001），住院总费用更高但差异不显著（P>0.05）。

表 5-3　　流动人口医疗保险保障水平

参保特征		总费用（元）		自付费用（元）		报销比例（%）	
		Median	IQR	Median	IQR	Mean	SD
流动人口							
是否参保	0=否	7000	7000	5000	7000	—	—
	1=是	7500	8400	4000	6000	—	—

续表

参保特征		总费用（元）		自付费用（元）		报销比例（%）	
		Median	IQR	Median	IQR	Mean	SD
P		0.152		<0.001		—	
参保流动人口							
参保类型	0=城乡居民	7000	8000	4400	6400	0.427	0.223
	1=城镇职工	8000	8000	3000	4400	0.622	0.214
P		<0.001		<0.001		<0.001	
参保地点	0=非本地	7500	8700	4614	6600	0.417	0.227
	1=本地	7500	7500	3000	4500	0.585	0.216
P		0.251		<0.001		<0.001	
交互作用	0	7300	9000	4300	6400	0.441	0.227
	1	8000	7000	3000	3926	0.633	0.211
P		0.163		<0.001		<0.001	
合计		7500	7700	4000	6000	0.486	0.238

第三节　流动人口医疗保险利用的不平等

一　医疗保险服务利用集中指数

流动人口医疗保险服务利用集中指数计算结果如表5-4所示，是否报销的集中指数为0.0813，住院费用得到报销的概率更高的流动人口集中在社会经济地位较高的群体中，流动人口内部存在亲富人的医疗保险服务利用不平等。在不同参保特征组别中，参加城乡居民、非本地参保、非本地参加城镇职工的流动人口不平等程度相对更高，并且除非本地参保流动人口外，各群体的报销集中指数均小于全体流动人口的报销集中指数。具体而言，参加城镇职工的流动人口集中指数小于参加城乡居民的流动人口（差距为0.0375），本地参保流动人口的集中指数小于非本地参保流动人口（差距为0.0322），在本地参加城镇职工的流动人口的集中指数小于未在本地参加城镇职工的流动人口（差距为0.0389）。

表5-4　流动人口医保服务利用集中指数

参保特征	是否报销	
	CI	SE
是否参保		
0=否	—	—
1=是	—	—
参保类型		
0=城乡居民	0.0700	0.0101
1=城镇职工	0.0325	0.0098
参保地点		
0=非本地	0.0813	0.0111
1=本地	0.0491	0.0090
交互作用		
0	0.0754	0.0093
1	0.0365	0.0113
合计	0.0813	0.0076

流动人口医疗保险保障水平的集中指数计算结果如表5-5所示，住院总费用对数、自付费用对数和报销比例的集中指数分别为0.0153、0.0161和0.0912，医疗费用负担较重、报销比例较高的流动人口主要集中在社会经济地位较高的群体中，流动人口内部存在亲富人的医疗保险保障水平不平等，他们住院总费用和自付费用较高，实际报销比例也更高。

就总费用对数而言，未参保、参加城乡居民、非本地参保、非本地参加城镇职工的流动人口不平等程度相对更高，且高于全体流动人口的住院总费用对数的集中指数。在具体数值上，参保流动人口的集中指数

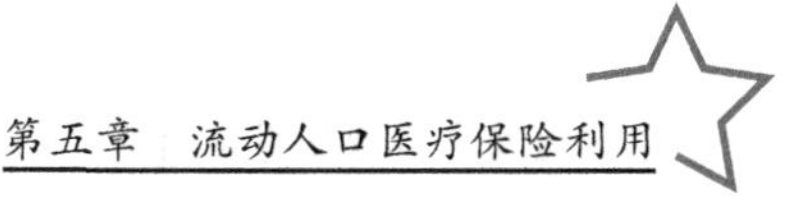

小于未参保流动人口（差距为0.0016），参加城镇职工的流动人口集中指数小于参加城乡居民的流动人口（差距为0.0033），本地参保流动人口的集中指数小于非本地参保流动人口（差距为0.0025），在本地参加城镇职工的流动人口的集中指数小于未在本地参加城镇职工的流动人口（差距为0.0035）。

就自付费用对数而言，参保、参加城乡居民、非本地参保、非本地参加城镇职工的流动人口不平等程度相对更高，并且除未参保和本地参保的流动人口外，各群体的报销集中指数均大于全体流动人口的住院自付费用对数集中指数。在具体数值上，参保流动人口的集中指数大于未参保流动人口（差距为0.0018），参加城镇职工的流动人口集中指数小于参加城乡居民的流动人口（差距为0.0024），本地参保流动人口的集中指数小于非本地参保流动人口（差距为0.0060），在本地参加城镇职工的流动人口的集中指数小于未在本地参加城镇职工的流动人口（差距为0.0025）。

就报销比例而言，参加城乡居民、非本地参保、非本地参加城镇职工的流动人口不平等程度相对更高，并且各群体的报销比例集中指数均小于全体流动人口的报销比例集中指数。在具体数值上，参加城镇职工的流动人口集中指数小于参加城乡居民的流动人口（差距为0.0168），本地参保流动人口的集中指数小于非本地参保流动人口（差距为0.0118），在本地参加城镇职工的流动人口的集中指数小于未在本地参加城镇职工的流动人口（差距为0.0285）。

表5-5 **流动人口医疗保险保障水平集中指数**

参保特征	总费用对数		自付费用对数		报销比例	
	CI	SE	CI	SE	CI	SE
是否参保						
0=否	0.0168	0.0044	0.0144	0.0045	—	—
1=是	0.0152	0.0010	0.0162	0.0012	—	—
参保类型						

续表

参保特征	总费用对数		自付费用对数		报销比例	
	CI	SE	CI	SE	CI	SE
0=城乡居民	0.0154	0.0012	0.0199	0.0014	0.0652	0.0083
1=城镇职工	0.0121	0.0019	0.0175	0.0027	0.0484	0.0080
参保地点						
0=非本地	0.0163	0.0012	0.0193	0.0014	0.0807	0.0094
1=本地	0.0138	0.0017	0.0133	0.0024	0.0689	0.0074
交互作用						
0	0.0161	0.0011	0.0193	0.0013	0.0749	0.0078
1	0.0126	0.0022	0.0168	0.0031	0.0464	0.0090
合计	0.0153	0.0010	0.0161	0.0012	0.0912	0.0063

二　医疗保险利用行为：Logit 回归结果

参保地点显著影响流动人口住院服务利用行为。居住地参保流动人口选择住院（OR = 1.271，95% CI = 1.132—1.426）和在居住地住院（OR=3.124，95%CI=2.480—3.934）的概率更高，而参保类型的影响并不显著。参保地点和参保类型显著影响流动人口医疗保险报销行为。参加城镇职工医疗保险的流动人口住院费用报销（OR = 1.730，95% CI = 1.237—2.419）和在居住地报销（OR=1.776，95%CI=1.043—3.022）的概率显著高于参加城乡居民的流动人口。在居住地参保的流动人口住院费用报销（OR = 3.012，95% CI = 2.317—3.914）和在居住地报销（OR = 193.091，95%CI=101.662—366.746）的概率显著高于在其他地方参保的流动人口。此外，60 岁及以上老年人住院后选择报销（OR=2.155，95%CI= 1.364—3.403）和在居住地报销的概率（OR = 2.976，95% CI = 1.572—5.634）显著高于青年人。随着流动范围的扩大，流动人口住院后选择报销（OR = 0.339—0.649，95% CI = 0.257—0.847）和居住地报销（OR=0.157—0.202，95%CI=0.103—0.283）的概率显著降低。此外，"城—城"流动人口住院后选择报销的概率（OR = 1.366，95% CI = 1.004—1.858）显著高于"乡—城"流动人口（见表 5-6）。

表 5-6 医疗保险利用行为：Logit 回归结果

变量（参照组）	是否住院			住院地点			是否报销			报销地点		
	OR	95%CI		OR	95%CI		OR	95%CI		OR	95%CI	
参保类型（城乡居民）												
城镇职工	0.917	0.798	1.053	0.819	0.623	1.077	1.730	1.237	2.419	1.776	1.043	3.022
公费医疗	0.935	0.510	1.718	0.392	0.132	1.162	1（omitted）			0.330	0.040	2.719
是否居住地参保（否）												
是	1.271	1.132	1.426	3.124	2.480	3.934	3.012	2.317	3.914	193.091	101.662	366.746
性别（女）												
男	0.673	0.617	0.734	0.978	0.821	1.164	1.029	0.828	1.279	1.052	0.760	1.455
年龄（15—29 岁）												
30—44 岁	0.500	0.445	0.562	0.797	0.638	0.996	1.051	0.817	1.351	1.517	0.986	2.334
45—59 岁	0.469	0.407	0.541	0.851	0.646	1.121	1.487	1.066	2.074	1.668	0.989	2.814
60 岁及以上	0.709	0.589	0.853	1.167	0.819	1.662	2.155	1.364	3.403	2.976	1.572	5.634
受教育程度（小学及以下）												
初中	1.167	1.042	1.308	1.305	1.058	1.609	1.027	0.785	1.342	0.845	0.569	1.255
高中及以上	1.326	1.158	1.520	1.695	1.316	2.183	1.087	0.798	1.479	0.812	0.511	1.288
婚姻状况（未婚）												

续表

变量（参照组）	是否住院			住院地点			是否报销			报销地点		
	OR	95%CI		OR	95%CI		OR	95%CI		OR	95%CI	
结婚/同居	5. 531	4. 532	6. 749	1. 388	0. 926	2. 080	1. 072	0. 652	1. 764	0. 401	0. 164	0. 983
离婚/丧偶	4. 079	3. 049	5. 457	1. 352	0. 764	2. 394	1. 212	0. 572	2. 572	0. 159	0. 049	0. 518
家庭人均月收入（最低）												
较低	0. 909	0. 807	1. 023	0. 830	0. 665	1. 035	0. 937	0. 717	1. 223	1. 105	0. 722	1. 692
中等	0. 956	0. 844	1. 082	0. 845	0. 669	1. 066	1. 343	1. 006	1. 793	0. 808	0. 523	1. 249
较高	0. 967	0. 846	1. 106	0. 998	0. 775	1. 285	1. 003	0. 741	1. 357	1. 179	0. 743	1. 869
最高	1. 032	0. 890	1. 196	0. 887	0. 672	1. 170	1. 000	0. 721	1. 388	0. 726	0. 425	1. 241
自评健康状况（不健康）												
基本健康	0. 507	0. 445	0. 578	1. 272	1. 009	1. 604	0. 872	0. 634	1. 199	1. 092	0. 720	1. 656
健康	0. 582	0. 509	0. 664	1. 588	1. 245	2. 025	0. 714	0. 518	0. 985	0. 934	0. 593	1. 470
流动范围（市内跨县）												
省内跨市	0. 914	0. 814	1. 025	0. 654	0. 526	0. 814	0. 649	0. 497	0. 847	0. 202	0. 145	0. 283
跨省	0. 747	0. 663	0. 842	0. 606	0. 482	0. 762	0. 339	0. 257	0. 447	0. 157	0. 103	0. 241
流动时间［0—1 年）												

续表

变量（参照组）	是否住院			住院地点			是否报销			报销地点		
	OR	95%CI		OR	95%CI		OR	95%CI		OR	95%CI	
［1—5 年）	0. 946	0. 827	1. 083	1. 993	1. 574	2. 524	1. 119	0. 817	1. 533	0. 771	0. 461	1. 287
［6—10 年）	0. 891	0. 771	1. 029	2. 355	1. 815	3. 056	1. 394	0. 992	1. 960	0. 888	0. 521	1. 515
10 年及以上	0. 880	0. 759	1. 021	2. 100	1. 604	2. 749	1. 112	0. 777	1. 592	0. 730	0. 415	1. 284
流动方向（乡—城）												
城—城	0. 978	0. 865	1. 106	0. 906	0. 707	1. 161	1. 366	1. 004	1. 858	1. 015	0. 637	1. 617
经济带（珠三角）												
长三角	1. 216	1. 008	1. 468	0. 931	0. 645	1. 343	0. 579	0. 370	0. 905	0. 592	0. 234	1. 494
环渤海	1. 012	0. 827	1. 240	1. 276	0. 851	1. 916	0. 745	0. 459	1. 208	0. 802	0. 329	1. 955
其他	1. 489	1. 258	1. 763	1. 070	0. 765	1. 497	0. 715	0. 477	1. 072	1. 532	0. 701	3. 349
常数项	0. 202	0. 149	0. 276	0. 711	0. 387	1. 306	2. 794	1. 281	6. 093	2. 635	0. 680	10. 208

表 5-7 医疗保险保障效果：Heckman 两部模型结果

变量（参照组）	住院总费用自然对数				住院自付费用自然对数				报销比例			
	选择模型（是否住院）		结果模型		选择模型（是否住院）		结果模型		选择模型（是否报销）		结果模型	
	Coef	P	Coef	P	Coef	P	Coef	P	Coef	P	Coef	P
参保类型（城乡居民）												
城镇职工	−0. 012	0. 797	0. 141	0. 016	−0. 033	0. 498	−0. 137	0. 052	0. 306	0. 001	0. 113	<0. 001
公费医疗	0. 036	0. 865	0. 369	0. 177	−0. 022	0. 917	0. 100	0. 771	6. 021	>0. 99	0. 203	0. 011
是否居住地参保（否）												
是	0. 469	<0. 001	−0. 197	0. 008	0. 470	<0. 001	−0. 311	<0. 001	0. 642	<0. 001	0. 015	0. 431
报销地点（非居住地）												
居住地			−0. 117	0. 043			−0. 270	<0. 001			0. 075	<0. 001
性别（女）												
男	−0. 228	<0. 001	0. 255	<0. 001	−0. 232	<0. 001	0. 168	0. 017	0. 022	0. 732		
年龄（15—29 岁）												
30—44 岁	−0. 380	<0. 001	0. 078	0. 305	−0. 374	<0. 001	−0. 018	0. 845	0. 031	0. 681		
45—59 岁	−0. 345	<0. 001	0. 123	0. 157	−0. 339	<0. 001	−0. 056	0. 588	0. 247	0. 015		
60 岁及以上	−0. 003	0. 968	0. 034	0. 699	0. 010	0. 883	−0. 144	0. 177	0. 462	0. 001		
受教育程度（小学及以下）												

续表

变量（参照组）	住院总费用自然对数				住院自付费用自然对数				报销比例			
	选择模型（是否住院）		结果模型		选择模型（是否住院）		结果模型		选择模型（是否报销）		结果模型	
	Coef	P	Coef	P	Coef	P	Coef	P	Coef	P	Coef	P
初中	0. 136	0. 002	0. 073	0. 256	0. 139	0. 001	0. 093	0. 231	0. 023	0. 775		
高中及以上	0. 241	<0. 001	0. 109	0. 159	0. 239	<0. 001	0. 117	0. 207	0. 058	0. 533		
婚姻状况（未婚）												
结婚/同居	0. 964	<0. 001	0. 086	0. 634	0. 954	<0. 001	0. 290	0. 179	0. 042	0. 786		
离婚/丧偶	0. 795	<0. 001	−0. 159	0. 416	0. 778	<0. 001	−0. 007	0. 976	0. 149	0. 513		
家庭人均月收入（最低）												
较低	−0. 086	0. 059	0. 057	0. 379	−0. 077	0. 094	0. 048	0. 531	−0. 034	0. 679		
中等	0. 024	0. 609	0. 061	0. 331	0. 027	0. 570	0. 024	0. 750	0. 177	0. 041		
较高	−0. 009	0. 862	0. 103	0. 125	−0. 007	0. 898	0. 112	0. 167	0. 019	0. 835		
最高	0. 029	0. 596	0. 148	0. 039	0. 033	0. 559	0. 131	0. 130	0. 012	0. 902		
自评健康状况（不健康）												
基本健康	−0. 335	<0. 001	−0. 160	0. 051	−0. 339	<0. 001	−0. 185	0. 062	−0. 089	0. 352		
健康	−0. 261	<0. 001	−0. 381	<0. 001	−0. 264	<0. 001	−0. 450	<0. 001	−0. 212	0. 029		
流动范围（市内跨县）												
省内跨市	−0. 177	<0. 001			−0. 191	<0. 001			−0. 256	0. 001	0. 009	0. 572

续表

变量（参照组）	住院总费用自然对数				住院自付费用自然对数				报销比例			
	选择模型（是否住院）		结果模型		选择模型（是否住院）		结果模型		选择模型（是否报销）		结果模型	
	Coef	P	Coef	P	Coef	P	Coef	P	Coef	P	Coef	P
跨省	-0.423	<0.001			-0.427	<0.001			-0.629	<0.001	0.031	0.140
流动时间 [0—1年)（不含）												
[1—5年)（不含）	0.117	0.033			0.112	0.043			0.070	0.467		
[5—10年)（不含）	0.124	0.032			0.117	0.044			0.201	0.053		
10年及以上	0.089	0.137			0.081	0.175			0.064	0.558		
流动方向（乡—城）												
城—城	0.011	0.802			0.014	0.747			0.164	0.068		
经济带（珠三角）												
长三角	0.017	0.808	0.313	0.002	0.003	0.970	0.634	<0.001	-0.337	0.014	-0.039	0.164
环渤海	-0.002	0.979	0.222	0.035	0.002	0.982	0.527	<0.001	-0.174	0.237	-0.082	0.004
其他地区	0.192	0.002	-0.037	0.708	0.183	0.003	0.252	0.032	-0.209	0.090	-0.051	0.035
常数项	-1.581	<0.001	9.073	<0.001	-1.561	<0.001	8.074	<0.001	0.613	0.010	0.509	<0.001
mills	Coef		P		Coef		P		Coef		P	
λ_i	-0.538		0.766		0.051		0.814		-0.169		<0.001	

三　医疗保险保障效果：Heckman 两部模型结果

参保类型、参保地点与流动人口住院费用和报销比例显著相关。与参加城乡居民医疗保险流动人口相比，参加城镇职工的流动人口住院总费用增加 14.1%（P<0.05），报销比例增加 11.3%（P<0.001），住院自付费用降低 13.7%；与在其他地方参保流动人口相比，在居住地参保的流动人口住院总费用降低 19.7%（P<0.01），报销比例增加 1.5%（P>0.05），自付费用降低 31.1%（P<0.001）。与在其他地方报销相比，在本地报销的流动人口住院总费用降低 11.7%（P<0.05），报销比例增加 7.5%（P<0.001），自付费用降低 27.0%（P<0.001）。此外，与流入珠三角地区的流动人口相比，流向长三角和环渤海地区的流动人口住院费用更高（P<0.05），流向环渤海和其他地区的流动人口报销比例更低（P<0.05），流向长三角、环渤海和其他地区的流动人口住院自付费用更高（P<0.05）（见表 5-7）。

第四节　流动人口医疗保险利用不平等分解

一　医疗保险服务利用集中指数分解

流动人口住院费用是否报销集中指数分解结果如表 5-8 所示。城镇职工、本地参保扩大了流动人口内部亲富人的医保服务利用不平等，只纳入参保类型和参保地点的交互项时其表现为扩大流动人口内部亲富人的医保服务利用不平等，同时纳入参保类型、参保地点，其表现为缩小流动人口内部亲富人的医保服务利用不平等。

N1—N3 分别纳入参保类型、参保地点和交互项，结果显示，医疗保险因素对流动人口医保服务利用不平等的具体影响为参加城镇职工扩大了医保服务利用不平等，贡献率为 34.89%；本地参保扩大了医保服务利用不平等，贡献率为 19.58%；本地参加城镇职工扩大了医保服务利用不平等，贡献率为26.51%。

N4同时纳入参保类型、参保地点和交互项，结果显示，参保特征对流动人口内部亲富人的医保服务利用不平等的贡献率为31.37%。其中，参加城镇职工扩大了医保服务利用不平等，贡献率为24.65%，在本地参保扩大了医保服务利用不平等，贡献率为17.91%，在本地参加城镇职工变为缩小了医保服务利用不平等，贡献率为-11.19%。与N1—N3相比，在本地参加城镇职工对流动人口内部医保服务利用不平等的影响从扩大差异变为缩小差异，其他医疗保险因素影响一致，各医疗保险因素贡献率绝对值均减少。

N1—N4结果显示，生物特征缩小了医保服务利用不平等，贡献率为-6.41%—-5.32%；物质条件扩大了医保服务利用不平等，贡献率为1.35%—10.17%；需求因素缩小了医保服务利用不平等，贡献率为-5.70%—-4.20%；流动特征扩大了医保服务利用不平等，贡献率为4.06%—8.36%。根据N4的结果，更大的年龄、中等以上的收入、接受过高中以下的教育、非单身、就业中、位于东北地区、自评为健康、省内流动在不同程度上缩小了医保服务利用不平等，贡献率为-4.22%—-0.26%；男性、中等及以下的收入、接受过高中及以上的教育、位于中部或西部地区、自评不健康或基本健康、跨省流动、在城—城之间流动在不同程度上扩大了医保服务利用不平等，贡献率为0.02%—4.08%（如表5-8所示）。

依次纳入参保类型、参保地点和交互项，“水平不平等指数”（Horizontal Inequality Index，HI）为测量不平等状况的指标分别为0.0903、0.0898、0.0912，同时纳入参保类型、参保地点和交互项，水平不平等指数为0.0892，剔除不可避免的因素后，流动人口内部仍存在亲富人的医保服务利用不平等。

二 医疗保险保障水平集中指数分解

（一）住院总费用对数集中指数分解

流动人口住院总费用对数集中指数分解结果如表5-9所示。参保、

表 5-8 流动人口住院费用是否报销集中指数分解

变量（参照组）	N1				N2				N3				N4			
	elastic	CI	con	con（%）	elastic	CI	con	con（%）	elastic	CI	con	con（%）	elastic	CI	con	con（%）
参保特征				0.3489				0.1958				0.2651				0.3137
参保类型（0=城乡居民）																
1=城镇职工	0.0772	0.3676	0.0284	0.3489									0.0545	0.3676	0.0200	0.2465
参保地点（0=非本地）																
1=本地					0.0977	0.1630	0.0159	0.1958					0.0894	0.1630	0.0146	0.1791
参保类型×参保地点（0）																
1									0.0694	0.3108	0.0216	0.2651	-0.0293	0.3108	-0.0091	-0.1119
生物特征				-0.0532				-0.0618				-0.0641				-0.0542
性别（女）																
男	0.0010	0.0083	0.0000	0.0001	0.0038	0.0083	0.0000	0.0004	0.0030	0.0083	0.0000	0.0003	0.0035	0.0083	0.0000	0.0004
年龄（15—44岁）																
45—64岁	0.0183	-0.1464	-0.0027	-0.0330	0.0213	-0.1464	-0.0031	-0.0384	0.0223	-0.1464	-0.0033	-0.0401	0.0190	-0.1464	-0.0028	-0.0342
65岁及以上	0.0049	-0.3355	-0.0017	-0.0203	0.0058	-0.3355	-0.0019	-0.0238	0.0059	-0.3355	-0.0020	-0.0243	0.0049	-0.3355	-0.0017	-0.0203

续表

变量（参照组）	N1				N2				N3				N4			
	elastic	CI	con	con（%）	elastic	CI	con	con（%）	elastic	CI	con	con（%）	elastic	CI	con	con（%）
物质条件				0.0135				0.1017				0.0487				0.0367
家庭人均月收入（最低组）																
较低组	-0.0061	-0.1735	0.0011	0.0131	-0.0044	-0.1735	0.0008	0.00931	-0.0048	-0.1735	0.0008	0.0103	-0.0057	-0.1735	0.0010	0.0121
中等组	0.0142	0.1790	0.0025	0.0312	0.0158	0.1790	0.0028	0.0348	0.0162	0.1790	0.0029	0.0355	0.0141	0.1790	0.0025	0.0310
较高组	-0.0043	0.4784	-0.0020	-0.0250	0.0008	0.4784	0.0004	0.0049	-0.0017	0.4784	-0.0008	-0.0100	-0.0022	0.4784	-0.0011	-0.0132
最高组	-0.0018	0.7065	-0.0013	-0.0161	0.0023	0.7065	0.0016	0.0199	-0.0002	0.7065	-0.0001	-0.0014	-0.0006	0.7065	-0.0004	-0.0049
受教育程度（小学及以下）																
初中	-0.0018	-0.0490	0.0001	0.0011	0.0087	-0.0490	-0.0004	-0.0052	0.0029	-0.0490	-0.0001	-0.0018	0.0052	-0.0490	-0.0003	-0.0031
高中及以上	0.0082	0.2209	0.0018	0.0223	0.0176	0.2209	0.0039	0.0479	0.0131	0.2209	0.0029	0.0356	0.0101	0.2209	0.0022	0.0275
婚姻状况（单身）																
结婚/同居	0.0280	-0.0163	-0.0005	-0.0056	0.0211	-0.0163	-0.0003	-0.0042	0.0311	-0.0163	-0.0005	-0.0062	0.0180	-0.0163	-0.0003	-0.0036
离婚/丧偶	0.0017	-0.0813	-0.0001	-0.0017	0.0010	-0.0813	-0.0001	-0.0010	0.0017	-0.0813	-0.0001	-0.0017	0.0010	-0.0813	-0.0001	-0.0010
是否就业（否）																

续表

变量（参照组）	N1				N2				N3				N4			
	elastic	CI	con	con（%）	elastic	CI	con	con（%）	elastic	CI	con	con（%）	elastic	CI	con	con（%）
是	-0. 0066	0. 0685	-0. 0005	-0. 0056	-0. 0091	0. 0685	-0. 0006	-0. 0076	-0. 0137	0. 0685	-0. 0009	-0. 0115	-0. 0134	0. 0685	-0. 0009	-0. 0113
居住地区（东部地区）																
中部地区	0. 0132	0. 0635	0. 0008	0. 0103	0. 0035	0. 0635	0. 0002	0. 0027	0. 0129	0. 0635	0. 0008	0. 0101	0. 0064	0. 0635	0. 0004	0. 0050
西部地区	0. 0182	0. 0128	0. 0002	0. 0029	0. 0023	0. 0128	0. 0000	0. 0004	0. 0192	0. 0128	0. 0002	0. 0030	0. 0056	0. 0128	0. 0001	0. 0009
东北地区	0. 0060	-0. 1837	-0. 0011	-0. 0135	0. 0001	-0. 1837	0. 0000	-0. 0002	0. 0059	-0. 1837	-0. 0011	-0. 0133	0. 0012	-0. 1837	-0. 0002	-0. 0026
需要因素				-0. 0563				-0. 0425				-0. 0570				-0. 0420
自评健康状况（不健康）																
基本健康	-0. 0044	-0. 0075	0. 0000	0. 0004	-0. 0022	-0. 0075	0. 0000	0. 0002	-0. 0041	-0. 0075	0. 0000	0. 0004	-0. 0021	-0. 0075	0. 0000	0. 0002
健康	-0. 0957	0. 0482	-0. 0046	-0. 0567	-0. 0720	0. 0482	-0. 0035	-0. 0427	-0. 0968	0. 0482	-0. 0047	-0. 0574	-0. 0712	0. 0482	-0. 0034	-0. 0422
流动特征				0. 0518				0. 0770				0. 0836				0. 0406
流动范围（市内跨县）																
省内跨市	-0. 0255	0. 0934	-0. 0024	-0. 0293	-0. 0347	0. 0934	-0. 0032	-0. 0399	-0. 0267	0. 0934	-0. 0025	-0. 0307	-0. 0336	0. 0934	-0. 0031	-0. 0386
跨省	-0. 1225	-0. 0209	0. 0026	0. 0315	-0. 1543	-0. 0209	0. 0032	0. 0397	0. 1235	-0. 0209	0. 0026	0. 0318	-0. 1492	-0. 0209	0. 0031	0. 0384

续表

变量（参照组）	N1				N2				N3				N4			
	elastic	CI	con	con（%）	elastic	CI	con	con（%）	elastic	CI	con	con（%）	elastic	CI	con	con（%）
流动方向（乡—城）																
城—城	0. 0123	0. 3281	0. 0040	0. 0496	0. 0191	0. 3281	0. 0063	0. 0771	0. 0204	0. 3281	0. 0067	0. 0825	0. 0101	0. 3281	0. 0033	0. 0408
Con of unavoid factors	-0. 0089				-0. 0085				-0. 0197				-0. 0078			
HI	0. 0903				0. 0898				0. 0912				0. 0892			

城镇职工扩大了流动人口内部亲富人的住院总费用不平等，本地参保缩小了流动人口内部亲富人的住院总费用不平等。只纳入参保类型和参保地点的交互项时，其表现为扩大流动人口内部亲富人的住院总费用不平等，同时纳入参保类型、参保地点，其表现为缩小流动人口内部亲富人的住院总费用不平等。

N5—N8 分别纳入是否参保、参保类型、参保地点和交互项，结果显示，医疗保险因素对流动人口住院总费用不平等的具体影响为参保扩大了住院总费用不平等，贡献率为 0.20%；参加城镇职工扩大了住院总费用不平等，贡献率为 8.72%；本地参保缩小了住院总费用不平等，贡献率为-1.03%；本地参加城镇职工扩大了住院总费用不平等，贡献率为 2.78%。

N9 同时纳入参保类型、参保地点和交互项，结果显示，参保特征对流动人口内部亲富人的住院总费用不平等的贡献率为 4.29%。其中，参加城镇职工扩大了住院总费用不平等，贡献率为 15.12%，在本地参保缩小了住院总费用不平等，贡献率为-2.90%，在本地参加城镇职工变为缩小了住院总费用不平等，贡献率为-1.96%。与 N6—N8 相比，在本地参加城镇职工对流动人口内部亲富人的住院总费用不平等的影响从扩大差异变为缩小差异，其他医疗保险因素影响一致且贡献率绝对值增加。

N5—N9 结果显示，在其他维度影响因素中，物质条件对住院总费用不平等的贡献率绝对值最大（19.46%—27.83%），其次是需求因素（-14.76%—-14.42%），流动特征（2.03%—4.73%）和生物特征（1.93%—2.51%）对住院总费用不平等的贡献率绝对值最小。根据 N5 和 N9 的结果，65 岁以下、中等以下的收入、接受过高中以下的教育、非单身、就业中、位于中部地区、自评为健康在不同程度上缩小了住院总费用不平等，贡献率绝对值范围为 0.07%—15.00%；男性、65 岁及以上、中等及以上的收入、接受过高中及以上的教育、位于西部或东北地区、自评不健康或基本健康、更大范围内流动、城—城流动在不同程度上扩大了住院总费用不平等，贡献率绝对值范围为 0.05%—18.32%（如表 5-9 所示）。

表 5-9 流动人口住院总费用对数集中指数分解

变量（参照组）	N5				N6				N7				N8				N9			
	elastic	CI	con	con（%）	elastic	CI	con	con（%）	elastic	CI	con	con（%）	elastic	CI	con	con（%）	elastic	CI	con	con（%）
参保特征				0.0020				0.0872				-0.0103				0.0278				0.0429
是否参保（0=否）																				
1=是	0.0128	0.0024	0.0000	0.0020																
参保类型（0=城乡居民）																				
1=城镇职工					0.0041	0.3253	0.0013	0.0872									0.0071	0.3253	0.0023	0.1512
参保地点（0=非本地）																				
1=本地									-0.0014	0.1093	-0.0002	-0.0103					-0.0041	0.1093	-0.0004	-0.0290
参保类型×参保地点（0）																				
1													0.0017	0.2518	0.0004	0.0278	-0.0012	0.2518	-0.0003	-0.0196
生物特征				0.0200				0.0219				0.0208				0.0193				0.0251
性别（女）																				

续表

变量（参照组）	N5				N6				N7				N8				N9			
	elastic	CI	con	con（%）	elastic	CI	con	con（%）	elastic	CI	con	con（%）	elastic	CI	con	con（%）	elastic	CI	con	con（%）
男	0.0161	0.0233	0.0004	0.0244	0.0160	0.0233	0.0004	0.0244	0.0158	0.0233	0.0004	0.0240	0.0160	0.0233	0.0004	0.0244	0.0157	0.0233	0.0004	0.0238
年龄（15—44岁）																				
45—64岁	0.0010	-0.1320	-0.0001	-0.0087	0.0007	-0.1320	-0.0001	-0.0065	0.0007	-0.1320	-0.0001	-0.0059	0.0009	-0.1320	-0.0001	-0.0076	0.0005	-0.1320	-0.0001	-0.0042
65岁及以上	-0.0002	-0.3909	0.0001	0.0043	-0.0002	-0.3909	0.0001	0.0040	-0.0001	-0.3909	0.0000	0.0027	-0.0001	-0.3909	0.0000	0.0024	-0.0002	-0.3909	0.0001	0.0055
物质条件				0.2783				0.2045				0.2768				0.2470				0.1946
家庭人均月收入（最低组）																				
较低组	0.0017	-0.1688	-0.0003	-0.0186	0.0013	-0.1688	-0.0002	-0.0140	0.0014	-0.1688	-0.0002	-0.0153	0.0014	-0.1688	-0.0002	-0.0152	0.0012	-0.1688	-0.0002	-0.0129
中等组	0.0022	0.1958	0.0004	0.0275	0.0014	0.1958	0.0003	0.0181	0.0017	0.1958	0.0003	0.0212	0.0016	0.1958	0.0003	0.0205	0.0013	0.1958	0.0003	0.0170
较高组	0.0023	0.4800	0.0011	0.0731	0.0018	0.4800	0.0008	0.0554	0.0021	0.4800	0.0010	0.0672	0.0021	0.4800	0.0010	0.0644	0.0016	0.4800	0.0008	0.0491
最高组	0.0041	0.6834	0.0028	0.1832	0.0037	0.6834	0.0026	0.1673	0.0043	0.6834	0.0029	0.1902	0.0041	0.6834	0.0028	0.1825	0.0036	0.6834	0.0025	0.1609
受教育程度（小学及以下）																				
初中	0.0027	-0.0312	-0.0001	-0.0055	0.0023	-0.0312	-0.0001	-0.0047	0.0024	-0.0312	-0.0001	-0.0048	0.0026	-0.0312	-0.0001	-0.0053	0.0017	-0.0312	-0.0001	-0.0034
高中及以上	0.0025	0.2110	0.0005	0.0341	0.0004	0.2110	0.0001	0.0054	0.0020	0.2110	0.0004	0.0282	0.0014	0.2110	0.0003	0.0189	0.0002	0.2110	0.0000	0.0028

续表

变量（参照组）	N5				N6				N7				N8				N9			
	elastic	CI	con	con（%）	elastic	CI	con	con（%）	elastic	CI	con	con（%）	elastic	CI	con	con（%）	elastic	CI	con	con（%）
婚姻状况（单身）																				
结婚/同居	0.0141	-0.0155	-0.0002	-0.0143	0.0156	-0.0155	-0.0002	-0.0158	0.0165	-0.0155	-0.0003	-0.0167	0.0161	-0.0155	-0.0002	-0.0163	0.0158	-0.0155	-0.0002	-0.0160
离婚/丧偶	0.0001	-0.1697	0.0000	-0.0008	0.0001	-0.1697	0.0000	-0.0006	0.0001	-0.1697	0.0000	-0.0007	0.0001	-0.1697	0.0000	-0.0006	0.0001	-0.1697	0.0000	-0.0007
是否就业（否）																				
是	-0.0077	0.0683	-0.0005	-0.0344	-0.0089	0.0683	-0.0006	-0.0398	-0.0061	0.0683	-0.0004	-0.0272	-0.0080	0.0683	-0.0005	-0.0359	-0.0077	0.0683	-0.0005	-0.0342
居住地区（东部地区）																				
中部地区	-0.0007	0.0711	-0.0001	-0.0033	-0.0006	0.0711	0.0000	-0.0029	-0.0013	0.0711	-0.0001	-0.0058	-0.0009	0.0711	-0.0001	-0.0044	-0.0005	0.0711	0.0000	-0.0023
西部地区	-0.0078	-0.0549	0.0004	0.0280	-0.0073	-0.0549	0.0004	0.0263	-0.0082	-0.0549	0.0004	0.0294	-0.0077	-0.0549	0.0004	0.0278	-0.0071	-0.0549	0.0004	0.0256
东北地区	-0.0013	-0.1081	0.0001	0.0091	-0.0014	-0.1081	0.0001	0.0097	-0.0016	-0.1081	0.0002	0.0111	-0.0015	-0.1081	0.0002	0.0105	-0.0012	-0.1081	0.0001	0.0086
需要因素				-0.1442				-0.1463				-0.1467				-0.1464				-0.1476
自评健康状况（不健康）																				
基本健康	-0.0039	-0.0088	0.0000	0.0023	-0.0040	-0.0088	0.0000	0.0023	-0.0041	-0.0088	0.0000	0.0023	-0.0040	-0.0088	0.0000	0.0023	-0.0041	-0.0088	0.0000	0.0024

续表

变量（参照组）	N5				N6				N7				N8				N9			
	elastic	CI	con	con（%）	elastic	CI	con	con（%）	elastic	CI	con	con（%）	elastic	CI	con	con（%）	elastic	CI	con	con（%）
健康	-0.0493	0.0454	-0.0022	-0.1464	-0.0501	0.0454	-0.0023	-0.1486	-0.0502	0.0454	-0.0023	-0.1491	-0.0501	0.0454	-0.0023	-0.1487	-0.0505	0.0454	-0.0023	-0.1500
流动特征				0.0440				0.0245				0.0473				0.0409				0.0203
流动范围（市内跨县）																				
省内跨市	0.0006	0.0559	0.0000	0.0024	0.0004	0.0559	0.0000	0.0014	0.0006	0.0559	0.0000	0.0023	0.0004	0.0559	0.0000	0.0015	0.0008	0.0559	0.0000	0.0029
跨省	0.0022	0.0038	0.0000	0.0005	0.0016	0.0038	0.0000	0.0004	0.0010	0.0038	0.0000	0.0003	0.0012	0.0038	0.0000	0.0003	0.0025	0.0038	0.0000	0.0006
流动方向（乡—城）																				
城—城	0.0021	0.2966	0.0006	0.0411	0.0012	0.2966	0.0003	0.0226	0.0023	0.2966	0.0007	0.0448	0.0020	0.2966	0.0006	0.0391	0.0009	0.2966	0.0003	0.0167
Con of unavoid factors	-0.0019				-0.0019				-0.0019				-0.0019				-0.0019			
HI	0.0172				0.0172				0.0172				0.0172				0.0172			

N5—N9 中，水平不平等指数均为 0.0172，剔除不可避免的因素后流动人口内部仍存在偏向富人的住院总费用不平等。

（二）住院自付费用对数集中指数分解

流动人口住院自付费用对数集中指数分解结果如表 5-10 所示。参保、城镇职工、本地参保缩小了流动人口内部亲富人的住院自付费用不平等。只纳入参保类型和参保地点的交互项时其表现为缩小流动人口内部亲富人的住院自付费用不平等，同时纳入参保类型、参保地点，其表现为扩大流动人口内部亲富人的住院自付费用不平等。

N10—N13 分别纳入是否参保、参保类型、参保地点和交互项，结果显示，医疗保险因素对流动人口住院自付费用不平等的具体影响为参保缩小了住院自付费用不平等，贡献率为-0.20%；参加城镇职工缩小了住院自付费用不平等，贡献率为-11.43%；本地参保缩小了住院自付费用不平等，贡献率为-5.81%；本地参加城镇职工缩小了住院自付费用不平等，贡献率为-9.78%。

N14 同时纳入参保类型、参保地点和交互项，结果显示，参保特征对流动人口内部亲富人的住院自付费用不平等的贡献率为-7.75%。其中，参加城镇职工缩小了住院自付费用不平等，贡献率为-3.97%，在本地参保缩小了住院自付费用不平等，贡献率为-5.83%，在本地参加城镇职工变为扩大了住院自付费用不平等，贡献率为 2.05%。与 N11—N13 相比，参保类型、参保地点对流动人口内部住院自付费用不平等的影响仍然存在但贡献率绝对值减小，交互项对流动人口内部住院自付费用不平等的影响从缩小差异变为扩大差异。

N10—N14 结果显示，在其他维度影响因素中，物质条件对住院自付费用不平等的贡献率绝对值最大（14.81%—24.00%），其次是需求因素（-14.67%—-14.14%），生物特征（4.00%—4.87%）和流动特征（0.08%—2.76%）对住院自付费用不平等的贡献率绝对值最小。根据 N10 和 N14 的结果，中等以下的收入、接受过更高的教育、非单身、就业中、自评为健康在不同程度上缩小了住院自付费用不平等，贡献率

表 5-10 流动人口住院自付费用对数集中指数分解

变量（参照组）	N10				N11				N12				N13				N14			
	elastic	CI	con	con（%）	elastic	CI	con	con（%）	elastic	CI	con	con（%）	elastic	CI	con	con（%）	elastic	CI	con	con（%）
参保特征				-0.0002				-0.1143				-0.0581				-0.0978				-0.0775
是否参保（否）																				
1=是	-0.0216	0.0002	0.0000	-0.0002																
参保类型（城乡居民）																				
城镇职工					-0.0066	0.2806	-0.0018	-0.1143									-0.0023	0.2806	-0.0006	-0.0397
参保地点（非本地）																				
1=本地									-0.0119	0.0785	-0.0009	-0.0581					-0.0120	0.0785	-0.0009	-0.0583
参保类型×参保地点（0）																				
1													-0.0074	0.2142	-0.0016	-0.0978	0.0015	0.2142	0.0003	0.0205
生物特征				0.0400				0.0403				0.0479				0.0487				0.0457
性别（女）																				

续表

变量（参照组）	N10				N11				N12				N13				N14			
	elastic	CI	con	con（%）	elastic	CI	con	con（%）	elastic	CI	con	con（%）	elastic	CI	con	con（%）	elastic	CI	con	con（%）
男	0.0123	0.0123	0.0002	0.0111	0.0118	0.0145	0.0002	0.0107	0.0111	0.0145	0.0002	0.0100	0.0114	0.0145	0.0002	0.0103	0.0112	0.0145	0.0002	0.0101
年龄（15—44岁）																				
45—64岁	-0.0010	-0.1454	0.0002	0.0094	-0.0015	-0.1454	0.0002	0.0139	-0.0020	-0.1454	0.0003	0.0185	-0.0021	-0.1454	0.0003	0.0190	-0.0019	-0.1454	0.0003	0.0175
65岁及以上	-0.0006	-0.4885	0.0003	0.0195	-0.0005	-0.4885	0.0003	0.0157	-0.0006	-0.4885	0.0003	0.0194	-0.0006	-0.4885	0.0003	0.0195	-0.0006	-0.4885	0.0003	0.0182
物质条件				0.1481				0.2400				0.2027				0.2326				0.2174
家庭人均月收入（最低组）																				
较低组	0.0022	-0.1671	-0.0004	-0.0229	0.0021	-0.1671	-0.0004	-0.0222	0.0019	-0.1671	-0.0003	-0.0195	0.0020	-0.1671	-0.0003	-0.0209	0.0019	-0.1671	-0.0003	-0.0201
中等组	0.0018	0.1969	0.0004	0.0220	0.0017	0.1969	0.0003	0.0206	0.0015	0.1969	0.0003	0.0182	0.0015	0.1969	0.0003	0.0179	0.0016	0.1969	0.0003	0.0193
较高组	0.0025	0.4807	0.0012	0.0740	0.0032	0.4807	0.0015	0.0941	0.0026	0.4807	0.0012	0.0768	0.0029	0.4807	0.0014	0.0871	0.0027	0.4807	0.0013	0.0807
最高组	0.0038	0.6809	0.0026	0.1594	0.0047	0.6809	0.0032	0.1975	0.0043	0.6809	0.0029	0.1808	0.0045	0.6809	0.0031	0.1909	0.0044	0.6809	0.0030	0.1866
受教育程度（小学及以下）																				
初中	0.0019	-0.0268	-0.0001	-0.0032	0.0023	-0.0268	-0.0001	-0.0038	0.0007	-0.0268	0.0000	-0.0012	0.0015	-0.0268	0.0000	-0.0025	0.0009	-0.0268	0.0000	-0.0015

续表

变量（参照组）	N10				N11				N12				N13				N14			
	elastic	CI	con	con（%）	elastic	CI	con	con（%）	elastic	CI	con	con（%）	elastic	CI	con	con（%）	elastic	CI	con	con（%）
高中及以上	-0.0023	0.2067	-0.0005	-0.0297	-0.0007	0.2067	-0.0002	-0.0093	-0.0015	0.2067	-0.0003	-0.0193	-0.0010	0.2067	-0.0002	-0.0129	-0.0011	0.2067	-0.0002	-0.0145
婚姻状况（单身）																				
结婚/同居	0.0192	-0.0142	-0.0003	-0.0169	0.0198	-0.0142	-0.0003	-0.0175	0.0202	-0.0142	-0.0003	-0.0179	0.0195	-0.0142	-0.0003	-0.0172	0.0204	-0.0142	-0.0003	-0.0180
离婚/丧偶	0.0001	-0.1946	0.0000	-0.0010	0.0001	-0.1946	0.0000	-0.0007	0.0001	-0.1946	0.0000	-0.0010	0.0001	-0.1946	0.0000	-0.0007	0.0001	-0.1946	0.0000	-0.0010
是否就业（否）																				
是	-0.0193	0.0632	-0.0012	-0.0758	-0.0167	0.0632	-0.0011	-0.0655	0.0145	0.0632	-0.0009	-0.0568	-0.0146	0.0632	-0.0009	-0.0571	-0.0144	0.0632	-0.0009	-0.0566
居住地区（东部地区）																				
中部地区	0.0021	0.0780	0.0002	0.0101	0.0005	0.0780	0.0000	0.0026	0.0012	0.0780	0.0001	0.0056	0.0003	0.0780	0.0000	0.0014	0.0011	0.0780	0.0001	0.0052
西部地区	-0.0077	-0.0622	0.0005	0.0297	-0.0095	-0.0622	0.0006	0.0365	-0.0085	-0.0622	0.0005	0.0328	-0.0100	-0.0622	0.0006	0.0385	-0.0086	-0.0622	0.0005	0.0331
东北地区	-0.0004	-0.1061	0.0000	0.0025	-0.0011	-0.1061	0.0001	0.0075	-0.0006	-0.1061	0.0001	0.0040	-0.0012	-0.1061	0.0001	0.0081	-0.0006	-0.1061	0.0001	0.0042
需要因素				-0.1414				-0.1424				-0.1465				-0.1417				-0.1467
自评健康状况（不健康）																				

续表

变量（参照组）	N10				N11				N12				N13				N14			
	elastic	CI	con	con（%）	elastic	CI	con	con（%）	elastic	CI	con	con（%）	elastic	CI	con	con（%）	elastic	CI	con	con（%）
基本健康	-0.0037	-0.0146	0.0001	0.0034	-0.0037	-0.0146	0.0001	0.0034	-0.0040	-0.0146	0.0001	0.0036	-0.0038	-0.0146	0.0001	0.0035	-0.0040	-0.0146	0.0001	0.0036
健康	-0.0467	0.0500	-0.0023	-0.1448	-0.0470	0.0500	-0.0024	-0.1458	-0.0484	0.0500	-0.0024	-0.1501	-0.0468	0.0500	-0.0023	-0.1452	-0.0484	0.0500	-0.0024	-0.1503
流动特征				0.0008				0.0273				0.0207				0.0125				0.0276
流动范围（市内跨县）																				
省内跨市	0.0023	0.0522	0.0001	0.0076	0.0022	0.0522	0.0001	0.0070	0.0032	0.0522	0.0002	0.0105	0.0023	0.0522	0.0001	0.0075	0.0032	0.0522	0.0002	0.0104
跨省	0.0092	0.0100	0.0001	0.0057	0.0069	0.0100	0.0001	0.0043	0.0097	0.0100	0.0001	0.0061	0.0067	0.0100	0.0001	0.0042	0.0096	0.0100	0.0001	0.0060
流动方向（乡—城）																				
城—城	-0.0007	0.2745	-0.0002	-0.0126	0.0009	0.2745	0.0003	0.0160	0.0002	0.2745	0.0001	0.0042	0.0000	0.2745	0.0000	0.0008	0.0007	0.2745	0.0002	0.0112
Con of unavoid factors	-0.0016				-0.0016				-0.0016				-0.0015				-0.0016			
HI	0.0178				0.0178				0.0177				0.0176				0.0177			

绝对值范围为 0.10%—15.03%；男性、更大的年龄、中等及以上的收入、位于东部以外的地区、自评不健康或基本健康、更大范围内流动在不同程度上扩大了住院自付费用不平等，贡献率绝对值范围为 0.25%—18.66%。

分别纳入是否参保、参保类型、参保地点和交互项，水平不平等指数分别为 0.0178、0.0178、0.0177、0.0176，剔除不可避免的因素后，流动人口内部仍存在偏向富人的住院自付费用不平等。

（三）住院费用报销比例集中指数分解

流动人口住院费用报销比例集中指数分解结果如表 5-11 所示。城镇职工、本地参保扩大了流动人口内部亲富人的住院费用报销比例不平等，只纳入参保类型和参保地点的交互项时，其表现为扩大流动人口内部亲富人的住院费用报销比例不平等，同时纳入参保类型、参保地点，其表现为缩小流动人口内部亲富人的住院费用报销比例不平等。

N15—N17 分别纳入参保类型、参保地点和交互项，结果显示，医疗保险因素对流动人口住院费用报销比例不平等的具体影响为参加城镇职工扩大了报销比例不平等，贡献率为 45.42%；本地参保扩大了报销比例不平等，贡献率为 22.30%；本地参加城镇职工扩大了报销比例不平等，贡献率为 34.50%。

N18 同时纳入参保类型、参保地点和交互项，结果显示，参保特征对流动人口内部亲富人的住院费用报销比例不平等的贡献率为 46.98%。其中，参加城镇职工扩大了报销比例不平等，贡献率为 38.75%；在本地参保扩大了报销比例不平等，贡献率为 17.94%；在本地参加城镇职工缩小了报销比例不平等，贡献率为-9.71%。与 N15—N17 相比，参保类型、参保地点对流动人口内部报销比例不平等的影响仍然存在但贡献率减小，交互项对流动人口内部报销比例不平等的影响由扩大差异变为缩小差异。

N15—N18 结果显示，在其他维度影响因素中，物质条件对报销比例不平等的贡献率绝对值最大（3.17%—22.33%），其次是生物特征

表 5-11 流动人口住院费用报销比例集中指数分解

变量（参照组）	N15				N16				N17				N18			
	elastic	CI	con	con（%）	elastic	CI	con	con（%）	elastic	CI	con	con（%）	elastic	CI	con	con（%）
参保特征				0.4542				0.2230				0.3450				0.4698
参保类型（城乡居民）																
1=城镇职工	0.0836	0.4954	0.0414	0.4542									0.0713	0.4954	0.0353	0.3875
参保地点（非本地）																
1=本地					0.0911	0.2234	0.0203	0.2230					0.0733	0.2234	0.0164	0.1794
参保类型×参保地点（0）																
1									0.0733	0.4293	0.0315	0.3450	-0.0206	0.4293	-0.0089	-0.0971
生物特征				-0.0306				-0.0427				-0.0510				-0.0337
性别（女）																
男	0.0119	0.0158	0.0002	0.0021	0.0173	0.0158	0.0003	0.0030	0.0160	0.0158	0.0003	0.0028	0.0170	0.0158	0.0003	0.0029
年龄（15—44 岁）																
45—64 岁	0.0135	-0.1839	-0.0025	-0.0273	0.0173	-0.1839	-0.0032	-0.0348	0.0214	-0.1839	-0.0039	-0.0432	0.0148	-0.1839	-0.0027	-0.0298
65 岁及以上	0.0020	-0.2482	-0.0005	-0.0054	0.0040	-0.2482	-0.0010	-0.0108	0.0039	-0.2482	-0.0010	-0.0105	0.0025	-0.2482	-0.0006	-0.0069

续表

变量（参照组）	N15				N16				N17				N18			
	elastic	CI	con	con（%）	elastic	CI	con	con（%）	elastic	CI	con	con（%）	elastic	CI	con	con（%）
物质条件				0.0317				0.2233				0.1076				0.0428
家庭人均月收入（最低组）																
较低组	0.0027	-0.1817	-0.0005	-0.0054	0.0050	-0.1817	-0.0009	-0.0100	0.0056	-0.1817	-0.0010	-0.0111	0.0026	-0.1817	-0.0005	-0.0053
中等组	0.0016	0.1620	0.0003	0.0029	0.0078	0.1620	0.0013	0.0139	0.0073	0.1620	0.0012	0.0130	0.0027	0.1620	0.0004	0.0048
较高组	-0.0010	0.4791	-0.0005	-0.0051	0.0098	0.4791	0.0047	0.0514	0.0060	0.4791	0.0029	0.0314	0.0007	0.4791	0.0003	0.0038
最高组	-0.0031	0.7260	-0.0022	-0.0246	0.0046	0.7260	0.0033	0.0367	0.0008	0.7260	0.0006	0.0064	-0.0024	0.7260	-0.0018	-0.0194
受教育程度（小学及以下）																
初中	-0.0203	-0.0534	0.0011	0.0119	-0.0013	-0.0534	0.0001	0.0008	-0.0093	-0.0534	0.0005	0.0055	-0.0102	-0.0534	0.0005	0.0059
高中及以上	-0.0031	0.2482	-0.0008	-0.0084	0.0179	0.2482	0.0044	0.0487	0.0071	0.2482	0.0018	0.0193	-0.0005	0.2482	-0.0001	-0.0013
婚姻状况（单身）																
结婚/同居	-0.1039	-0.0159	0.0016	0.0181	-0.1015	-0.0159	0.0016	0.0177	-0.0991	-0.0159	0.0016	0.0172	-0.1033	-0.0159	0.0016	0.0180
离婚/丧偶	-0.0020	-0.0768	0.0002	0.0017	-0.0025	-0.0768	0.0002	0.0021	-0.0018	-0.0768	0.0001	0.0015	-0.0023	-0.0768	0.0002	0.0020
是否就业（否）																

续表

变量（参照组）	N15				N16				N17				N18			
	elastic	CI	con	con（%）	elastic	CI	con	con（%）	elastic	CI	con	con（%）	elastic	CI	con	con（%）
是	0. 0625	0. 0800	0. 0050	0. 0548	0. 0607	0. 0800	0. 0049	0. 0532	0. 0446	0. 0800	0. 0036	0. 0391	0. 0441	0. 0800	0. 0035	0. 0387
居住地区（东部地区）																
中部地区	-0. 0135	0. 0156	-0. 0002	-0. 0023	-0. 0274	0. 0156	-0. 0004	-0. 0047	-0. 0140	0. 0156	-0. 0002	-0. 0024	-0. 0178	0. 0156	-0. 0003	-0. 0030
西部地区	0. 0247	-0. 0559	-0. 0014	-0. 0151	0. 0036	-0. 0559	-0. 0002	-0. 0022	0. 0256	-0. 0559	-0. 0014	-0. 0157	0. 0171	-0. 0559	-0. 0010	-0. 0105
东北地区	-0. 0022	-0. 1322	0. 0003	0. 0032	-0. 0108	-0. 1322	0. 0014	0. 0157	-0. 0024	-0. 1322	0. 0003	0. 0035	-0. 0064	-0. 1322	0. 0008	0. 0092
需求因素				0. 0061				0. 0284				0. 0075				0. 0209
自评健康状况（不健康）																
基本健康	-0. 0016	-0. 0663	0. 0001	0. 0012	0. 0016	-0. 0663	-0. 0001	-0. 0012	-0. 0007	-0. 0663	0. 0000	0. 0005	0. 0011	-0. 0663	-0. 0001	-0. 0008
健康	0. 0068	0. 0663	0. 0004	0. 0049	0. 0407	0. 0663	0. 0027	0. 0296	0. 0097	0. 0663	0. 0006	0. 0071	0. 0299	0. 0663	0. 0020	0. 0217
流动特征				-0. 0086				0. 0322				0. 0396				-0. 0164
流动范围（市内跨县）																
省内跨市	-0. 0120	0. 0674	-0. 0008	-0. 0089	-0. 0238	0. 0674	-0. 0016	-0. 0176	-0. 0145	0. 0674	-0. 0010	-0. 0107	-0. 0210	0. 0674	-0. 0014	-0. 0155
跨省	-0. 0206	0. 0176	-0. 0004	-0. 0040	-0. 0717	0. 0176	-0. 0013	-0. 0139	-0. 0245	0. 0176	-0. 0004	-0. 0047	-0. 0555	0. 0176	-0. 0010	-0. 0107

续表

变量（参照组）	N15				N16				N17				N18			
	elastic	CI	con	con（%）	elastic	CI	con	con（%）	elastic	CI	con	con（%）	elastic	CI	con	con（%）
流动方向（乡—城）																
城—城	0.0010	0.3975	0.0004	0.0042	0.0146	0.3975	0.0058	0.0636	0.0126	0.3975	0.0050	0.0551	0.0023	0.3975	0.0009	0.0099
Con of unavoid factors	−0.0022				−0.0013				−0.0040				−0.0012			
HI	0.0934				0.0925				0.0952				0.0924			

(-5.10%—-3.06%)，流动特征和需要因素对报销比例不平等的贡献率绝对值最小，分别是（-1.64%—3.96%）和（0.61%—2.84%）。根据N18的结果，更大的年龄、两端收入水平、接受过高中及以上的教育、位于中部或西部地区、自评为不健康或基本健康、更大的流动范围在不同程度上缩小了流动人口内部住院费用报销比例不平等，贡献率为-2.98%—-0.08%；男性、中等和较高收入水平、接受过高中以下的教育、非单身、就业中、位于东北地区、自评为健康、在城—城之间流动在不同程度上扩大了流动人口内部住院费用报销比例不平等，贡献率为0.20%—3.87%（如表5-11所示）。

依次纳入参保类型、参保地点和交互项，水平不平等指数分别为0.0934、0.0925、0.0952，同时纳入参保类型、参保地点和交互项，水平不平等指数为0.0924，剔除不可避免的因素后，流动人口内部仍存在亲富人的住院费用报销比例不平等。

第五节　本章小结

本章基于2017、2018年CMDS数据，对医疗保险视角下流动人口健康不平等及其影响因素进行了深入的分析，主要有以下几点发现。

第一，流动人口医疗保险服务利用水平有待提高，平均医疗保障水平低于一般人群，且不同参保特征流动人口医疗保险服务利用以及保障水平存在显著差异。发生住院费用的参保流动人口中有30%未获得医疗保险基金补贴，医疗保险服务利用水平有待进一步提高。相较而言，参加职工医保、在本地参保以及在本地参加职工医保的流动人口得到基金补贴的概率更高，且差异具有统计学意义。医疗保险保障水平方面，发生住院费用的流动人口平均报销比例为48.6%，低于同期一般职工医保参保人员71.8%的实际基金支付比例和居民医保参保人员56.1%的实际基金支付比例；自付费用中位数为4000元，总费用中位数为

7500元。对于不同参保特征流动人口，参保的流动人口住院总费用更高，自付费用更低；参加职工医保的、在本地参保的、在本地参加城镇职工的流动人口住院总费用更高，报销比例更高，自付费用更低。

第二，医疗保险视角下流动人口内部存在亲富人的医保服务利用、医疗保险保障水平的不平等。不同测量指标的不平等程度从高到低依次为报销比例、是否报销、自付费用对数、住院总费用对数。不同参保模式对流动人口内部医保服务利用不平等的影响存在明显差异。（1）医保服务利用和报销比例方面，参加职工医保、在本地参保是促进流动人口费用报销、提高流动人口报销比例的利好因素，扩大了流动人口内部医保服务利用和报销比例不平等，且参保类型的影响程度大于参保地点。交互项缩小了流动人口内部医保服务利用和报销比例不平等。（2）医疗费用方面，参保、参加职工医保扩大了流动人口住院总费用不平等，且职工医保影响更大，在本地参保、交互项缩小了流动人口住院总费用不平等，且在本地参保影响更大；参保、参加职工医保、在本地参保缩小了流动人口费用负担不平等，且参保地点影响最大，交互项扩大了流动人口费用负担不平等。

第三，医疗保险因素对流动人口内部亲富人的医保服务利用和医疗保险保障水平的不平等有重要贡献，但影响方向和影响程度各不相同。参保有助于降低流动人口自付费用的不平等，但会扩大住院总费用的不平等；参加职工医保有助于降低住院自付费用的不平等，但会扩大医保服务利用、住院总费用和报销比例的不平等，对各指标贡献度绝对值由大到小依次为报销比例、是否报销、住院总费用、自付费用；本地参保有利于缩小医疗保险保障水平的不平等，但会扩大医保服务利用的不平等；在本地参加职工医保有利于缩小医保服务利用、住院总费用和报销比例的不平等，但会扩大自付费用的不平等，对各指标贡献度绝对值由大到小依次为是否报销、报销比例、自付费用、住院总费用。

第四，中国流动人口医疗保险服务利用水平及保障效果相对不足，参保行为特征是影响流动人口医疗保险服务利用和效果的决定因素，并且随着流动范围的扩大，流动人口医疗保障问题越发突出。

1. 流动人口医疗保险利用水平和保障效果不佳

医疗保险利用方面，流动人口医疗保险服务利用率较低，住院和报销的便捷性依然面临挑战。参保流动人口住院费用获得报销的比例仅为69.96%，显著低于2018年90%全国住院患者医疗费用得到报销的水平，且超过1/3的流动人口需要在户籍地获得报销，超出户籍地就医的比例为27.02%。医疗费用负担方面，参保流动人口住院费用高且报销比例低，医疗费用负担依然较重。根据《2018年全国基本医疗保障事业发展统计公报》数据测算，参加城镇职工的流动人口住院费用是职工医保参保人员次均住院费用的1.17倍，基金支付比例低10.82个百分点；参加城乡居民的流动人口次均住院费用是居民医保参保人员的2.05倍，基金支付比例低14.25个百分点。因此，当前基本医疗保障体系尚未充分解决流动人口“报销难、看病贵”问题，流动人口住院医疗负担依然较重。[①]

究其原因，一方面，中国流动人口超过70%依然处于参保地和居住地分离现象，其面临医疗服务和医保服务可及性难以兼顾的困境。流动人口如果选择在居住地就医，其医疗费用报销限制条件多且流程烦琐，面临医疗保险报销可及性差的现实困境。政策不允许报销、返乡报销不便、报销流程烦琐是异地就医流动人口医疗费用未报销的主要原因。[②] 如根据医保制度规定，参保者患病时在异地非定点医院接受医疗服务，不予报销，即使在定点医疗机构，如果该机构未开通异地就医直接结算服务，流动人口依然面临垫付和回到参保地报销的复杂程序。

---

① X. Qin, J. Pan and G. G. Liu, “Does Participating in Health Insurance Benefit the Migrant Workers in China? An Empirical Investigation,” *China Economic Review*, Vol. 30, September 2014, pp. 263-278.

② 汤兆云：《农民工公共医疗服务选择的代际比较——基于2014年全国流动人口动态监测调查苏沪浙三省数据》，《江苏社会科学》2018年第3期；钱泽慧、林森林、侯志远：《城镇基本医疗保险显著提高流动人口本地住院率：来自2014年全国流动人口动态监测调查的证据》，《中国卫生经济》2016年第9期。

2018 年年底，全国跨省异地就医定点医疗机构仅 1.5 万家，不到全国医院数量的一半。同时，参保流动人口垫资、跑腿、手续单据多、报销周期长等问题未彻底解决。患者不仅需要全额垫付住院押金，还需要找医院医生及相关部门办理各项手续，然后持这些大量单据返回参保地医保部门报销，其间若任何单据有问题还需要患者再次返回医院处理。参保地医保部门与就诊医院核查患者所发生费用的真实性，多方确认无误后方可予以报销。①

另一方面，中国医保政策设计的目的之一是鼓励人们在医保基金统筹区内的医疗机构获得医疗服务，以更好地控制医疗费用，提高医保基金的使用效率和可持续性。② 同等情况下，当参保地与就医地不一致时，起付线更高且报销比例更低。然而，中国流动人口参保地与就医地一致的比例不足 50%，即超过半数的参保流动人口在报销比例上处于弱势地位。如以安徽省为例，城乡居民保险报销政策规定，对于政策范围内医疗费用，在市域外（不含省外）医疗机构住院治疗的，各类别医疗机构起付线增加 1 倍，报销比例降低 5 个百分点；到省外医疗机构住院治疗的，起付线按当次住院总费用 20% 计算（不足 2000 元的按 2000 元计算，最高不超过 1 万元），报销比例为 60%（市域内最低报销比例为 70%）。③ 同时，流动人口次均医疗费用超过或接近月收入，且个人年均医疗费用增长速度远远超过支付能力增长速度。④ 因此，社会经济地位和医疗保障水平的双重弱势导致流动人口疾病经济风险更高。

2. 流动人口参保特征是医疗保险利用决定因素

流动人口的参保类型和参保地点显著影响医疗保险利用水平和保障

---

① 甄诚等：《异地医保患者就医直接结算流程的再造与实践》，《中国医院管理》2019 年第 1 期。

② F. Qiu, J. Liu and H. J. Zhan, "Migration and Health—Freedom of Movement and Social Benefits for Chinese Migrant Workers," *Sustainability*, Vol. 13, No. 22, 2021, p. 486.

③ 《〈安徽省统一城乡居民基本医疗保险和大病保险保障待遇实施方案（试行）〉政策解读》，https://www.ah.gov.cn/public/1681/7977961.html? ivk_sa = 10243 20u.，2022/7/11。

④ 朱铭来、史晓晨：《医疗保险对流动人口灾难性医疗支出的影响》，《中国人口科学》2016 年第 6 期。

效果。医疗保险利用方面，参加保障水平更高的城镇职工医疗保险和没有两地分离困扰的居住地参保能够显著提高流动人口医疗保险服务利用水平。同时，居住地参保流动人口在居住地报销的概率远高于非居住地参保流动人口，这表明居住地参保流动人口报销更便捷。参加城镇职工医疗保险的流动人口住院医疗费用报销的概率是参加城乡居民基本医疗保险流动人口的1.7倍，居住地参保流动人口住院医疗费用报销的概率是非本地参保流动人口的3.0倍。医疗保险类型主要通过更高的报销比例促成流动人口医疗费用报销。如中国城乡居民医疗保险住院费用实际报销比例约为56.1%，城镇职工医疗保险住院费用实际报销比例比城乡居民高约15个百分点。参保地点主要通过更小的报销成本促成流动人口医疗费用报销。当参保地与就医地不一致时，如果无法获得异地就医即时结算服务，则需要返乡报销，不仅会增加交通食宿成本，而且会因劳动时间损失造成经济损失。研究显示，农民工因住院所支付的交通、食宿、陪护等费用占住院医疗费用总支出的27.08%—35.04%。这与之前研究不在居住地参保的流动人口，获得医疗保险报销的难度远大于在居住地参保的流动人口，其获得报销的难度更大，可能性更小的结论一致。①

医疗保险保障效果方面，医疗保险类型和参保地点显著影响流动人口的医疗保障效果。与城乡居民医疗保险相比，参加城镇职工医疗保险的流动人口报销比例更高，住院自付医疗费用更低。城镇职工医疗保险的保障水平和降低流动人口自付医疗费用的效果明显优于城乡居民基本医疗保险并且与已有研究结论一致。值得注意的是，参加城镇职工医疗保险流动人口住院总费用相对较高，这与医疗保险对医疗服务利用量的影响有关。城镇职工基本医疗保险相对较好的报销水平和范围增加了流动人口医疗服务的利用，“费”随“量”涨，医疗保险对医疗费用的保障效应被医疗服务利用的释放削弱。这是由于中国基本医疗保险仍处于

① 白兰、顾海：《异地就医结算背景下医保参保地差异对老年流动人口医疗资源利用的影响研究》，《兰州学刊》2021年第5期。

碎片化状态，城镇职工基本医疗保险在待遇保障方面优于城乡居民医疗保险，因此参加城镇职工医疗保险的流动人口主要通过更高的报销比例降低自付医疗费用负担。参保地点同样显著影响流动人口自付医疗费用负担。相较于非居住地参保，在居住地参保的流动人口住院总费用和自付费用更低，与相关研究在居住地参保能够提高流动人口在居住地就医时的财务可及性的结论一致。值得注意的是，无论在居住地还是非居住地参保，住院医疗费用报销比例没有显著性差异。究其原因，在居住地参保和就医的流动人口，医疗保险管理机构对于医疗机构和患者医疗行为影响更强，能够通过支付方式改革和加强监管有效控制了医疗总费用，降低了本地参保流动人口的自付医疗费用负担。

3. 流动特征与医疗服务和医疗保险利用行为密切相关

流动空间显著影响流动人口的医疗服务和医疗保险利用行为，随着流动范围的扩大，流动人口住院以及在本地住院的概率显著下降，同时，其医疗保险利用率以及居住地便捷报销概率显著降低。究其原因，随着流动范围的扩大，流动人口居住地与户籍地的空间距离越大，流动人口作为“外来人员”被排除在制度福利之外的可能性就越大。[①] 同时，随着流动范围的扩大，流动人口对居住地的卫生体系和政策越陌生，并且异地就医的报销流程越复杂，报销的时间成本和经济成本就越高。最终导致流动人口获得医疗服务和医保报销的概率显著下降。有意思的是，医疗保险利用行为显著影响流动人口的医疗费用保障效果。在居住地报销住院医疗费用的流动人口住院总费用较低，且获得的报销比例较高，住院自付费用较低。与之前研究结论相一致，即时报销可以有效减轻流动人口的住院医疗费用负担，即时报销的流动人口住院费用自付比例和自付金额分别比人工报销的低 6.35%和 19.6%，且随着流动距离的扩大效应逐渐增强。

因此，本书建议通过多种途径综合完善流动人口医疗保障体系，提

① 李红娟、杨菊华：《流动人口城镇职工医疗保险水平的区域差异研究》，《人口与社会》2017 年第 3 期。

高流动人口医疗保险利用率，有效降低流动人口疾病经济负担。

第一，针对流动人口的住院费用未获得报销或者报销难的问题，提高医保报销的便捷性。首先，通过科学规划优化医保报销服务流程，减少群众办理基本医疗保险报销业务的时间和经济成本。其次，加强国家异地就医结算能力建设，实现全国统一的异地就医备案，扩大异地就医直接结算范围，逐步实现住院、门诊费用线上线下一体化的异地就医结算服务。此外，积极发展商业医疗保险与基本医疗保险的合作，有效缓解基本医疗保险制度“属地性”和流动人口“流动性”之间的矛盾。

第二，针对流动人口医疗费用报销后自付比例较高、个人医疗费用负担较重的问题，提升流动人口保障水平。首先，扩大异地就医定点医疗机构备案数量，将具备条件的定点医疗机构全部纳入异地就医协议管理。同时，按照规范转诊流程的前提下，缩小参保地就医和异地就医待遇水平之间的差异，实现减少流动人口医疗费用负担的目的。其次，鼓励流动人口参加普惠型商业健康保险，鼓励商业健康保险突破基本医疗保险目录范围、既往病史和年龄的限制，切实减轻流动人口疾病经济负担。

第三，针对流动人口参保特点导致的医保服务利用和保障效果不平等，需要多措并举提高流动人口医疗保险受益公平性。在不同医保类型受益公平性方面，逐步缩小不同基本医疗保险制度的筹资和待遇差异，最终实现基本医保制度的横向整合。在参保地点差异受益公平性方面，短期内通过鼓励符合条件的流动人口在居住地参保，落实全国互联网异地就医直接结算服务，减少手工报销现象，长远来看，通过提高医疗保险统筹层次，缩小异地就医的范围，最终消除参保地导致的流动人口医疗保障不平等。

第六章

流动人口健康水平状况

第一节　基本情况概述

一　研究背景

（一）流动人口与户籍人口的健康水平差异

流动人口与户籍人口在健康水平上存在显著差异。一方面，与户籍人口相比，流动人口的身体健康状况更差。这主要是因为与当地户籍居民相比，流动人口面临更高的健康风险和健康损耗效应。尤其是农民工，高强度、长时间的工作和较差的工作环境导致其健康状况容易遭受损害。[①] 加之健康意识不足、健康成本较高、生活环境和社会保障较差等客观因素的影响，流动人口相比当地居民面临更高的健康损耗效应，并且由于中国基于户籍的福利制度设计、城乡二元结构和以经济效益为导向发展模式等原因，中国流动人口在社会福利及医疗保障等方面处于劣势地位。[②] 云雪霞等和张艳彪等通过研究发现流动人口相较于非流动人口更易患传染病。[③] 流

① 牛建林：《人口流动对中国城乡居民健康差异的影响》，《中国社会科学》2013 年第 2 期。

② 范宪伟：《流动人口健康状况、问题及对策》，《宏观经济管理》2019 年第 4 期；李建民、王婷、孙智帅：《从健康优势到健康劣势：乡城流动人口中的“流行病学悖论”》，《人口研究》2018 年第 6 期。

③ 云雪霞等：《不同性别、地区、户籍性质麻疹病例流行特征比较分析》，《现代预防医学》2009 年第 7 期；张艳彪等：《深圳市流动人口与户籍居民乙肝感染情况比较分析》，《中华疾病控制杂志》2012 年第 5 期。

动人口的两周患病率甚至高于农村人口，且患病后就诊比例和及时就诊比例偏低，同时，流动人口的医疗保险覆盖率低，医疗保险的报销比例低。[①] 在特殊人群的健康异质性上，唐迪等发现流动人口中的孕产妇参保率低于本地户籍居民且流动人口新生儿的健康状况远低于本地户籍人口新生儿，[②] 如流动人口围产期出生缺陷儿发生率明显高于户籍人口。[③] 另一方面，流动人口相比户籍人口心理健康状况较差，[④] 黄聚云发现非户籍人口比户籍人口心理健康问题、生活压力感、疾病忧虑感、健康无助感、医疗健康服务不公平感更为突出，[⑤] 尤其是“乡—城”流动会对劳动力的心理健康产生负面影响，并且女性的健康损耗更大。[⑥]

同时，也有部分研究指出，流动人口比城市常住居民的健康状况更好。罗乐宣等和曾智等分别对深圳市和广州市流动人口的自评健康状况进行测量，发现他们的自评健康优于户籍人口。[⑦] 易龙飞、亓迪发现流动人口在长期健康指标上的表现优于城市居民，且城市居民患有长期疾病的概率显著高于流动人口[⑧]，同时，多项研究指出，尽管社区卫生服务利用率较低，但流动人口的慢性病患病率和死亡率低于常

---

① 纪颖等：《流动人口与农村青年人口健康状况及卫生服务利用的比较分析》，《人口学刊》2013 年第 2 期。

② 唐迪等：《中国基本医疗保险、户籍差异与新生儿健康——以上海市为例》，《南方人口》2021 年第 2 期。

③ 刘秀玲：《流动人口与户籍人口缺陷儿发生危险因素分析》，《中国妇幼保健》2010 年第 31 期。

④ 曾智等：《广州市不同户籍人群心理健康状况及影响因素分析》，《中国公共卫生》2013 年第 7 期。

⑤ 黄聚云：《上海地区户籍与非户籍人口健康压力的比较研究》，《中国卫生事业管理》2018 年第 2 期。

⑥ 易瑶等：《基于倾向得分匹配——双重差分法探讨乡城流动对劳动力健康的影响》，《现代预防医学》2019 年第 8 期。

⑦ 罗乐宣等：《深圳市不同户籍人群的自测健康状况比较分析》，《中国健康心理学杂志》2006 年第 5 期；曾智等：《广州市户籍人口与流动人口就医行为差异及影响因素分析》，《中国卫生事业管理》2012 年第 6 期。

⑧ 易龙飞、亓迪：《流动人口健康移民现象再检验：基于 2006—2011 年 CHNS 数据的分析》，《西北人口》2014 年第 6 期。

住人口[①]。在短期健康指标上，常住人口的两周患病率高于流动人口，[②]严征等发现农民工妇女的两周患病率低于城市妇女且自评健康水平更高[③]。

然而，学者通过深入研究流动人口健康表现高于户籍人口的原因后发现，流动人口的健康优势和健康损耗效应并存，但最终健康状况会处于劣势。一方面城乡流动经历对流动者健康状况存在损耗效应，流动人口的健康水平会随着流动时间的增长而不断降低：流动初期，“乡—城”流动人口的健康状况优于城镇居民，随着时间推移，流动人口的健康随着流动时间延长被逐渐损耗，直至差于户籍地居民，这将导致其在流动末期较大概率重新返回农村[④]。另一方面，城乡流动现象通过选择机制使处于不同健康状况的居民在城乡之间重新布局：在流动初期，农村地区年轻、健康的个体更倾向于流出户籍所在地，农村人口乡城流动的健康净效应为正，即“乡—城”流动提高了农村流出人口的健康水平，成前、李月分析认为，这一影响在女性、50 岁及以上和西部地区样本中更为显著。[⑤] 在流动末期，健康状况明显变差的个体最先返回户籍所在地农村。[⑥] 而这些返乡移民相较于乡城流动人口拥有更低的自评健康。[⑦] 尹上岗等发现 30 岁及以下农村流动务工人员整体健康状况

---

① 张震、麖慧婷、王春芳：《2000—2010 年上海户籍与非户籍人口预期寿命差异研究》，《中国人口科学》2015 年第 6 期；孙秀云等：《北京市崇文区流动人口健康状况及社区卫生需求利用情况调查》，《中国慢性病预防与控制》2011 年第 5 期；张检等：《流动人口与户籍人口健康教育状况及其影响因素比较分析》，《医学与社会》2021 年第 7 期。

② 殷延玲等：《山东省某市居民两周患病率及生活行为方式研究》，《医学与社会》2019 年第 9 期。

③ 严征等：《贵阳市不同户籍妇女健康状况的对比研究》，《中国妇幼保健》2009 年第 31 期。

④ 李建民、王婷、孙智帅：《从健康优势到健康劣势：乡城流动人口中的“流行病学悖论”》，《人口研究》2018 年第 6 期。

⑤ 成前、李月：《农村人口乡城流动的健康效应研究》，《现代经济探讨》2020 年第 10 期。

⑥ 牛建林：《人口流动对中国城乡居民健康差异的影响》，《中国社会科学》2013 年第 2 期。

⑦ 吴菲：《乡城流动与中国城乡居民的自评健康——使用锚点情境法评估回答异质性的影响》，《西北人口》2018 年第 5 期。

要好于城镇工作人员，而 31 岁及以上农村流动务工人员整体健康状况趋于不如城镇工作人员，且这种差距随着年龄增长继续加大。[①] 张开然分析流动人口在流动初期的健康优势及流动后期的健康劣势的机制，发现流入地落户门槛对外来人口筛选是形成其健康优势的重要原因；而健康劣势则是由异地医疗方面的制约所致，基本医保制度则在一定程度上弱化了这种健康差异。[②]

（二）流动人口内部的健康水平差异

流动人口内部的健康水平不平等同样显著。性别、年龄、婚姻状况等人口学特征和收入、教育、职业、户籍、居住地区等社会经济特征是导致流动人口内部健康不平等的重要因素。然而，基因和生理机能等不可抗力因素导致的健康差异难以消除，健康不平等研究更加关注社会经济发展等可避免因素对健康不平等的影响，从而减少群体间可以避免的健康差异。因此，社会经济特征是健康不平等主流研究重点关注的内容。此外，对于流动人口，流动特征也是重要的影响因素。

在人口学特征方面，男性相较于女性自评健康水平更高，但女性相较于男性的寿命更长；随着年龄的增长，个体生理功能和社会功能经历了由弱至强到由盛转衰的过程，个体健康水平趋于下降，精神疾病、慢性病等多种疾病的患病率呈上升趋势；婚姻状况对生活质量和健康行为起着决定性的作用，配偶往往承担着生活照料的大部分工作，有配偶状态有利于提高个体自身健康状况，延长寿命，降低死亡率。总体而言，性别、年龄和婚姻状况对健康及健康不平等的影响已得到国内外学者的广泛认同。[③]

在社会经济特征方面，收入与健康状况之间的关系被广泛讨论。总

---

① 尹上岗等：《中国流动人口医疗保险参保空间格局及其影响因素——基于全国流动人口动态监测调查数据的分析》，《地域研究与开发》2019 年第 1 期。

② 张开然：《落户门槛筛选与异地医疗制约——流动人口健康不公平的解释》，《人口与发展》2023 年第 2 期。

③ 李艳丽等：《农村居民健康不平等及其分解分析》，《统计与决策》2015 年第 20 期；刘坤等：《国内外老年人健康不平等影响因素研究综述》，《中国卫生政策研究》2014 年第 5 期。

体来说，收入对健康有正向影响，并且二者之间存在相互促进的关系。张文宏等认为，收入导致的健康不平等问题是最严重的。[①] 受教育程度是个体职业选择和收入水平的决定性因素，能够显著提升健康投资的效率和质量，对个体健康状况有重要影响。职业既是个体社会地位、文化水平和经济状况的综合体现，又能直接反映个体劳动时间、劳动强度和工作环境，与个体健康之间存在显著的相关关系。一般而言，经济发展水平越高的地区配置的医疗资源和卫生服务越优，改善居民健康状况的效果越好。与农村地区和西部地区相比，经济更发达的城镇地区和东部地区居民健康水平更高。

在流动特征方面，流动方向和流动距离对流动人口健康有重要影响。研究发现，社会流动影响人们健康水平的关键机制在于社会流动的方向和距离，长距离的向上流动对人们的健康水平有明显的促进作用，长距离的向下流动对人们的健康水平有明显的抑制作用，主要原因在于人口流动带来社会经济地位和生活较大程度的变化。[②] 因此，在分析流动人口与社会经济地位相关的健康不平等时，流动方向和流动距离应该作为重要影响因素被纳入。

除上述人口特征和社会经济特征等因素带来的健康状况差异外，流动人口自身特点和医保政策效应叠加，导致其内部健康不平等问题更加复杂严峻，呈现出多层次特点。医疗保险对健康不平等的影响中，个体特征和社会经济特征也产生了显著的影响，如郑超等发现城乡居民医保对居民健康的影响在不同年龄、不同受教育水平和城乡之间存在显著的异质性特征，对年龄较高、受教育水平较低、农村地区居民的健康影响更加显著，并显著缩小了他们与其他人群的健康不平等差距。[③] 尤其是针对流动人口相关医保政策，进一步加剧了流动人口内部的健康不平等

---

① 张文宏、于宜民：《居民自评健康的社会影响因素研究》，《东岳论丛》2019 年第 9 期。

② 王甫勤：《社会流动有助于降低健康不平等吗?》，《社会学研究》2011 年第 2 期。

③ 郑超、王新军、孙强：《城乡医保统筹政策、居民健康及其健康不平等研究》，《南开经济研究》2021 年第 4 期。

性。流动人口中未参保人群的增长，导致未参保人群和参保人群健康不平等加剧。研究发现，参加医疗保险能够改善流动人口的健康状况，[①]邵芯苗等指出参与城乡居民医疗保险对流动人口具有健康促进作用。[②]对老年流动人口来说，相较于未参保的老年人，参加医疗保险流动老年人健康状况较好。[③]类似的，李亚杰等发现医疗保险能够降低老年流动人口慢性病发病率，[④]这种健康促进的影响是通过医疗服务利用机制实现的。[⑤]而不同类型的基本医疗保险在医疗服务报销范围和报销水平方面存在差异，从而影响到流动人口获取卫生服务的可及性，最终影响其健康状况的差异。

同时，由于中国户籍制度导致的“两地分离”现象，即参保地和居住地的不同，给流动人口健康不平等带来新的风险。[⑥]然而，参保地点对健康状况影响的研究结果莫衷一是。一方面，Meng 等通过对 4484 名流动老年人自评健康研究发现，与户籍地参保人口相比，在流入地参加医疗保险有助于提高流动老年人健康水平，但存在“逆向选择”问题，健康状况较差的流动人口倾向于选择在居住地参保，以获得较高的报销比例、便捷的报销流程和优质的医疗服务。类似的，侯建明等对全人群的流动人口自评健康状况研究显示，与非流入地参加医保人群相比，在流入地参加医疗保险的流动人口不健康的概率更

---

① 宋全成、张倩：《中国老年流动人口健康状况及影响因素研究》，《中国人口科学》2018 年第 4 期。

② 邵芯苗、郭庆、吴忠：《城乡居民医疗保险对流动人口的健康促进效用研究》，《现代预防医学》2021 年第 20 期。

③ 孙佳乐、郝晓宁：《社会支持因素对中国老年流动人口健康的影响》，《医学与社会》2022 年第 9 期。

④ 李亚杰等：《社会经济特征与老年流动人口慢性病患病状况相关性研究》，《医学与社会》2021 年第 8 期。

⑤ 马婕菲、蔡弘、丁仁船：《社会医疗保险与健康传播对老年流动人口的健康效应研究》，《医学与社会》2023 年第 3 期。

⑥ Y. Meng, J. Han and S. Qin, “The Impact of Health Insurance Policy on the Health of the Senior Floating Population-Evidence from China,” *International Journal of Environmental Research and Public Health*, Vol. 15, No. 10, 2018, p. 2159；刘胜兰等：《流动人口健康状况及卫生服务利用的公平性研究》，《卫生经济研究》2018 年第 1 期。

低，即健康状况更好。[①] 除此之外，流入地参保流动人口在本地健康档案建档、接受健康教育以及患病时就诊的概率更高，[②] 通过建立健康档案和健康教育，提高了流动人口的健康意识。同时，较高的保障水平降低了流动人口的就医经济负担，避免了小病拖成大病，提高了大病及时治疗的概率，可见流入地参保可以通过直接提高卫生服务利用水平促进流动人口的健康状况。[③] 另一方面，邢怡青研究发现，参保地点与老年流动人口健康状况显著相关，与户籍地参保人口相比，在流入地参加医疗保险老年流动人口的自评健康状况较差。[④] 类似的，刘胜兰等通过对15—59 周岁流动人口健康状况研究发现，在流入地参保的两周患病率更高。[⑤] 此外，Wang 通过老年流动人口研究发现，在户籍地参保和在流入地参保的老年流动人口与未参保人群的自评健康无显著差异。[⑥] 综上所述，流动人口内部的健康水平不平等及其机制亟待研究。

二　研究目的

利用流动人口健康不平等程度测量方法测量流动人口健康结果不平等程度，通过分解方法确定医疗保险对流动人口健康水平不平等的影响，为后续章节探究流动人口健康不平等生成路径以及提出缩小流动人口健康差异的政策建议奠定基础。

---

① 侯建明、赵丹：《我国流动人口健康自评状况及其影响因素分析》，《人口学刊》2020 年第 4 期。

② D. Tang and J. Wang, "Basic Public Health Service Utilization by Internal Older Adult Migrants in China," *International Journal of Environmental Research and Public Health*, Vol. 18, No. 1, 2021, p. 270.

③ 赵欣、明迪尧、马文军：《中国中老年农民工门诊服务利用及费用影响因素》，《北京大学学报》（医学版）2015 年第 3 期。

④ 邢怡青：《社会支持对流动老人健康状况的影响研究——基于 2015 年流动人口动态监测数据》，《荆楚学刊》2019 年第 1 期。

⑤ 刘胜兰等：《流动人口健康状况及卫生服务利用的公平性研究》，《卫生经济研究》2018 年第 1 期。

⑥ Q. Wang, "Health of the Elderly Migration Population in China: Benefit from Individual and Local Socioeconomic Status?", *International Journal of Environmental Research and Public Health*, Vol. 14, No. 4, 2017, p. 370.

三 研究数据

本书数据来自2017、2018年中国流动人口动态监测调查(CMDS)。该调查由国家卫生和计划生育委员会组织进行，选取全国31个省（区、市）和新疆生产建设兵团的15周岁及以上，在流入地居住一个月及以上，且为非本区（县、市）户口的流动人口为样本，采取分层次、多阶段、概率比例抽样的方法进行抽样。问卷的主要内容为流动人口家庭成员与收支情况、就业情况、健康与公共服务，其中2017年包含门诊数据，2018年包含住院服务与住院费用及报销数据。2017、2018年调查的有效样本总量分别为169989份、152000份。本研究的目的是在医疗保险视角下分析流动人口健康水平不平等现状、影响因素及形成机制。因此，本研究选择CMDS数据中未重复参加医疗保险的流动人口作为研究对象，同时剔除参加公费医疗和无法识别参保特征的流动人口。经过数据清理，共筛选出有效样本275688份，其中2017年157584份，2018年118104份。

四 研究方法

在医疗保险视角下流动人口健康不平等测量框架的指导下，以2017、2018年CMDS为数据源，运用集中指数法测算医疗保险视角下流动人口健康水平不平等现状，运用集中指数分解法分析医疗保险视角下流动人口健康水平不平等影响因素。

第二节 流动人口健康水平状况

流动人口自评健康水平情况如表6-1所示，总样本自评为健康的比例为83.83%，自评健康水平较高。在参保流动人口中，参加城镇职工的流动人口自评健康水平高于参加城乡居民的流动人口、在本地参保的流动人口自评健康水平高于在其他地方参保的流动人口、在本地参加城镇职工的流动人口自评健康水平高于其他参保流动人口，且差异均具有统计学意义（P<0.001），但参保流动人口与未参保流动人口自评健康水平无显著差异（P>0.05）。

表 6-1 **流动人口自评健康水平（自评为“健康”）**

参保特征		2017		2018		合计	
		n	%	n	%	n	%
流动人口							
是否参保	0=否	10577	82.20	6854	85.35	17431	83.41
	1=是	118619	81.97	95055	86.36	213674	83.86
P		<0.001		0.010		0.157	
参保流动人口							
参保类型	0=城乡居民	96055	81.32	74115	85.73	170170	83.18
	1=城镇职工	22564	84.85	20940	88.64	43504	86.63
P		<0.001		<0.001		<0.001	
参保地点	0=非本地	89831	81.35	68914	85.67	158745	83.17
	1=本地	28788	83.94	26141	88.20	54929	85.92
P		<0.001		<0.001		<0.001	
交互作用（参保类型×参保地点）	0	98688	80.89	76690	85.24	175378	82.74
	1	19931	87.72	18365	91.35	38296	89.42
P		<0.001		<0.001		<0.001	
合计		129196	81.99	101909	86.29	231105	83.83

由表 6-1 可知，按年度对比，各年度内不同参保特征流动人口自评健康水平均具有显著差异，包括是否参保（P<0.05）。区分参保特征对比自评健康差异的变化趋势，2018 年参保、未参保的流动人口自评健康比例差异（高 1.01 个百分点）与 2017 年（低 0.23 个百分点）相比，方向相反且差距扩大；2018 年参加城镇职工、城乡居民的流动人口自评健康比例差异（高 2.91 个百分点）与 2017 年（高 3.53 个百分

点）相比，差距有缩小趋势；2018 年在本地、其他地方参保的流动人口自评健康比例差异（高 2. 53 个百分点）与 2017 年（高 2. 59 个百分点）相比，基本持平；2018 年在本地参加城镇职工的流动人口与其他参保流动人口之间的自评健康比例差异（高 6. 11 个百分点）与 2017 年（高 6. 83 个百分点）相比，差距有缩小趋势。

第三节　流动人口健康水平状况的不平等

流动人口自评健康集中指数计算结果如表 6-2 所示，自评健康的集中指数为 0. 0244，自评健康较好的流动人口主要集中在社会经济地位较高的群体中，即流动人口内部存在亲富人的健康结果不平等。区分不同参保特征流动人口，未参保、参加城乡居民、本地参保、非本地参加城镇职工的流动人口健康结果不平等程度相对更高，且高于全体流动人口的健康结果集中指数。具体而言，参保流动人口的集中指数小于未参保流动人口（差距为 0. 0016），参加城镇职工的流动人口集中指数小于参加城乡居民的流动人口（差距为 0. 0097），本地参保流动人口的集中指数大于非本地参保流动人口（差距为 0. 0005），在本地参加城镇职工的流动人口的集中指数小于未在本地参加城镇职工的流动人口（差距为 0. 0119）。

表 6-2　**流动人口自评健康集中指数**

参保特征	自评健康	
	CI	SE
是否参保		
0=否	0. 0259	0. 0009
1=是	0. 0243	0. 0003
参保类型		
0=城乡居民	0. 0261	0. 0003

续表

参保特征	自评健康	
	CI	SE
1=城镇职工	0.0164	0.0005
参保地点		
0=非本地	0.0240	0.0003
1=本地	0.0245	0.0005
交互作用（参保类型×参保地点）		
0	0.0255	0.0003
1	0.0136	0.0005
合计	0.0244	0.0003

第四节　流动人口健康水平状况不平等分解

流动人口自评健康集中指数分解结果如表 6-3 所示。城镇职工和本地参保扩大了流动人口内部亲富人的健康结果不平等，参保和在本地参加城镇职工缩小了流动人口内部亲富人的健康结果不平等。

H1—H4 分别纳入是否参保、参保类型、参保地点和交互项，结果显示，医疗保险因素对健康结果的具体影响为参加医疗保险缩小了健康结果不平等，贡献率小于-0.01%；参加城镇职工扩大了健康结果不平等，贡献率为 0.06%；本地参保扩大了健康结果不平等，贡献率为 0.07%；本地参加城镇职工缩小了健康结果不平等，贡献率为-0.01%。

H5 同时纳入参保类型、参保地点和交互项，结果显示，参保特征对流动人口内部健康结果不平等的贡献率为 0.05%。其中，参加城镇职工扩大了健康结果不平等，贡献率为 0.26%，在本地参保扩大了健康结果不平等，贡献率为 0.16%，在本地参加城镇职工缩小了健康结果不平等，贡献率为-0.37%。与 H2—H4 相比，医疗保险因素贡献率绝对值均有所增加。

表 6-3 流动人口自评健康集中指数分解

变量（参照组）	H1				H2				H3				H4				H5			
	elastic	CI	con	con（%）	elastic	CI	con	con（%）	elastic	CI	con	con（%）	elastic	CI	con	con（%）	elastic	CI	con	con（%）
参保特征	0.0000				0.0006				0.0007				-0.0001				0.0005			
是否参保（否）																				
1=是	-0.0002	0.0010	0.0000	<-0.0001																
参保类型（城乡居民）																				
1=城镇职工					0.0001	0.2238	0.0000	0.0006									0.0003	0.2238	0.0001	0.0026
参保地点（非本地）																				
1=本地									0.0001	0.1360	0.0000	0.0007					0.0003	0.1360	0.0000	0.0016
参保类型×参保地点（0）																				
1													0.0000	0.2263	0.0000	-0.0001	-0.0004	0.2263	-0.0001	-0.0037
生物特征	-0.0119				-0.0119				-0.0119				-0.0119				-0.0117			
性别（女）																				

续表

变量（参照组）	H1				H2				H3				H4				H5			
	elastic	CI	con	con（%）	elastic	CI	con	con（%）	elastic	CI	con	con（%）	elastic	CI	con	con（%）	elastic	CI	con	con（%）
男	-0.0002	0.0203	0.0000	-0.0002	-0.0002	0.0203	0.0000	-0.0002	-0.0002	0.0203	0.0000	-0.0002	-0.0002	0.0203	0.0000	-0.0002	-0.0002	0.0203	0.0000	-0.0002
年龄（15—44岁）																				
45—64岁	0.0015	-0.1457	-0.0002	-0.0089	0.0015	-0.1457	-0.0002	-0.0089	0.0015	-0.1457	-0.0002	-0.0089	0.0015	-0.1457	-0.0002	-0.0089	0.0015	-0.1457	-0.0002	-0.0088
65岁及以上	0.0002	-0.2941	-0.0001	-0.0028	0.0002	-0.2941	-0.0001	-0.0028	0.0002	-0.2941	-0.0001	-0.0028	0.0002	-0.2941	-0.0001	-0.0028	0.0002	-0.2941	-0.0001	-0.0027
物质条件	-0.0522				-0.0533				-0.0533				-0.0528				-0.0533			
家庭人均月收入（最低组）																				
较低组	-0.0004	-0.3307	0.0001	0.0057	-0.0004	-0.3307	0.0001	0.0058	-0.0004	-0.3307	0.0001	0.0058	-0.0004	-0.3307	0.0001	0.0058	-0.0004	-0.3307	0.0001	0.0058
中等组	-0.0005	0.0773	0.0000	-0.0016	-0.0005	0.0773	0.0000	-0.0016	-0.0005	0.0773	0.0000	-0.0016	-0.0005	0.0773	0.0000	-0.0016	-0.0005	0.0773	0.0000	-0.0016
较高组	-0.0006	0.4598	-0.0003	-0.0106	-0.0006	0.4598	-0.0003	-0.0108	-0.0006	0.4598	-0.0003	-0.0107	-0.0006	0.4598	-0.0003	-0.0107	-0.0006	0.4598	-0.0003	-0.0108
最高组	-0.0007	0.8248	-0.0006	-0.0249	-0.0007	0.8248	-0.0006	-0.0253	-0.0007	0.8248	-0.0006	-0.0252	-0.0007	0.8248	-0.0006	-0.0251	-0.0007	0.8248	-0.0006	-0.0253
受教育程度（小学及以下）																				
初中	-0.0017	-0.0678	0.0001	0.0047	-0.0017	-0.0678	0.0001	0.0047	-0.0017	-0.0678	0.0001	0.0047	-0.0017	-0.0678	0.0001	0.0047	-0.0017	-0.0678	0.0001	0.0047
高中及以上	-0.0018	0.2058	-0.0004	-0.0151	-0.0018	0.2058	-0.0004	-0.0153	-0.0018	0.2058	-0.0004	-0.0153	-0.0018	0.2058	-0.0004	-0.0151	-0.0018	0.2058	-0.0004	-0.0154

续表

变量（参照组）	H1				H2				H3				H4				H5			
	elastic	CI	con	con（%）	elastic	CI	con	con（%）	elastic	CI	con	con（%）	elastic	CI	con	con（%）	elastic	CI	con	con（%）
婚姻状况（单身）																				
结婚/同居	0.0021	-0.0668	-0.0001	-0.0057	0.0022	-0.0668	-0.0001	-0.0060	0.0022	-0.0668	-0.0001	-0.0060	0.0022	-0.0668	-0.0001	-0.0060	0.0022	-0.0668	-0.0001	-0.0059
离婚/丧偶	0.0002	0.0470	0.0000	0.0003	0.0002	0.0470	0.0000	0.0003	0.0002	0.0470	0.0000	0.0003	0.0002	0.0470	0.0000	0.0003	0.0002	0.0470	0.0000	0.0003
是否就业（否）																				
是	-0.0038	0.0412	-0.0002	-0.0064	-0.0039	0.0412	-0.0002	-0.0065	-0.0039	0.0412	-0.0002	-0.0065	-0.0038	0.0412	-0.0002	-0.0065	-0.0038	0.0412	-0.0002	-0.0064
居住地区（东部地区）																				
中部地区	0.0007	-0.0089	0.0000	-0.0003	0.0007	-0.0089	0.0000	-0.0003	0.0007	-0.0089	0.0000	-0.0003	0.0007	-0.0089	0.0000	-0.0002	0.0007	-0.0089	0.0000	-0.0002
西部地区	0.0011	0.0660	0.0001	0.0031	0.0012	0.0660	0.0001	0.0031	0.0012	0.0660	0.0001	0.0031	0.0011	0.0660	0.0001	0.0031	0.0011	0.0660	0.0001	0.0030
东北地区	0.0004	-0.0999	0.0000	-0.0014	0.0004	-0.0999	0.0000	-0.0015	0.0004	-0.0999	0.0000	-0.0014	0.0004	-0.0999	0.0000	-0.0014	0.0003	-0.0999	0.0000	-0.0014
需要因素				-0.0091				-0.0091				-0.0091				-0.0091				-0.0091
最近一年是否有患病（负伤）或身体不适（否）																				
是	0.0039	-0.0155	-0.0001	-0.0025	0.0038	-0.0155	-0.0001	-0.0024	0.0038	-0.0155	-0.0001	-0.0024	0.0038	-0.0155	-0.0001	-0.0024	0.0038	-0.0155	-0.0155	-0.0024

续表

变量（参照组）	H1				H2				H3				H4				H5			
	elastic	CI	con	con（%）	elastic	CI	con	con（%）	elastic	CI	con	con（%）	elastic	CI	con	con（%）	elastic	CI	con	con（%）
是否患有医生确诊的高血压或糖尿病（否）																				
是	0.0007	-0.2348	-0.0002	-0.0066	0.0007	-0.2348	-0.0002	-0.0067	0.0007	-0.2348	-0.0002	-0.0067	0.0007	-0.2348	-0.0002	-0.0067	0.0007	-0.2348	-0.0002	-0.0067
流动特征				-0.0001				-0.0003				-0.0003				-0.0002				-0.0005
流动范围（市内跨县）																				
省内跨市	-0.0002	0.0328	0.0000	-0.0003	-0.0002	0.0328	0.0000	-0.0003	-0.0002	0.0328	0.0000	-0.0003	-0.0002	0.0328	0.0000	-0.0003	-0.0002	0.0328	0.0000	-0.0003
跨省	-0.0005	0.0027	0.0000	-0.0001	-0.0005	0.0027	0.0000	-0.0001	-0.0005	0.0027	0.0000	-0.0001	-0.0005	0.0027	0.0000	-0.0001	-0.0006	0.0027	0.0000	-0.0001
流动方向（乡—城）																				
城—城	0.0000	0.1523	0.0000	0.0002	0.0000	0.1523	0.0000	0.0001	0.0000	0.1523	0.0000	0.0001	0.0000	0.1523	0.0000	0.0002	0.0000	0.1523	0.0000	-0.0001
Con of unavoid factors	-0.0005				-0.0005				-0.0005				-0.0005				-0.0005			
HI	0.0250				0.0250				0.0250				0.0250				0.0249			

H1—H5 结果显示，在其他维度影响因素中，物质条件对健康结果不平等的贡献率绝对值最大（-5. 33%—-5. 22%），其次是生物特征（-1. 19%—-1. 17%），需求因素（-0. 91%）和流动特征对健康结果不平等的贡献率绝对值最小（-0. 05%—-0. 01%）。根据 H1 和 H5 的结果，男性、更大的年龄、中等及以上的收入、接受过高中及以上的教育、处于结婚或同居状态、就业中、位于中部或东北地区、最近一年有患病（负伤）或身体不适、患有医生确诊的高血压或糖尿病、更大的流动范围在不同程度上缩小了流动人口内部亲富人的健康结果不平等，贡献率绝对值为 0. 01%—2. 53%；较低的收入、教育水平为初中及以下、处于离婚或丧偶状态、位于西部地区在不同程度上扩大了流动人口内部亲富人的健康结果不平等，贡献率绝对值为 0. 03%—0. 58%。

依次纳入是否参保、参保类型、参保地点和交互项，水平不平等指数均为 0. 0250，同时纳入参保类型、参保地点和交互项，水平不平等指数为 0. 0249，剔除不可避免的因素后，流动人口内部仍存在亲富人的健康结果不平等。

第五节 本章小结

本章总结了流动人口与户籍人口健康水平的差异及流动人口内部健康水平的差异。在此基础上，运用 2017、2018 年 CMDS 数据，对医疗保险视角下流动人口健康不平等及其影响因素进行了深入的分析，主要有以下几点发现。

第一，流动人口整体自评健康水平较高且有上升趋势。连续两年流动人口自评健康比例超过 80%，整体自评健康水平较高。2018 年流动人口自评健康的比例高于 2017 年，且自评不健康的比例略低于 2017 年，反映了流动人口自评健康水平稳中向好的趋势。

第二，医疗保险视角下流动人口内部存在亲富人的健康结果的不平等。参加医疗保险、交互项（在本地参加职工医保有利于缩小健康结果的不平等）有缩小流动人口健康结果不平等的作用，参加职工医保、在本地参保有扩大流动人口健康结果不平等的作用，但贡献度绝对值均小于1%，长远来看，医疗保险能够调节流动人口健康结果不平等。

综上所述，医疗保险视角下流动人口内部存在亲富人健康结果不平等，流动人口不同参保模式之间的差异扩大了群体内部健康不平等程度，其中参加医疗保险缩小了流动人口医疗负担不平等，但扩大了其他维度的不平等，参保类型和参保地点导致医疗保险因素对流动人口内部健康不平等的影响呈现出多层次特征。

第七章

流动人口健康不平等生成路径

第一节　基本情况概述

一　研究背景

流动人口作为中国转型发展期一种特殊的社会经济现象，极大地改善了中国劳动力资源配置并提高了劳动生产率，成为延续中国经济增长奇迹的重要因素。① 第七次全国人口普查数据显示，2020 年中国流动人口总数达 3.76 亿人，占全国人口总数的 26.6%。② 同时，老年流动人口规模持续快速增长，占比从 2000 年的 4.9%增长到 2015 年的 7.2%，如何保障老年流动人口的健康状况日益受到重视。③ 在迁移过程中，中国流动人口医疗保险形成了"两地分离"的特殊现象，即参保地和居住地不一致，往往导致流动人口陷入健康风险递增与医疗保障

---

① 蔡昉：《中国经济改革效应分析——劳动力重新配置的视角》，《经济研究》2017 年第 7 期。

② 姜海珊：《流动人口的医疗保险与医疗服务利用状况研究——基于全国流动人口动态监测数据》，《调研世界》2016 年第 7 期。

③ 邓睿：《健康权益可及性与农民工城市劳动供给——来自流动人口动态监测的证据》，《中国农村经济》2019 年第 4 期。

不足的双重困境。[①] 近年来，国家从医疗保险转移接续和异地就医直接结算两个方面出台了一系列政策，如 2016 年《流动就业人员基本医疗保险关系转移接续业务经办规程》、2017 年《关于规范跨省异地就医住院费用直接结算有关事项的通知》、2021 年《关于加快推进门诊费用跨省直接结算工作的通知》等。然而，目前仍有 10.9% 的流动人口未参加医疗保险，[②] 超过 70% 的流动人口身陷"两地分离"带来的健康不平等困境，这一情况在农民工和参加城乡居民医疗保险的流动人口中更为严峻。[③]

目前中国关于医疗保险对流动人口健康状况的影响研究主要聚焦于参保效果及其不同保险类型差异比较。研究发现，参加医疗保险能够改善流动人口健康水平。[④] 同时，部分研究显示医疗保险对于流动人口健康状况存在负向作用。[⑤] 然而，关于参保地与居住地是否一致这一流动人口医疗保障中的特有问题，及其对流动人口健康状况及健康不平等的影响研究较少，并且结果莫衷一是。[⑥] 目前中国流动人口参保地点与健康状况关系尚不明确，尤其是参保地点影响健康状况的路径和机制有待探索。同时，中国关于参保地点对流动人口健康状况影响主要通过截面数据和多元回归方法，研究过程中统计模型构建缺乏健康相关理论模型基础。

---

① 孟颖颖、韩俊强：《医疗保险制度对流动人口卫生服务利用的影响》，《中国人口科学》2019 年第 5 期。

② 朱铭来、胡祁、赵轶群：《关于实现基本医疗保险全民参保的若干思考》，《中国卫生经济》2021 年第 1 期。

③ 范宪伟：《流动人口健康状况、问题及对策》，《宏观经济管理》2019 年第 4 期。

④ 黄增健、唐娟莉：《流动人口健康投资的政策效应及其现实反应》，《湖北社会科学》2018 年第 9 期。

⑤ 宋全成、张倩：《中国老年流动人口健康状况及影响因素研究》，《中国人口科学》2018 年第 4 期。

⑥ 刘胜兰等：《流动人口健康状况及卫生服务利用的公平性研究》，《卫生经济研究》2018 年第 1 期；Q. Wang, "Health of the Elderly Migration Population in China: Benefit from Individual and Local Socioeconomic Status?", *International Journal of Environmental Research and Public Health*, Vol. 14, No. 4, 2017, p. 370.

二　研究目的

本章通过基于广义结构方程模型的路径分析法研究医疗保险作用于流动人口健康不平等的路径。同时，本章重点关注参保地点的影响，基于安德森模型，从相对空间视角出发探析医疗保险参保地点对流动人口全人群和老年人群健康的影响路径，为进一步完善流动人口健康保障政策、维护流动人口健康及公平提供证据。

三　研究数据

本章采用2015年、2017年和2018年全国流动人口卫生计生动态监测调查数据，调查对象为流入地居住一个月以上、非本区（县、市）户口的15周岁及以上的流动人口。该调查采取PPS方法抽样，调查内容包括流动人口个人特征与收支情况、流居意愿、就业状况、健康与公共服务等。经过数据清理，在医疗保险作用于流动人口健康不平等的路径研究中共筛选出有效样本275688份，其中2017年157584份，2018年118104份。除此之外，在医疗保险参保地点对流动人口全人群影响路径的研究中，我们根据研究目的并结合医疗保险参保周期特点，运用2017年数据，选取在流入地居住一年及以上的流动人口为研究对象，最终获得有效样本66084份，其中，患慢性病的流动人口样本4870份。同时，除全人群以外，我们还关注医疗保险参保地点对特殊人群——老年人的影响，运用2015年CMDS数据，以60周岁及以上且参加了基本医疗保险的老年流动人口为研究对象，经过数据清洗最终得到有效样本11115份。

第二节　流动人口医疗保险、卫生服务利用与健康结果

一　参保特征对健康水平的影响

表7-1显示了不纳入医疗服务利用、医保服务利用和医疗保险保

障水平代表性指标时，参保特征对流动人口自评健康的影响系数（Coef）和 P 值，参保类型、参保地点和交互项对自评健康水平均有显著的直接影响。参保特征对流动人口健康结果的影响路径如图 7-1 所示。

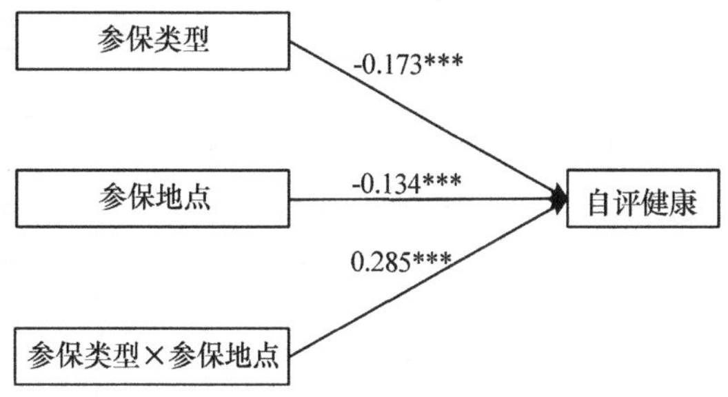

图 7-1　参保特征对流动人口健康结果的影响路径

说明：*** p<0.001。

如表 7-1 所示，L1 纳入是否参保，结果显示，是否参保对流动人口自评健康无显著影响（P>0.05）。L2—L4 分别纳入参保类型、参保地点和交互项，分析参保特征对流动人口自评健康的影响。结果显示，本地参保对流动人口自评健康有显著影响（β=-0.061，P<0.01），其他参保因素对流动人口自评健康无显著影响（P>0.05）。L5 同时纳入参保类型、参保地点和交互项，分析三者对流动人口自评健康的影响。结果显示，各参保因素均显著影响流动人口自评健康。与参加城乡居民的流动人口相比，参加城镇职工的流动人口自评健康水平更低（β=-0.173，P<0.001）；与在其他地方参加医疗保险的流动人口相比，在本地参保的流动人口自评健康水平更低（β=-0.134，P<0.001）；与其他参加医疗保险的流动人口相比，在本地参加城镇职工的流动人口自评健康水平更高（β=0.285，P<0.001）。根据 L1 和 L5 的结果得到参保特征对流动人口健康结果的影响路径（见图 7-1）。

表 7-1　　参保特征对自评健康的影响

影响路径	L1		L2		L3		L4		L5	
	Coef	P	Coef	P	Coef	P	Coef	P	Coef	P
参保特征→自评健康										
是否参保（0=否）										
1=是→自评健康	0. 027	0. 292								
参保类型（0=城乡居民）										
1=城镇职工→自评健康			−0. 037	0. 106					−0. 173	0. 000
参保地点（0=非本地）										
1=本地→自评健康					−0. 061	0. 001			−0. 134	0. 000
参保类型×参保地点（0）										
1→自评健康							0. 005	0. 847	0. 285	0. 000
控制变量→自评健康										
性别（女）										
男→自评健康	0. 047	0. 002	0. 047	0. 002	0. 046	0. 003	0. 047	0. 002	0. 048	0. 002
年龄（15—44 岁）										
45—64 岁→自评健康	−0. 800	0. 000	−0. 798	0. 000	−0. 799	0. 000	−0. 797	0. 000	−0. 790	0. 000
65 岁及以上→自评健康	−1. 577	0. 000	−1. 556	0. 000	−1. 563	0. 000	−1. 561	0. 000	−1. 527	0. 000
家庭人均月收入（最低组）										
较低组→自评健康	0. 220	0. 000	0. 221	0. 000	0. 220	0. 000	0. 221	0. 000	0. 220	0. 000

续表

影响路径	L1		L2		L3		L4		L5	
	Coef	P	Coef	P	Coef	P	Coef	P	Coef	P
中等组→自评健康	0. 294	0. 000	0. 298	0. 000	0. 296	0. 000	0. 296	0. 000	0. 298	0. 000
较高组→自评健康	0. 331	0. 000	0. 337	0. 000	0. 335	0. 000	0. 334	0. 000	0. 337	0. 000
最高组→自评健康	0. 470	0. 000	0. 478	0. 000	0. 476	0. 000	0. 473	0. 000	0. 477	0. 000
受教育程度（小学及以下）										
初中→自评健康	0. 424	0. 000	0. 426	0. 000	0. 425	0. 000	0. 425	0. 000	0. 428	0. 000
高中及以上→自评健康	0. 526	0. 000	0. 534	0. 000	0. 536	0. 000	0. 526	0. 000	0. 537	0. 000
婚姻状况（单身）										
结婚/同居→自评健康	−0. 281	0. 000	−0. 297	0. 000	−0. 297	0. 000	−0. 297	0. 000	−0. 294	0. 000
离婚/丧偶→自评健康	−0. 590	0. 000	−0. 604	0. 000	−0. 604	0. 000	−0. 605	0. 000	−0. 599	0. 000
是否就业（否）										
是→自评健康	0. 522	0. 000	0. 527	0. 000	0. 529	0. 000	0. 524	0. 000	0. 516	0. 000
居住地区（东部地区）										
中部地区→自评健康	−0. 440	0. 000	−0. 440	0. 000	−0. 440	0. 000	−0. 435	0. 000	−0. 430	0. 000
西部地区→自评健康	−0. 358	0. 000	−0. 367	0. 000	−0. 364	0. 000	−0. 362	0. 000	−0. 351	0. 000
东北地区→自评健康	−0. 496	0. 000	−0. 498	0. 000	−0. 492	0. 000	−0. 494	0. 000	−0. 475	0. 000
最近一年是否有患病（负伤）或身体不适（否）										

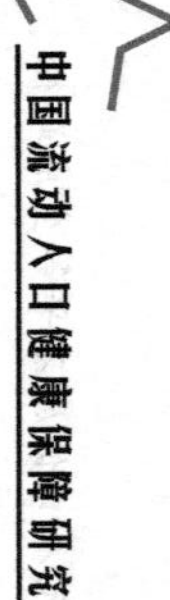

续表

影响路径	L1		L2		L3		L4		L5	
	Coef	P	Coef	P	Coef	P	Coef	P	Coef	P
是→自评健康	-0.893	0.000	-0.885	0.000	-0.885	0.000	-0.886	0.000	-0.885	0.000
是否患有医生确诊的高血压或糖尿病（否）										
是→自评健康	-1.408	0.000	-1.422	0.000	-1.423	0.000	-1.423	0.000	-1.418	0.000
流动范围（市内跨县）										
省内跨市→自评健康	0.070	0.000	0.073	0.000	0.076	0.000	0.072	0.000	0.078	0.000
跨省→自评健康	0.114	0.000	0.120	0.000	0.123	0.000	0.120	0.000	0.128	0.000
流动方向（乡—城）										
城—城→自评健康	-0.017	0.372	-0.007	0.729	-0.007	0.737	-0.016	0.425	0.011	0.580

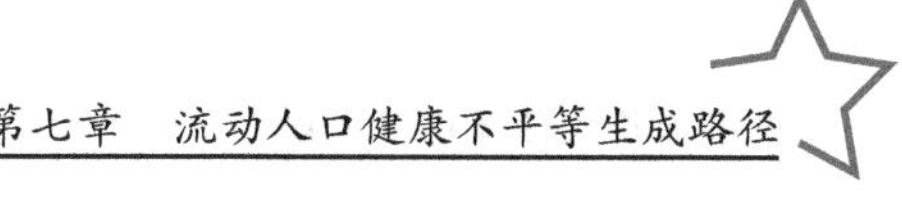

同时，L1—L5 结果显示，除城—城流动外，其他因素对流动人口自评健康也有显著影响。男性（β=0.046—0.048，P<0.01）、收入水平更高（β=0.220—0.478，P<0.001）、受教育程度更高（β=0.424—0.537，P<0.001）、处于就业状态（β=0.516—0.529，P<0.001）、流动范围更广（β=0.070—0.128，P<0.001）的流动人口自评健康水平更高，年龄更大（β=-1.577—-0.790，P<0.001）、非单身状态（β=-0.605—-0.281，P<0.001）、居住在东部以外的地区（β=-0.498—-0.351，P<0.001）、最近一年患病（负伤）或身体不适（β=-0.893—-0.885，P<0.001）、患有医生确诊的高血压或糖尿病（β=-1.423—-1.408，P<0.001）的流动人口自评健康水平更低，乡—城流动和城—城流动的流动人口自评健康水平无显著差异（P>0.05）（见表 7-1）。

二　参保特征对门诊服务利用及健康结果的影响

表 7-2 报告了流动人口参保特征对是否就诊及健康结果的影响系数（Coef）和 P 值，参保特征显著影响就诊行为和健康结果，同时就诊行为显著影响健康结果，参保特征对流动人口就诊行为及健康结果的影响路径如图 7-2、图 7-3 所示。

L6 纳入是否参保，分析其对流动人口是否就诊和健康结果的影响路径。结果显示，参加医疗保险直接影响流动人口就诊行为（β=0.119，P<0.001）和自评健康水平（β=0.080，P<0.05）。

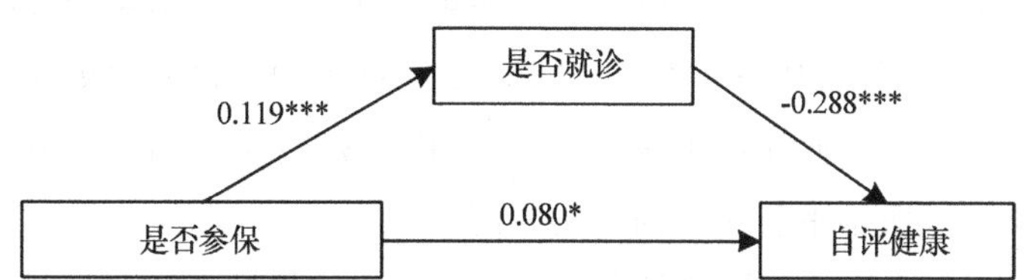

图 7-2　是否参保对流动人口是否就诊和健康结果的影响路径

说明：* p<0.05，*** p<0.001。

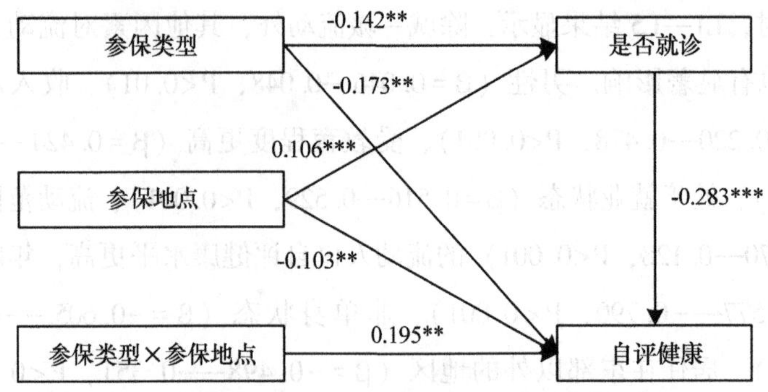

图 7-3 参保类型、参保地点及交互项对流动人口是否就诊和健康结果的影响路径

说明：** p<0.01，*** p<0.001。

L7—L9 分别纳入参保类型、参保地点和交互项，分析参保因素对流动人口是否就诊和健康结果的影响路径。结果显示，尽管城镇职工、在本地参加城镇职工有抑制流动人口就诊行为的趋势，但影响并不显著（P>0.05），而在本地参保对流动人口就诊行为有显著的正向作用（β=0.040，P<0.05）；城镇职工（β=−0.087，P<0.01）、本地参保（β=−0.077，P<0.01）以及在本地参加城镇职工（β=−0.059，P<0.05）对流动人口自评健康水平均有显著的负向作用（P<0.05）。

L10 同时纳入参保类型、参保地点和交互项，分析三者对流动人口是否就诊和健康结果的综合影响。结果显示，城镇职工（β=−0.142，P<0.01）和本地参保（β=0.106，P<0.001）均对流动人口就诊行为有显著影响，并且交互项的影响仍不显著；城镇职工（β=−0.173，P<0.01）、本地参保（β=−0.103，P<0.01）对流动人口自评健康水平有显著的负向作用，而在本地参加城镇职工（β=0.195，P<0.01）对流动人口自评健康水平有显著的正向作用。

同时，L6—L10 分析结果表明，就诊行为与流动人口自评健康水平之间存在稳定的负相关关系（β=−0.288—−0.282，P<0.001）。因此，参保特征不仅直接影响流动人口就诊行为和自评健康水平，同时通过就诊行为间接影响自评健康结果，两条路径均显著（见图 7-2、图 7-3）。

表 7-2　参保特征对是否就诊和自评健康的影响

影响路径	L6		L7		L8		L9		L10	
	Coef	P	Coef	P	Coef	P	Coef	P	Coef	P
参保特征→自评健康										
是否参保（否）										
是→自评健康	0.080	0.018								
参保类型（城乡居民）										
1=城镇职工→自评健康			-0.087	0.002					-0.173	0.002
参保地点（非本地）										
1=本地→自评健康					-0.077	0.001			-0.103	0.002
参保类型×参保地点（0）										
1→自评健康							-0.059	0.049	0.195	0.005
是否就诊→自评健康										
是否就诊（否）										
1=是→自评健康	-0.288	0.000	-0.283	0.000	-0.282	0.000	-0.283	0.000	-0.283	0.000
控制变量→自评健康										
性别（女）										
男→自评健康	0.031	0.107	0.029	0.147	0.027	0.169	0.028	0.159	0.029	0.147
年龄（15—44岁）										
45—64岁→自评健康	-0.848	0.000	-0.836	0.000	-0.839	0.000	-0.839	0.000	-0.831	0.000

续表

影响路径	L6		L7		L8		L9		L10	
	Coef	P	Coef	P	Coef	P	Coef	P	Coef	P
65 岁及以上→自评健康	-1. 530	0. 000	-1. 504	0. 000	-1. 521	0. 000	-1. 520	0. 000	-1. 487	0. 000
家庭人均月收入（最低组）										
较低组→自评健康	0. 262	0. 000	0. 266	0. 000	0. 264	0. 000	0. 264	0. 000	0. 265	0. 000
中等组→自评健康	0. 325	0. 000	0. 337	0. 000	0. 333	0. 000	0. 334	0. 000	0. 336	0. 000
较高组→自评健康	0. 348	0. 000	0. 362	0. 000	0. 357	0. 000	0. 358	0. 000	0. 362	0. 000
最高组→自评健康	0. 473	0. 000	0. 492	0. 000	0. 486	0. 000	0. 487	0. 000	0. 491	0. 000
受教育程度（小学及以下）										
初中→自评健康	0. 455	0. 000	0. 458	0. 000	0. 455	0. 000	0. 455	0. 000	0. 459	0. 000
高中及以上→自评健康	0. 555	0. 000	0. 575	0. 000	0. 569	0. 000	0. 566	0. 000	0. 578	0. 000
婚姻状况（单身）										
结婚/同居→自评健康	-0. 362	0. 000	-0. 389	0. 000	-0. 390	0. 000	-0. 390	0. 000	-0. 387	0. 000
离婚/丧偶→自评健康	-0. 654	0. 000	-0. 666	0. 000	-0. 666	0. 000	-0. 667	0. 000	-0. 663	0. 000
是否就业（否）										
是→自评健康	0. 598	0. 000	0. 602	0. 000	0. 602	0. 000	0. 602	0. 000	0. 595	0. 000
居住地区（东部地区）										
中部地区→自评健康	-0. 530	0. 000	-0. 534	0. 000	-0. 528	0. 000	-0. 530	0. 000	-0. 526	0. 000
西部地区→自评健康	-0. 276	0. 000	-0. 289	0. 000	-0. 281	0. 000	-0. 287	0. 000	-0. 277	0. 000

续表

影响路径	L6		L7		L8		L9		L10	
	Coef	P	Coef	P	Coef	P	Coef	P	Coef	P
东北地区→自评健康	-0.525	0.000	-0.526	0.000	-0.514	0.000	-0.524	0.000	-0.508	0.000
是否患有医生确诊的高血压或糖尿病（否）										
是→自评健康	-1.338	0.000	-1.356	0.000	-1.357	0.000	-1.358	0.000	-1.353	0.000
流动范围（市内跨县）										
省内跨市→自评健康	0.076	0.003	0.081	0.002	0.083	0.001	0.079	0.002	0.085	0.001
跨省→自评健康	0.132	0.000	0.143	0.000	0.146	0.000	0.142	0.000	0.149	0.000
流动方向（乡—城）										
城—城→自评健康	0.006	0.803	0.015	0.576	0.006	0.819	0.002	0.948	0.026	0.317
参保特征→是否就诊										
是否参保（否）										
是→是否就诊	0.119	0.000								
参保类型（城乡居民）										
1=城镇职工→是否就诊			-0.038	0.073					-0.142	0.004
参保地点（非本地）										
1=本地→是否就诊					0.040	0.030			0.106	0.000
参保类型×参保地点（0）										

续表

影响路径	L6		L7		L8		L9		L10	
	Coef	P	Coef	P	Coef	P	Coef	P	Coef	P
1→是否就诊							-0. 009	0. 682	0. 026	0. 660
控制变量→是否就诊										
性别（女）										
男→是否就诊	-0. 037	0. 016	-0. 038	0. 016	-0. 037	0. 018	-0. 038	0. 016	-0. 036	0. 023
年龄（15—44 岁）										
45—64 岁→是否就诊	-0. 068	0. 001	-0. 072	0. 001	-0. 072	0. 001	-0. 073	0. 001	-0. 069	0. 001
65 岁及以上→是否就诊	0. 074	0. 199	0. 089	0. 139	0. 084	0. 160	0. 082	0. 169	0. 109	0. 071
家庭人均月收入（最低组）										
较低组→是否就诊	-0. 021	0. 341	-0. 025	0. 274	-0. 026	0. 255	-0. 026	0. 260	-0. 023	0. 310
中等组→是否就诊	-0. 065	0. 005	-0. 067	0. 005	-0. 069	0. 004	-0. 068	0. 004	-0. 064	0. 007
较高组→是否就诊	-0. 051	0. 030	-0. 064	0. 009	-0. 068	0. 006	-0. 067	0. 007	-0. 061	0. 014
最高组→是否就诊	-0. 055	0. 027	-0. 047	0. 069	-0. 054	0. 038	-0. 051	0. 051	-0. 044	0. 088
受教育程度（小学及以下）										
初中→是否就诊	-0. 046	0. 035	-0. 037	0. 105	-0. 038	0. 093	-0. 038	0. 093	-0. 033	0. 143
高中及以上→是否就诊	-0. 085	0. 000	-0. 070	0. 006	-0. 088	0. 001	-0. 078	0. 002	-0. 071	0. 006
婚姻状况（单身）										
结婚/同居→是否就诊	-0. 007	0. 751	-0. 003	0. 914	-0. 004	0. 860	-0. 003	0. 884	-0. 002	0. 943

续表

影响路径	L6		L7		L8		L9		L10	
	Coef	P	Coef	P	Coef	P	Coef	P	Coef	P
离婚/丧偶→是否就诊	-0. 077	0. 123	-0. 075	0. 161	-0. 076	0. 152	-0. 075	0. 158	-0. 076	0. 154
是否就业（否）										
是→是否就诊	-0. 126	0. 000	-0. 111	0. 000	-0. 118	0. 000	-0. 114	0. 000	-0. 114	0. 000
居住地区（东部地区）										
中部地区→是否就诊	-0. 052	0. 020	-0. 057	0. 015	-0. 047	0. 043	-0. 053	0. 025	-0. 058	0. 014
西部地区→是否就诊	-0. 007	0. 684	-0. 010	0. 588	-0. 004	0. 813	-0. 007	0. 711	-0. 015	0. 433
东北地区→是否就诊	-0. 602	0. 000	-0. 577	0. 000	-0. 574	0. 000	-0. 574	0. 000	-0. 587	0. 000
是否患有医生确诊的高血压或糖尿病（否）										
是→是否就诊	0. 295	0. 000	0. 295	0. 000	0. 294	0. 000	0. 294	0. 000	0. 297	0. 000
流动范围（市内跨县）										
省内跨市→是否就诊	-0. 052	0. 015	-0. 057	0. 009	-0. 062	0. 005	-0. 058	0. 008	-0. 062	0. 005
跨省→是否就诊	-0. 078	0. 000	-0. 088	0. 000	-0. 091	0. 000	-0. 089	0. 000	-0. 092	0. 000
流动方向（乡—城）										
城—城→是否就诊	-0. 074	0. 000	-0. 069	0. 001	-0. 085	0. 000	-0. 077	0. 000	-0. 068	0. 001

此外，在 L6—L10 中，除参保特征外，其他因素对流动人口就诊行为及健康结果也有显著影响。对于是否就诊，患有医生确诊的高血压或糖尿病（β = 0. 294—0. 297，P < 0. 001）的流动人口倾向于就诊；男性（β = −0. 038—−0. 036，P < 0. 05）、年龄介于 45—64 岁（β = −0. 073—−0. 068，P < 0. 01）、高中及以上教育水平（β = −0. 088—−0. 070，P < 0. 01）、处于就业状态（β = −0. 126—−0. 111，P < 0. 001）、居住在中部地区（β = −0. 058—−0. 047，P < 0. 05）或东北地区（β = −0. 602—−0. 574，P < 0. 001）、流动范围更广（β = −0. 092—−0. 052，P < 0. 05）和城—城流动（β = −0. 085—−0. 068，P < 0. 01）的流动人口选择就诊的可能性相对较低。收入对流动人口是否就诊的影响呈两面性，L10 同时纳入参保类型、参保地点和交互项，结果显示与最低收入水平相比，较低收入水平和最高收入水平对流动人口就诊行为无显著影响（P > 0. 05），而中等收入水平（β = −0. 069—−0. 064，P < 0. 01）和较高收入水平（β = −0. 068—−0. 051，P < 0. 05）对流动人口就诊行为有显著的负向作用。对于自评健康，收入更高（β = 0. 262—0. 492，P < 0. 001）、受教育程度更高（β = 0. 455—0. 578，P < 0. 001）、处于就业状态（β = 0. 595—0. 602，P < 0. 001）和流动范围更广（β = 0. 076—0. 149，P < 0. 01）的流动人口倾向于自评健康水平更高；年龄更大（β = −1. 530—−0. 831，P < 0. 001）、非单身状态（β = −0. 667—−0. 362，P < 0. 001）、居住在除东部以外的地区（β = −0. 534—−0. 276，P < 0. 001）、患有医生确诊的高血压或糖尿病（β = −1. 358—−1. 338，P < 0. 001）的流动人口倾向于自评健康水平更低。

三　参保特征对住院服务利用及健康结果的影响

表 7-3 报告了流动人口参保特征对是否住院及健康结果的影响系数（Coef）和 P 值，参保特征显著影响住院选择，并且参保地点及其与参保类型的交互项与自评健康显著相关，参保特征对流动人口是否住院及健康结果的影响路径如图 7-4 所示。

表 7-3 参保特征对是否住院和自评健康的影响

影响路径	L11		L12		L13		L14		L15	
	Coef	P	Coef	P	Coef	P	Coef	P	Coef	P
参保特征→自评健康										
是否参保（否）										
1=是→自评健康	0. 006	0. 936								
参保类型（城乡居民）										
1=城镇职工→自评健康			0. 010	0. 863					-0. 079	0. 425
参保地点（非本地）										
1=本地→自评健康					-0. 142	0. 002			-0. 305	0. 000
参保类型×参保地点（0）										
1→自评健康							0. 021	0. 725	0. 369	0. 004
是否住院→自评健康										
是否住院（否）										
1=是→自评健康	0. 000	0. 998	-0. 015	0. 725	-0. 009	0. 837	-0. 015	0. 724	-0. 005	0. 918
控制变量→自评健康										
性别（女）										
男→自评健康	-0. 178	0. 000	-0. 189	0. 000	-0. 189	0. 000	-0. 189	0. 000	-0. 189	0. 000
年龄（15—44 岁）										
45—64 岁→自评健康	-1. 179	0. 000	-1. 173	0. 000	-1. 182	0. 000	-1. 172	0. 000	-1. 167	0. 000

续表

影响路径	L11		L12		L13		L14		L15	
	Coef	P	Coef	P	Coef	P	Coef	P	Coef	P
65 岁及以上→自评健康	-1. 700	0. 000	-1. 710	0. 000	-1. 721	0. 000	-1. 707	0. 000	-1. 693	0. 000
家庭人均月收入（最低组）										
较低组→自评健康	0. 315	0. 000	0. 284	0. 000	0. 282	0. 000	0. 284	0. 000	0. 281	0. 000
中等组→自评健康	0. 436	0. 000	0. 427	0. 000	0. 425	0. 000	0. 427	0. 000	0. 423	0. 000
较高组→自评健康	0. 492	0. 000	0. 490	0. 000	0. 490	0. 000	0. 490	0. 000	0. 483	0. 000
最高组→自评健康	0. 611	0. 000	0. 581	0. 000	0. 586	0. 000	0. 581	0. 000	0. 575	0. 000
受教育程度（小学及以下）										
初中→自评健康	0. 603	0. 000	0. 596	0. 000	0. 592	0. 000	0. 597	0. 000	0. 593	0. 000
高中及以上→自评健康	0. 864	0. 000	0. 850	0. 000	0. 871	0. 000	0. 849	0. 000	0. 854	0. 000
婚姻状况（单身）										
结婚/同居→自评健康	-0. 159	0. 032	-0. 146	0. 062	-0. 148	0. 060	-0. 146	0. 062	-0. 147	0. 061
离婚/丧偶→自评健康	-0. 495	0. 000	-0. 464	0. 000	-0. 469	0. 000	-0. 463	0. 000	-0. 466	0. 000
是否就业（否）										
是→自评健康	0. 824	0. 000	0. 830	0. 000	0. 846	0. 000	0. 828	0. 000	0. 820	0. 000
居住地区（东部地区）										
中部地区→自评健康	-0. 228	0. 000	-0. 230	0. 000	-0. 236	0. 000	-0. 229	0. 000	-0. 206	0. 001
西部地区→自评健康	-0. 469	0. 000	-0. 470	0. 000	-0. 475	0. 000	-0. 468	0. 000	-0. 444	0. 000

续表

影响路径	L11		L12		L13		L14		L15	
	Coef	P	Coef	P	Coef	P	Coef	P	Coef	P
东北地区→自评健康	-0. 928	0. 000	-0. 966	0. 000	-0. 958	0. 000	-0. 965	0. 000	-0. 921	0. 000
流动范围（市内跨县）										
省内跨市→自评健康	0. 214	0. 000	0. 212	0. 000	0. 222	0. 000	0. 211	0. 000	0. 230	0. 000
跨省→自评健康	0. 236	0. 000	0. 257	0. 000	0. 267	0. 000	0. 257	0. 000	0. 285	0. 000
流动方向（乡—城）										
城—城→自评健康	-0. 195	0. 000	-0. 185	0. 001	-0. 166	0. 003	-0. 184	0. 001	-0. 163	0. 006
参保特征→是否住院										
是否参保（否）										
是→是否住院	0. 352	0. 000								
参保类型（城乡居民）										
1=城镇职工→是否住院			0. 149	0. 013					0. 237	0. 031
参保地点（非本地）										
1=本地→是否住院					0. 258	0. 000			0. 389	0. 000
参保类型×参保地点（0）										
1→是否住院							0. 130	0. 042	-0. 432	0. 002
控制变量→是否住院										
性别（女）										

续表

影响路径	L11		L12		L13		L14		L15	
	Coef	P	Coef	P	Coef	P	Coef	P	Coef	P
男→是否住院	-0. 269	0. 000	-0. 292	0. 000	-0. 289	0. 000	-0. 290	0. 000	-0. 293	0. 000
年龄（15—44 岁）										
45—64 岁→是否住院	-0. 273	0. 000	-0. 262	0. 000	-0. 247	0. 000	-0. 253	0. 000	-0. 270	0. 000
65 岁及以上→是否住院	-0. 063	0. 509	-0. 047	0. 634	-0. 012	0. 900	-0. 019	0. 851	-0. 069	0. 497
家庭人均月收入（最低组）										
较低组→是否住院	-0. 025	0. 677	-0. 035	0. 559	-0. 027	0. 656	-0. 031	0. 604	-0. 031	0. 609
中等组→是否住院	0. 056	0. 365	0. 039	0. 538	0. 052	0. 418	0. 047	0. 466	0. 045	0. 483
较高组→是否住院	0. 120	0. 071	0. 090	0. 190	0. 106	0. 124	0. 099	0. 149	0. 101	0. 145
最高组→是否住院	0. 183	0. 012	0. 163	0. 032	0. 175	0. 020	0. 173	0. 022	0. 174	0. 023
受教育程度（小学及以下）										
初中→是否住院	0. 134	0. 017	0. 125	0. 029	0. 143	0. 013	0. 132	0. 022	0. 135	0. 020
高中及以上→是否住院	0. 380	0. 000	0. 342	0. 000	0. 341	0. 000	0. 353	0. 000	0. 341	0. 000
婚姻状况（单身）										
结婚/同居→是否住院	1. 236	0. 000	1. 250	0. 000	1. 257	0. 000	1. 254	0. 000	1. 254	0. 000
离婚/丧偶→是否住院	0. 833	0. 000	0. 887	0. 000	0. 894	0. 000	0. 888	0. 000	0. 892	0. 000
是否就业（否）										
是→是否住院	-0. 905	0. 000	-0. 891	0. 000	-0. 905	0. 000	-0. 894	0. 000	-0. 882	0. 000

续表

影响路径	L11		L12		L13		L14		L15	
	Coef	P	Coef	P	Coef	P	Coef	P	Coef	P
居住地区（东部地区）										
中部地区→是否住院	0.436	0.000	0.459	0.000	0.452	0.000	0.456	0.000	0.431	0.000
西部地区→是否住院	0.285	0.000	0.311	0.000	0.304	0.000	0.309	0.000	0.282	0.000
东北地区→是否住院	0.016	0.845	0.056	0.516	0.021	0.805	0.053	0.535	−0.011	0.898
流动范围（市内跨县）										
省内跨市→是否住院	−0.003	0.960	0.001	0.992	−0.018	0.760	0.001	0.984	−0.027	0.653
跨省→是否住院	−0.169	0.006	−0.168	0.007	−0.191	0.002	−0.169	0.007	−0.205	0.001
流动方向（乡—城）										
城—城→是否住院	−0.173	0.003	−0.228	0.000	−0.215	0.000	−0.198	0.001	−0.253	0.000

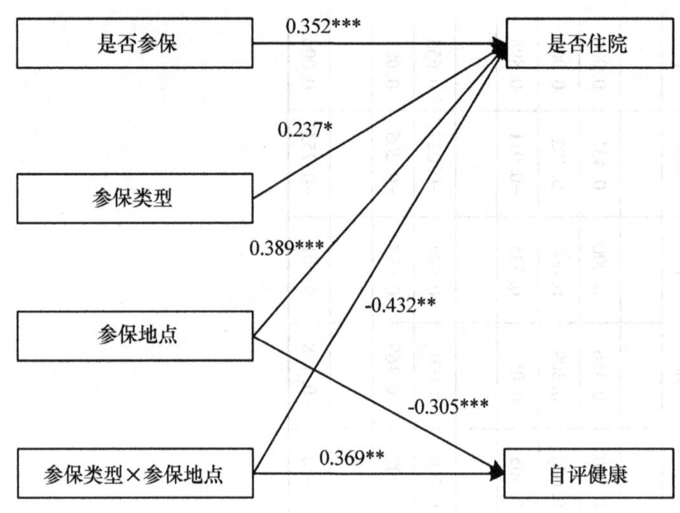

图 7-4　参保特征对流动人口是否住院和健康结果的影响路径

说明：* p<0.05，** p<0.01，*** p<0.001。

L11 纳入是否参保，分析其对流动人口是否住院和健康结果的影响路径。结果显示，与未参加医疗保险的流动人口相比，参加医疗保险的流动人口选择住院的可能性更高（β=0.352，P<0.001），但自评健康水平无显著差异（P>0.05）。

L12—L14 分别纳入参保类型、参保地点和交互项，分析参保因素对流动人口是否住院和健康结果的影响路径。结果显示，城镇职工（β=0.149，P<0.05）、本地参保（β=0.258，P<0.001）以及在本地参加城镇职工（β=0.130，P<0.05）促进了流动人口选择住院且作用显著；同时，城镇职工和在本地参加城镇职工都有提高流动人口自评健康水平的趋势，但影响并不显著（P>0.05），而在本地参保（β=-0.142，P<0.01）显著降低了流动人口自评健康水平。

L15 同时纳入参保类型、参保地点和交互项，分析三者对流动人口是否住院和健康结果的综合影响。结果显示，在 L12—L14 中显著影响流动人口住院选择和自评健康的参保因素，在 L15 中同样影响显著，并且影响流动人口自评健康水平的参保因素增加了参保类型和参保地点的交互项。城镇职工（β=0.237，P<0.05）和本地参保（β=0.389，P<0.001）都能促进流动人口选择住院，但在本地参加城镇职工（β=-0.432，P<0.01）对流动人口选择住院影响从促进变为抑制；城镇职工对流动人口自评健康的影响仍不显著（P>0.05），但在本地参保（β=-0.305，P<0.001）对流动人口自评健康水平的影响稳定，交互项（β=0.369，P<0.01）表现为显著提升流动人口自评健康水平。

同时，L11—L15 分析结果表明，尽管住院降低了流动人口自评健康水平，但影响并不显著（P>0.05）。因此，参保特征分别直接影响流动人口住院选择和自评健康水平，通过住院影响自评健康水平的路径不显著（见图 7-4）。

此外，在 L11—L15 中，除参保特征外，其他因素对流动人口就诊行为及健康结果也有显著影响。对于是否住院，拥有最高收入水平（β=0.163—0.183，P<0.05）、受教育水平更高（β=0.125—0.380，P<0.05）、非单身状态（β=0.833—1.257，P<0.001）、居住在中部地区（β=0.431—0.459，P<0.001）或西部地区（β=0.282—0.311，P<0.001）的流动人口倾向于选择住院；男性（β=-0.293—-0.269，P<0.001）、年龄在 45—64 岁（β=-0.273—-0.247，P<0.001）、处于就业状态（β=-0.905—-0.882，P<0.001）、跨省流动（β=-0.205—-0.168，P<0.01）和城—城流动（β=-0.253—-0.173，P<0.01）的流动人口倾向于选择不住院。对于自评健康，年龄、收入水平、教育水平、离婚或丧偶状态、就业状态、居住地区和流动范围对流动人口自评健康水平的影响与 L6—L10 一致（如表 7-3 所示），但对于 L11—L15 纳入分析的样本而言，男性（β=-0.189—-0.178，P<0.001）、城—城流动（β=-0.195—-0.163，P<0.01）对样本自评健康有显著的抑制作用，只纳入是否参保（L11），结婚或同居状态（β=-0.159，P<0.05）对样本自评健康有显著影响，纳入其他参保因素，其对样本自评健康无显著影响（P>0.05）。

第三节　流动人口医疗保险、医保服务利用与健康结果

表 7-4 报告了流动人口参保特征对是否报销及健康结果的影响系数（Coef）和 P 值，参保类型和参保地点显著影响是否报销，是否报销显著影响自评健康，同时参保地点及其与参保类型的交互项显著影响自评健康。参保特征对流动人口是否报销及健康结果的影响路径如图 7-5 所示。

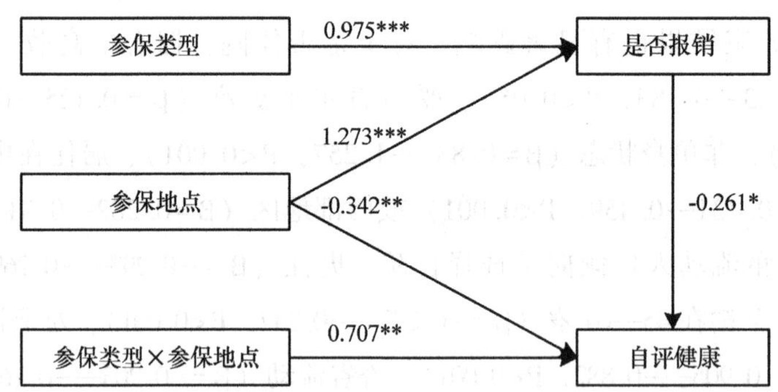

图 7-5　参保特征对流动人口是否报销和健康结果的影响路径

说明：* p<0. 05，** p<0. 01，*** p<0. 001。

L16—L18 分别纳入参保类型、参保地点和交互项，分析参保特征对流动人口住院费用是否报销和健康结果的影响路径。结果显示，参加城镇职工（β=1. 304，P<0. 001）、在本地参保（β=1. 368，P<0. 001）和交互项（β=1. 375，P<0. 001）均能显著提高流动人口报销住院费用的概率，但包括参保类型、参保地点和交互项在内的参保特征对流动人口自评健康无显著影响（P>0. 05）。

L19 同时纳入参保类型、参保地点和交互项，分析三者对流动人口住院费用是否报销和健康结果的综合影响。结果显示，参加城镇职工

（β=0.975，P<0.01）和在本地参保（β=1.273，P<0.001）对流动人口费用报销有显著的促进作用，但在本地参加城镇职工影响不显著（P>0.05）；参加城镇职工对流动人口自评健康无显著影响（P>0.05），在本地参保（β=-0.342，P<0.01）显著降低了流动人口的自评健康水平，而在本地参加城镇职工（β=0.707，P<0.05）显著提升了流动人口的自评健康水平。

L16—L19 分析结果表明，报销医疗费用对流动人口自评健康状况有显著影响（β=-0.313—-0.261，P<0.05）。因此，参保特征不仅直接影响流动人口费用报销和自评健康水平，而且通过费用报销间接影响自评健康水平（见图 7-5）。

此外，在 L16—L19 中，除参保特征外，其他因素对流动人口费用报销及健康结果也有显著影响。对于是否报销，年龄更大（β=0.418—1.354，P<0.001）的流动人口住院费用得到报销的可能性更大；流动范围更大（β=-1.099—-0.326，P<0.05）的流动人口住院费用得到报销的可能性更小。对于自评健康，年龄、教育水平、就业状态的影响与 L6—L15 结果一致，性别、省内流动、城—城流动的影响与 L11—L15 结果一致（如表 7-4 所示），但对于 L16—L19 纳入分析的样本而言，收入对自评健康的影响呈间断的特点，与最低收入水平相比，较低收入水平（β=0.516—0.523，P<0.001）、中等收入水平（β=0.431—0.445，P<0.01）和最高收入水平（β=0.673—0.704，P<0.001）均有助于提升流动人口自评健康水平，但较高收入水平对流动人口自评健康水平无显著影响（P>0.05）；不同婚姻状态的流动人口自评健康水平存在显著差异，结婚或同居状态（β=1.106—1.116，P<0.001）能改善流动人口自评健康状况；居住地区对流动人口自评健康水平有显著影响，与东部地区相比，中部地区的流动人口自评健康水平无明显差异（P>0.05），但西部地区（β=-0.431—-0.346，P<0.01）和东北地区（β=-0.689—-0.583，P<0.01）的流动人口自评健康水平相对较低。

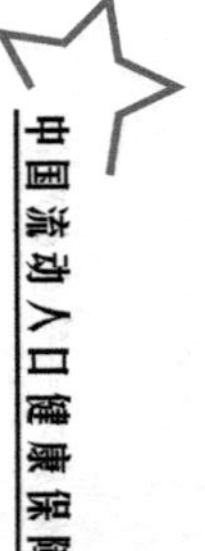

表 7-4 参保特征对是否报销和自评健康的影响

影响路径	L16		L17		L18		L19	
	Coef	P	Coef	P	Coef	P	Coef	P
参保特征→自评健康								
参保类型（城乡居民）								
1＝城镇职工→自评健康	0. 185	0. 162					−0. 159	0. 475
参保地点（非本地）								
1＝本地→自评健康			−0. 086	0. 404			−0. 342	0. 009
参保类型×参保地点（0）								
1→自评健康					0. 283	0. 051	0. 707	0. 011
是否报销→自评健康								
是否报销（否）								
是→自评健康	−0. 304	0. 003	−0. 263	0. 012	−0. 313	0. 002	−0. 261	0. 013
控制变量→自评健康								
性别（女）								
男→自评健康	−0. 382	0. 000	−0. 387	0. 000	−0. 377	0. 000	−0. 382	0. 000
年龄（15—44 岁）								
45—64 岁→自评健康	−1. 715	0. 000	−1. 727	0. 000	−1. 693	0. 000	−1. 682	0. 000
65 岁及以上→自评健康	−2. 319	0. 000	−2. 307	0. 000	−2. 264	0. 000	−2. 240	0. 000

续表

影响路径	L16		L17		L18		L19	
	Coef	P	Coef	P	Coef	P	Coef	P
家庭人均月收入（最低组）								
较低组→自评健康	0.516	0.000	0.522	0.000	0.519	0.000	0.523	0.000
中等组→自评健康	0.431	0.002	0.439	0.001	0.441	0.001	0.445	0.001
较高组→自评健康	0.194	0.176	0.215	0.131	0.204	0.153	0.202	0.160
最高组→自评健康	0.674	0.000	0.704	0.000	0.675	0.000	0.673	0.000
受教育程度（小学及以下）								
初中→自评健康	0.594	0.000	0.594	0.000	0.606	0.000	0.596	0.000
高中及以上→自评健康	1.024	0.000	1.058	0.000	1.026	0.000	1.026	0.000
婚姻状况（单身）								
结婚/同居→自评健康	1.107	0.000	1.106	0.000	1.112	0.000	1.116	0.000
离婚/丧偶→自评健康	0.253	0.447	0.243	0.464	0.257	0.441	0.268	0.421
是否就业（否）								
是→自评健康	0.626	0.000	0.658	0.000	0.603	0.000	0.597	0.000
居住地区（东部地区）								
中部地区→自评健康	-0.068	0.636	-0.098	0.489	-0.057	0.691	-0.015	0.920
西部地区→自评健康	-0.410	0.001	-0.431	0.000	-0.397	0.001	-0.346	0.005

续表

影响路径	L16		L17		L18		L19	
	Coef	P	Coef	P	Coef	P	Coef	P
东北地区→自评健康	-0.665	0.000	-0.689	0.000	-0.652	0.000	-0.583	0.001
流动范围（市内跨县）								
省内跨市→自评健康	0.294	0.014	0.308	0.010	0.291	0.015	0.324	0.007
跨省→自评健康	0.141	0.269	0.148	0.250	0.144	0.259	0.214	0.100
流动方向（乡—城）								
城—城→自评健康	-0.299	0.029	-0.233	0.074	-0.270	0.040	-0.239	0.090
参保特征→是否报销								
参保类型（城乡居民）								
1=城镇职工→是否报销	1.304	0.000					0.975	0.001
参保地点（非本地）								
1=本地→是否报销			1.368	0.000			1.273	0.000
参保类型×参保地点（0）								
1→是否报销					1.375	0.000	-0.644	0.076
控制变量→是否报销								
性别（女）								
男→是否报销	0.034	0.757	0.052	0.643	0.050	0.649	0.049	0.662

续表

影响路径	L16		L17		L18		L19	
	Coef	P	Coef	P	Coef	P	Coef	P
年龄（15—44 岁）								
45—64 岁→是否报销	0. 422	0. 001	0. 459	0. 000	0. 489	0. 000	0. 418	0. 001
65 岁及以上→是否报销	1. 159	0. 000	1. 326	0. 000	1. 354	0. 000	1. 158	0. 000
家庭人均月收入（最低组）								
较低组→是否报销	−0. 140	0. 293	−0. 104	0. 446	−0. 116	0. 384	−0. 128	0. 346
中等组→是否报销	0. 226	0. 123	0. 270	0. 070	0. 261	0. 076	0. 239	0. 110
较高组→是否报销	−0. 092	0. 549	0. 008	0. 956	−0. 041	0. 789	−0. 053	0. 736
最高组→是否报销	−0. 075	0. 649	0. 020	0. 906	−0. 040	0. 807	−0. 040	0. 810
受教育程度（小学及以下）								
初中→是否报销	−0. 065	0. 627	0. 036	0. 790	−0. 028	0. 837	0. 006	0. 965
高中及以上→是否报销	0. 002	0. 991	0. 107	0. 484	0. 044	0. 770	0. 037	0. 808
婚姻状况（单身）								
结婚/同居→是否报销	0. 063	0. 796	0. 053	0. 831	0. 077	0. 755	0. 039	0. 876
离婚/丧偶→是否报销	0. 216	0. 563	0. 128	0. 737	0. 210	0. 574	0. 134	0. 726
是否就业（否）								
是→是否报销	−0. 065	0. 536	−0. 069	0. 515	−0. 096	0. 366	−0. 087	0. 419

续表

影响路径	L16		L17		L18		L19	
	Coef	P	Coef	P	Coef	P	Coef	P
居住地区（东部地区）								
中部地区→是否报销	0. 262	0. 068	0. 073	0. 614	0. 256	0. 075	0. 130	0. 378
西部地区→是否报销	0. 233	0. 064	0. 044	0. 730	0. 245	0. 051	0. 081	0. 536
东北地区→是否报销	0. 331	0. 090	0. 034	0. 864	0. 327	0. 093	0. 086	0. 668
流动范围（市内跨县）								
省内跨市→是否报销	−0. 326	0. 015	−0. 447	0. 001	−0. 341	0. 011	−0. 437	0. 001
跨省→是否报销	−0. 848	0. 000	−1. 099	0. 000	−0. 857	0. 000	−1. 071	0. 000
流动方向（乡—城）								
城—城→是否报销	0. 281	0. 064	0. 442	0. 004	0. 461	0. 002	0. 239	0. 133

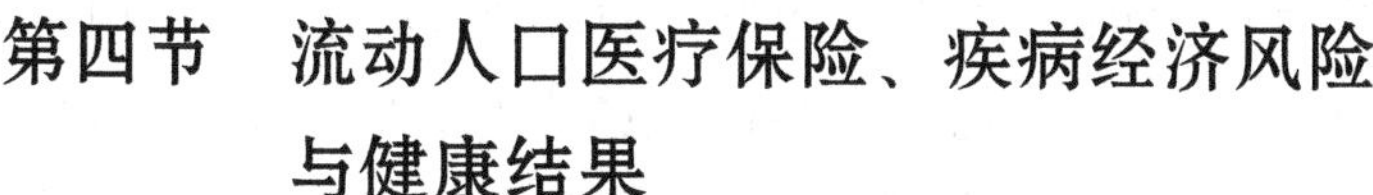

第四节 流动人口医疗保险、疾病经济风险与健康结果

一 参保特征对住院总费用及健康结果的影响

表 7-5 报告了流动人口参保特征对总费用对数和健康结果的影响系数（Coef）和 P 值，是否参保、参保类型和参保地点对总费用对数的影响显著，参保地点及其与参保类型的交互项对自评健康的影响显著，而且总费用对数对自评健康的影响显著。参保特征对流动人口总费用对数和健康结果的影响路径如图 7-6 所示。

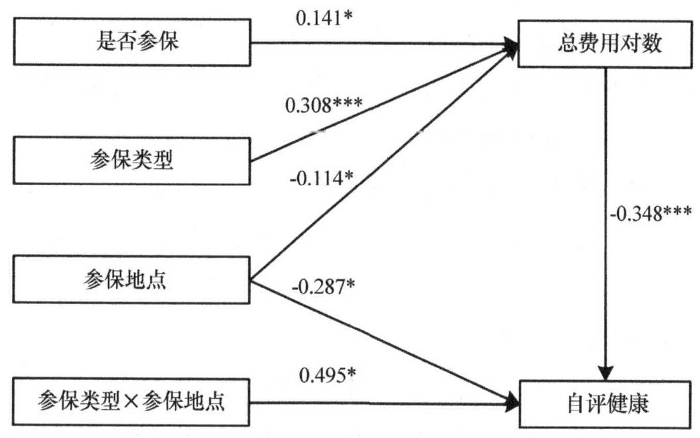

图 7-6 参保特征对流动人口总费用对数和健康结果的影响路径

说明：* p<0.05，*** p<0.001。

L20 纳入是否参保，分析其对流动人口住院总费用对数和健康结果的影响路径。结果显示，与没有参加医疗保险的流动人口相比，参加医疗保险的流动人口住院总费用高 14.1%（P<0.05），自评健康水平无显著差异（P>0.05）。

L21—L23 分别纳入参保类型、参保地点和交互项，分析参保特征对流动人口住院总费用和健康结果的影响路径。结果显示，与参加城乡居民的流动人口相比，参加城镇职工的流动人口住院总费用高 17.0%（P<0.001），虽然在本地参保和在本地参加城镇职工分别有降低和增加流动人口住院总费用的趋势，但影响不显著（P>0.05），而且参保类型、参保地点和交互项对流动人口自评健康均无显著影响（P>0.05）。

L24 同时纳入参保类型、参保地点和交互项，分析三者对流动人口住院总费用和健康结果的综合影响。结果显示，参保类型和参保地点显著影响流动人口住院总费用，参加城镇职工的流动人口住院总费用比参加城乡居民的流动人口高 30.8%（P<0.001），在本地参加医疗保险的流动人口住院总费用比在其他地方参加医疗保险的流动人口低 11.4%（P<0.05），但交互项对流动人口住院总费用的影响不显著（P>0.05）；虽然参保类型对自评健康的直接影响不显著（P>0.05），但参保地点及其与参保类型的交互项对流动人口的自评健康状况有显著影响，在本地参加医疗保险的流动人口自评健康水平低于在其他地方参加医疗保险的流动人口（β=-0.287，P<0.05），在本地参加城镇职工的流动人口自评健康水平优于其他参保流动人口（β=0.495，P<0.05）。

L20—L24 分析结果表明，住院总费用对流动人口自评健康状况有显著影响（β=-0.348—-0.336，P<0.001）。因此，是否参保、参保类型、参保地点直接影响流动人口住院总费用，参保地点、参保类型和参保地点的交互项直接影响流动人口自评健康水平，而且参保类型、参保地点通过住院总费用间接影响流动人口自评健康水平（见图 7-6）。

此外，在 L20—L24 中，除参保特征外，其他因素对流动人口住院总费用和健康结果也有显著影响。对于总费用对数，男性（β=0.299—0.305，P<0.001）、年龄在 45—64 岁（β=0.166—0.188，P<0.001）、最高收入水平（β=0.137—0.171，P<0.05）的流动人口住院总费用更高；处于就业状态（β=-0.158—-0.129，P<0.001）、居住在西部地区（β=-0.197—-0.169，P<0.001）的流动人口住院总费用更低。

表 7-5　　参保特征对总费用对数和自评健康的影响

影响路径	L20		L21		L22		L23		L24	
	Coef	P	Coef	P	Coef	P	Coef	P	Coef	P
参保特征→自评健康										
是否参保（否）										
是→自评健康	-0.162	0.322								
参保类型（城乡居民）										
1=城镇职工→自评健康			0.174	0.123					-0.021	0.908
参保地点（非本地）										
1=本地→自评健康					-0.075	0.390			-0.287	0.011
参保类型×参保地点（0）										
1→自评健康							0.223	0.076	0.495	0.033
总费用对数→自评健康										
总费用对数→自评健康	-0.336	0.000	-0.345	0.000	-0.343	0.000	-0.343	0.000	-0.348	0.000
控制变量→自评健康										
性别（女）										
男→自评健康	-0.287	0.000	-0.301	0.000	-0.304	0.000	-0.297	0.000	-0.301	0.000
年龄（15—44岁）										
45—64岁→自评健康	-1.659	0.000	-1.629	0.000	-1.634	0.000	-1.614	0.000	-1.611	0.000
65岁及以上→自评健康	-2.064	0.000	-2.064	0.000	-2.044	0.000	-2.023	0.000	-2.017	0.000

续表

影响路径	L20		L21		L22		L23		L24	
	Coef	P	Coef	P	Coef	P	Coef	P	Coef	P
家庭人均月收入（最低组）										
较低组→自评健康	0. 429	0. 000	0. 417	0. 000	0. 422	0. 000	0. 420	0. 000	0. 416	0. 000
中等组→自评健康	0. 327	0. 003	0. 283	0. 012	0. 293	0. 009	0. 288	0. 010	0. 289	0. 010
较高组→自评健康	0. 269	0. 020	0. 250	0. 036	0. 267	0. 025	0. 257	0. 031	0. 247	0. 039
最高组→自评健康	0. 715	0. 000	0. 654	0. 000	0. 682	0. 000	0. 661	0. 000	0. 656	0. 000
受教育程度（小学及以下）										
初中→自评健康	0. 748	0. 000	0. 773	0. 000	0. 774	0. 000	0. 780	0. 000	0. 770	0. 000
高中及以上→自评健康	1. 087	0. 000	1. 117	0. 000	1. 153	0. 000	1. 123	0. 000	1. 117	0. 000
婚姻状况（单身）										
结婚/同居→自评健康	0. 793	0. 000	0. 794	0. 000	0. 799	0. 000	0. 797	0. 000	0. 803	0. 000
离婚/丧偶→自评健康	0. 135	0. 612	0. 116	0. 674	0. 114	0. 678	0. 115	0. 675	0. 118	0. 667
是否就业（否）										
是→自评健康	0. 636	0. 000	0. 623	0. 000	0. 649	0. 000	0. 611	0. 000	0. 608	0. 000
居住地区（东部地区）										
中部地区→自评健康	−0. 122	0. 295	−0. 113	0. 344	−0. 137	0. 249	−0. 110	0. 361	−0. 076	0. 527
西部地区→自评健康	−0. 563	0. 000	−0. 538	0. 000	−0. 555	0. 000	−0. 532	0. 000	−0. 497	0. 000
东北地区→自评健康	−0. 783	0. 000	−0. 787	0. 000	−0. 805	0. 000	−0. 784	0. 000	−0. 732	0. 000

续表

影响路径	L20		L21		L22		L23		L24	
	Coef	P	Coef	P	Coef	P	Coef	P	Coef	P
流动范围（市内跨县）										
省内跨市→自评健康	0. 329	0. 001	0. 334	0. 001	0. 343	0. 001	0. 332	0. 001	0. 351	0. 001
跨省→自评健康	0. 190	0. 070	0. 235	0. 028	0. 233	0. 030	0. 236	0. 027	0. 275	0. 011
流动方向（乡—城）										
城—城→自评健康	−0. 242	0. 019	−0. 341	0. 003	−0. 275	0. 011	−0. 304	0. 005	−0. 294	0. 012
参保特征→总费用对数										
是否参保（否）										
是→总费用对数	0. 141	0. 047								
参保类型（城乡居民）										
1 = 城镇职工→总费用对数			0. 170	0. 000					0. 308	0. 000
参保地点（非本地）										
1 = 本地→总费用对数					−0. 039	0. 298			−0. 114	0. 026
参保类型×参保地点（0）										
1→总费用对数							0. 078	0. 120	−0. 091	0. 381
控制变量→总费用对数										
性别（女）										
男→总费用对数	0. 305	0. 000	0. 305	0. 000	0. 301	0. 000	0. 305	0. 000	0. 299	0. 000

续表

影响路径	L20		L21		L22		L23		L24	
	Coef	P	Coef	P	Coef	P	Coef	P	Coef	P
年龄（15—44 岁）										
45—64 岁→总费用对数	0. 188	0. 000	0. 177	0. 000	0. 174	0. 000	0. 182	0. 000	0. 166	0. 000
65 岁及以上→总费用对数	0. 109	0. 135	0. 117	0. 121	0. 142	0. 059	0. 147	0. 050	0. 087	0. 255
家庭人均月收入（最低组）										
较低组→总费用对数	0. 039	0. 402	0. 020	0. 680	0. 024	0. 606	0. 024	0. 607	0. 014	0. 760
中等组→总费用对数	0. 069	0. 159	0. 038	0. 445	0. 049	0. 333	0. 046	0. 354	0. 034	0. 497
较高组→总费用对数	0. 090	0. 079	0. 065	0. 223	0. 082	0. 120	0. 078	0. 139	0. 055	0. 298
最高组→总费用对数	0. 162	0. 004	0. 145	0. 012	0. 171	0. 003	0. 163	0. 005	0. 137	0. 018
受教育程度（小学及以下）										
初中→总费用对数	−0. 010	0. 818	−0. 022	0. 631	−0. 020	0. 666	−0. 016	0. 733	−0. 035	0. 444
高中及以上→总费用对数	−0. 030	0. 557	−0. 082	0. 117	−0. 046	0. 377	−0. 060	0. 252	−0. 087	0. 098
婚姻状况（单身）										
结婚/同居→总费用对数	0. 098	0. 230	0. 113	0. 186	0. 123	0. 154	0. 119	0. 167	0. 114	0. 182
离婚/丧偶→总费用对数	0. 018	0. 878	0. 011	0. 926	0. 013	0. 914	0. 012	0. 925	0. 014	0. 906
是否就业（否）										
是→总费用对数	−0. 143	0. 000	−0. 158	0. 000	−0. 129	0. 000	−0. 148	0. 000	−0. 145	0. 000
居住地区（东部地区）										

续表

影响路径	L20		L21		L22		L23		L24	
	Coef	P	Coef	P	Coef	P	Coef	P	Coef	P
中部地区→总费用对数	-0.029	0.561	-0.026	0.610	-0.055	0.274	-0.042	0.414	-0.022	0.672
西部地区→总费用对数	-0.186	0.000	-0.173	0.000	-0.197	0.000	-0.185	0.000	-0.169	0.000
东北地区→总费用对数	-0.096	0.137	-0.105	0.119	-0.129	0.055	-0.119	0.076	-0.090	0.186
流动范围（市内跨县）										
省内跨市→总费用对数	-0.004	0.930	-0.013	0.778	-0.007	0.881	-0.012	0.782	-0.002	0.970
跨省→总费用对数	0.019	0.693	0.005	0.917	-0.005	0.916	-0.003	0.954	0.017	0.719
流动方向（乡—城）										
城—城→总费用对数	0.130	0.004	0.083	0.092	0.142	0.003	0.128	0.007	0.063	0.212

二 参保特征对住院自付费用及健康结果的影响

表 7-6 报告了流动人口参保特征对自付费用对数和健康结果的影响系数（Coef）和 P 值，是否参保、参保地点对自付费用对数的影响显著，参保地点和交互项对自评健康的影响显著，同时自付费用对数对自评健康的影响显著。参保特征对流动人口自付费用对数和健康结果的影响路径如图 7-7、图 7-8 所示。

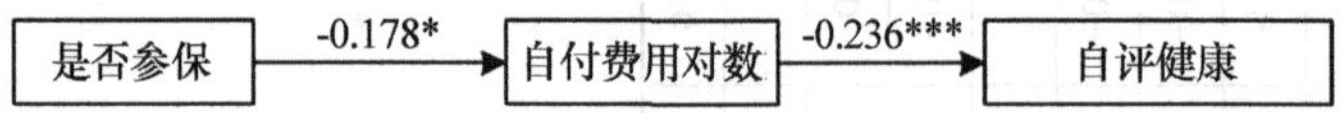

图 7-7 是否参保对流动人口自付费用对数和健康结果的影响路径

说明：* p<0.05，** p<0.01，*** p<0.001。

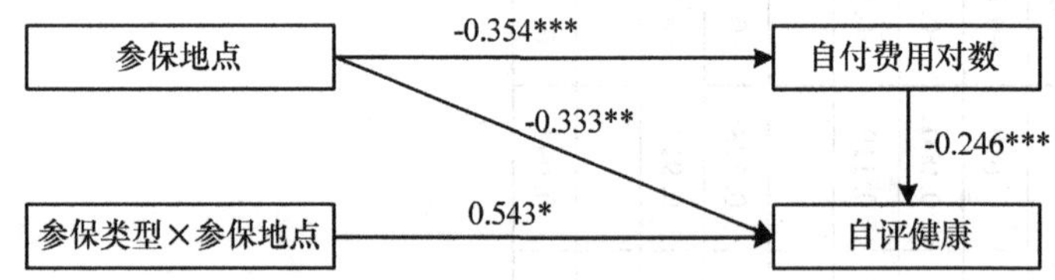

图 7-8 参保特征对流动人口自付费用对数和健康结果的影响路径

说明：* p<0.05，** p<0.01，*** p<0.001。

L25 纳入是否参保，分析其对流动人口自付费用对数和健康结果的影响路径。结果显示，与没有参加医疗保险的流动人口相比，参加医疗保险的流动人口住院自付费用低 17.8%（P<0.05），自评健康水平无显著差异（P>0.05）。

L26—L28 分别纳入参保类型、参保地点和交互项，分析参保特征对流动人口自付费用对数和健康结果的影响路径。结果显示，与参加城乡居民的流动人口相比，参加城镇职工的流动人口住院自付费用低 25.6%（P<0.001）；与在其他地方参加医疗保险的流动人口相比，在本地参加医疗保险的流动人口住院自付费用低 36.3%（P<0.001）；与其他参加医疗保险的流动人口相比，在本地参加城镇职工的流动人口住

表 7-6 参保特征对自付费用对数和自评健康的影响

影响路径	L25		L26		L27		L28		L29	
	Coef	P	Coef	P	Coef	P	Coef	P	Coef	P
参保特征→自评健康										
是否参保（否）										
是→自评健康	-0. 237	0. 149								
参保类型（城乡居民）										
1=城镇职工→自评健康			0. 046	0. 689					-0. 160	0. 377
参保地点（非本地）										
1=本地→自评健康					-0. 147	0. 098			-0. 333	0. 004
参保类型×参保地点（0）										
1→自评健康							0. 114	0. 373	0. 543	0. 021
自付费用对数→自评健康										
自付费用对数→自评健康	-0. 236	0. 000	-0. 237	0. 000	-0. 246	0. 000	-0. 235	0. 000	-0. 246	0. 000
控制变量→自评健康										
性别（女）										
男→自评健康	-0. 344	0. 000	-0. 359	0. 000	-0. 362	0. 000	-0. 357	0. 000	-0. 358	0. 000
年龄（15—44 岁）										
45—64 岁→自评健康	-1. 719	0. 000	-1. 688	0. 000	-1. 697	0. 000	-1. 681	0. 000	-1. 671	0. 000
65 岁及以上→自评健康	-2. 125	0. 000	-2. 115	0. 000	-2. 119	0. 000	-2. 100	0. 000	-2. 068	0. 000

续表

影响路径	L25		L26		L27		L28		L29	
	Coef	P	Coef	P	Coef	P	Coef	P	Coef	P
家庭人均月收入（最低组）										
较低组→自评健康	0. 449	0. 000	0. 443	0. 000	0. 445	0. 000	0. 443	0. 000	0. 443	0. 000
中等组→自评健康	0. 330	0. 003	0. 297	0. 009	0. 301	0. 008	0. 298	0. 009	0. 305	0. 007
较高组→自评健康	0. 271	0. 019	0. 270	0. 024	0. 274	0. 022	0. 270	0. 024	0. 266	0. 027
最高组→自评健康	0. 698	0. 000	0. 662	0. 000	0. 676	0. 000	0. 658	0. 000	0. 663	0. 000
受教育程度（小学及以下）										
初中→自评健康	0. 733	0. 000	0. 761	0. 000	0. 755	0. 000	0. 764	0. 000	0. 756	0. 000
高中及以上→自评健康	1. 050	0. 000	1. 105	0. 000	1. 122	0. 000	1. 101	0. 000	1. 104	0. 000
婚姻状况（单身）										
结婚/同居→自评健康	0. 817	0. 000	0. 811	0. 000	0. 815	0. 000	0. 812	0. 000	0. 823	0. 000
离婚/丧偶→自评健康	0. 164	0. 541	0. 143	0. 606	0. 141	0. 611	0. 145	0. 602	0. 148	0. 594
是否就业（否）										
是→自评健康	0. 631	0. 000	0. 624	0. 000	0. 643	0. 000	0. 614	0. 000	0. 607	0. 000
居住地区（东部地区）										
中部地区→自评健康	−0. 076	0. 518	−0. 082	0. 499	−0. 088	0. 466	−0. 074	0. 543	−0. 037	0. 760
西部地区→自评健康	−0. 528	0. 000	−0. 511	0. 000	−0. 515	0. 000	−0. 503	0. 000	−0. 464	0. 000
东北地区→自评健康	−0. 734	0. 000	−0. 754	0. 000	−0. 750	0. 000	−0. 746	0. 000	−0. 691	0. 000

续表

影响路径	L25		L26		L27		L28		L29	
	Coef	P	Coef	P	Coef	P	Coef	P	Coef	P
流动范围（市内跨县）										
省内跨市→自评健康	0. 350	0. 000	0. 357	0. 000	0. 370	0. 000	0. 356	0. 000	0. 378	0. 000
跨省→自评健康	0. 197	0. 062	0. 238	0. 027	0. 250	0. 020	0. 241	0. 025	0. 286	0. 008
流动方向（乡—城）										
城—城→自评健康	-0. 298	0. 004	-0. 353	0. 002	-0. 324	0. 003	-0. 349	0. 001	-0. 303	0. 011
参保特征→自付费用对数										
是否参保（否）										
是→自付费用对数	-0. 178	0. 029								
参保类型（城乡居民）										
1＝城镇职工→自付费用对数			-0. 256	0. 000					-0. 078	0. 413
参保地点（非本地）										
1＝本地→自付费用对数					-0. 363	0. 000			-0. 354	0. 000
参保类型×参保地点（0）										
1→自付费用对数							-0. 340	0. 000	0. 042	0. 729
控制变量→自付费用对数										
性别（女）										
男→自付费用对数	0. 223	0. 000	0. 217	0. 000	0. 205	0. 000	0. 209	0. 000	0. 206	0. 000

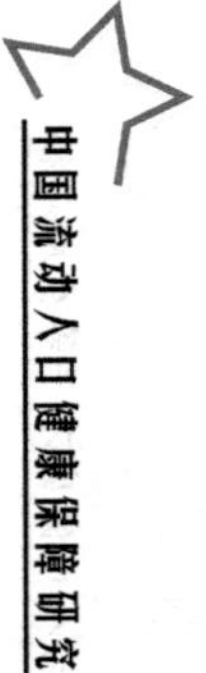

续表

影响路径	L25		L26		L27		L28		L29	
	Coef	P	Coef	P	Coef	P	Coef	P	Coef	P
年龄（15—44 岁）										
45—64 岁→自付费用对数	0. 094	0. 050	0. 074	0. 129	0. 058	0. 231	0. 052	0. 291	0. 061	0. 211
65 岁及以上→自付费用对数	−0. 124	0. 140	−0. 067	0. 442	−0. 117	0. 173	−0. 124	0. 149	−0. 102	0. 245
家庭人均月收入（最低组）										
较低组→自付费用对数	0. 059	0. 270	0. 055	0. 317	0. 043	0. 428	0. 050	0. 364	0. 045	0. 404
中等组→自付费用对数	0. 050	0. 370	0. 047	0. 414	0. 039	0. 502	0. 039	0. 506	0. 042	0. 466
较高组→自付费用对数	0. 092	0. 123	0. 122	0. 046	0. 096	0. 114	0. 112	0. 067	0. 102	0. 095
最高组→自付费用对数	0. 137	0. 034	0. 182	0. 007	0. 161	0. 015	0. 174	0. 009	0. 168	0. 012
受教育程度（小学及以下）										
初中→自付费用对数	−0. 021	0. 680	−0. 016	0. 761	−0. 048	0. 360	−0. 031	0. 560	−0. 044	0. 401
高中及以上→自付费用对数	−0. 123	0. 034	−0. 095	0. 119	−0. 113	0. 057	−0. 099	0. 099	−0. 105	0. 082
婚姻状况（单身）										
结婚/同居→自付费用对数	0. 145	0. 124	0. 150	0. 130	0. 153	0. 120	0. 148	0. 136	0. 155	0. 116
离婚/丧偶→自付费用对数	0. 019	0. 888	0. 010	0. 945	0. 018	0. 898	0. 010	0. 944	0. 018	0. 900
是否就业（否）										
是→自付费用对数	−0. 250	0. 000	−0. 224	0. 000	−0. 205	0. 000	−0. 202	0. 000	−0. 202	0. 000
居住地区（东部地区）										

续表

影响路径	L25		L26		L27		L28		L29	
	Coef	P	Coef	P	Coef	P	Coef	P	Coef	P
中部地区→自付费用对数	0. 097	0. 087	0. 027	0. 651	0. 055	0. 345	0. 015	0. 802	0. 049	0. 410
西部地区→自付费用对数	-0. 173	0. 000	-0. 222	0. 000	-0. 195	0. 000	-0. 236	0. 000	-0. 200	0. 000
东北地区→自付费用对数	0. 009	0. 898	-0. 075	0. 332	-0. 014	0. 859	-0. 087	0. 262	-0. 020	0. 797
流动范围（市内跨县）										
省内跨市→自付费用对数	0. 044	0. 384	0. 038	0. 459	0. 067	0. 194	0. 043	0. 408	0. 066	0. 201
跨省→自付费用对数	0. 130	0. 016	0. 090	0. 103	0. 134	0. 014	0. 087	0. 114	0. 130	0. 019
流动方向（乡—城）										
城—城→自付费用对数	-0. 021	0. 686	0. 065	0. 252	0. 029	0. 593	0. 020	0. 709	0. 048	0. 411

院自付费用低 34.0%（P<0.001）。参保类型、参保地点和交互项对流动人口自评健康均无显著直接影响（P>0.05）。

L29 同时纳入参保类型、参保地点和交互项，分析三者对流动人口住院自付费用和健康结果的综合影响。结果显示，参保类型和交互项对流动人口住院自付费用的影响不显著（P>0.05），参保地点对流动人口住院自付费用的影响显著，在本地参保的流动人口住院自付费用比在其他地方参加医疗保险的流动人口低 35.4%（P<0.001）；参保类型对自评健康的直接影响仍不显著（P>0.05），但参保地点和交互项对流动人口自评健康状况均有显著影响，在本地参加医疗保险的流动人口自评健康水平低于在其他地方参加医疗保险的流动人口（β=-0.333，P<0.01），在本地参加城镇职工的流动人口自评健康水平优于其他参保流动人口（β=0.543，P<0.05）。

L25—L29 分析结果表明，住院自付费用对数对流动人口自评健康状况有显著影响（β=-0.246—-0.235，P<0.001）。因此，是否参保、参保地点直接影响流动人口住院自付费用，参保地点、参保类型和参保地点的交互项直接影响流动人口自评健康水平，而且是否参保和参保地点通过住院自付费用间接影响流动人口自评健康水平（见图 7-7、图 7-8）。

此外，在 L25—L29 中，除参保特征外，其他因素对流动人口住院自付费用和健康结果也有显著影响。对于自付费用，男性（β=0.205—0.223，P<0.001）流动人口住院自付费用更高；处于就业状态（β=-0.250—-0.202，P<0.001）、居住在西部地区（β=-0.236—-0.173，P<0.001）的流动人口住院自付费用更低。

三 参保特征对住院费用报销比例及健康结果的影响

表 7-7 报告了流动人口参保特征对住院费用报销比例和健康结果的影响系数（Coef）和 P 值，参保类型和参保地点显著影响报销比例，参保地点显著影响自评健康。参保特征对流动人口住院费用报销比例和健康结果的影响路径如图 7-9 所示。

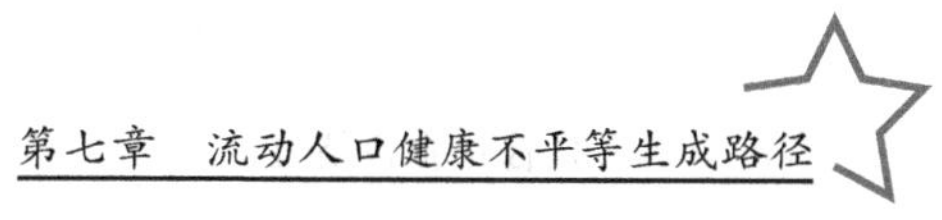

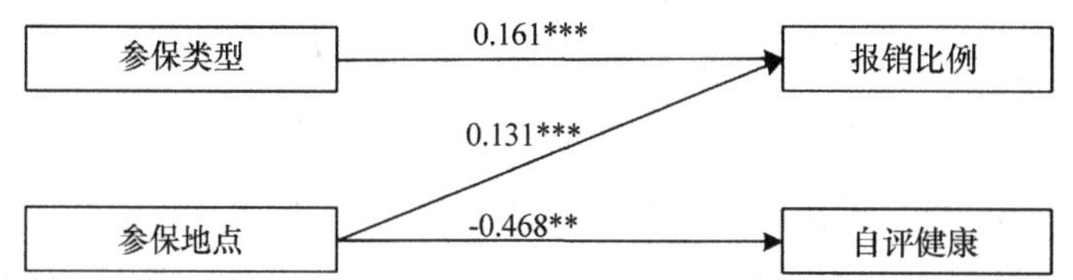

图 7-9　参保特征对流动人口住院费用报销比例和健康结果的影响路径

说明：** p<0.01，*** p<0.001。

L30—L32 分别纳入参保类型、参保地点和交互项，分析参保特征对流动人口住院费用报销比例和健康结果的影响路径。结果显示，与参加城乡居民的流动人口相比，参加城镇职工的流动人口住院费用报销比例高 19.0%（P<0.001）；与在其他地方参加医疗保险的流动人口相比，在本地参加医疗保险的流动人口住院费用报销比例高 16.4%（P<0.001）；与其他参加医疗保险的流动人口相比，在本地参加城镇职工的流动人口住院费用报销比例高 19.6%（P<0.001）。参保类型、参保地点和交互项对流动人口自评健康无显著的直接影响（P>0.05）。

L33 同时纳入参保类型、参保地点和交互项，分析三者对流动人口住院费用报销比例和健康结果的综合影响。结果显示，参保类型和参保地点对流动人口住院费用报销比例的影响仍显著，参加城镇职工的流动人口住院费用报销比例比参加城乡居民的流动人口高 16.1%（P<0.001），在本地参保的流动人口住院费用报销比例较在其他地方参加医疗保险的流动人口高 13.1%（P<0.001），但交互项的影响变为不显著（P>0.05）；参保类型和交互项对流动人口自评健康的影响仍不显著（P>0.05），但参保地点显著影响流动人口自评健康，在本地参保的流动人口倾向于自评健康水平更低（β=-0.468，P<0.01）。

L30—L33 分析结果表明，住院费用报销比例对流动人口自评健康状况无显著影响（P>0.05）。因此，参保特征通过报销比例影响自评健康的路径不显著，通过报销比例影响自评健康的路径不显著（见图 7-9）。

此外，在L30—L33中，除参保特征外，其他因素对流动人口住院费用报销比例和健康结果也有显著影响。对于住院费用报销比例，65岁及以上（β=0.050—0.100，P<0.05）、处于就业状态（β=0.026—0.037，P<0.05）的流动人口住院费用报销比例更高；居住在中部地区（β=-0.071—-0.035，P<0.05）的流动人口住院费用报销比例更低。参保特征方面，L33显示，将参保特征全部纳入时，省内跨市（β=-0.033，P<0.05）和跨省流动（β=-0.050，P<0.01）的流动人口住院费用报销比例低于市内跨县流动的流动人口；L31显示，只纳入参保地点时，城—城流动（β=0.041，P<0.01）的流动人口报销比例高于乡—城流动的流动人口（如表7-7所示）。

第五节 本章小结

本章基于2015、2017、2018年CMDS数据和安德森模型，运用广义结构方程模型路径分析法实证分析参保特征对医疗保险视角下流动人口内部健康不平等的影响，同时重点关注医疗保险参保地点对不同人群健康不平等的影响路径，主要有以下几点发现。

第一，参保特征对流动人口医疗服务利用、医保服务利用、医疗保险保障水平有显著的直接效应。医疗服务利用方面，参保、本地参保对流动人口门诊服务利用有显著的正向促进效应，参加职工医保对流动人口门诊服务利用有显著的负向抑制效应，参保类型和参保地点的交互项无显著影响；参保、参加职工医保、在本地参保对流动人口住院服务利用有显著的正向促进效应，参保类型和参保地点的交互项表现为显著的负向抑制效应。医保服务利用方面，参加职工医保、在本地参保对流动人口报销住院费用有显著的正向促进效应，这反映了流动人口参保类型和参保地点选择中的优势参保模式。医疗保险保障水平方面，参保、参加职工医保显著提升流动人口住院总费用，在本地参保显著降低流动人

表 7-7 参保特征对报销比例和健康结果的影响

影响路径	L30		L31		L32		L33	
	Coef	P	Coef	P	Coef	P	Coef	P
参保特征→自评健康								
参保类型（城乡居民）								
1=城镇职工→自评健康	0. 212	0. 171					−0. 012	0. 961
参保地点（非本地）								
1=本地→自评健康			−0. 236	0. 058			−0. 468	0. 002
参保类型×参保地点（0）								
1→自评健康					0. 213	0. 208	0. 574	0. 065
报销比例→自评健康								
报销比例→自评健康	0. 223	0. 373	0. 478	0. 059	0. 232	0. 355	0. 392	0. 129
控制变量→自评健康								
性别（女）								
男→自评健康	−0. 381	0. 002	−0. 395	0. 001	−0. 377	0. 002	−0. 390	0. 001
年龄（15—44 岁）								
45—64 岁→自评健康	−1. 680	0. 000	−1. 709	0. 000	−1. 663	0. 000	−1. 654	0. 000
65 岁及以上→自评健康	−2. 283	0. 000	−2. 299	0. 000	−2. 225	0. 000	−2. 256	0. 000
家庭人均月收入（最低组）								

续表

影响路径	L30		L31		L32		L33	
	Coef	P	Coef	P	Coef	P	Coef	P
较低组→自评健康	0. 678	0. 000	0. 689	0. 000	0. 683	0. 000	0. 690	0. 000
中等组→自评健康	0. 611	0. 000	0. 618	0. 000	0. 624	0. 000	0. 617	0. 000
较高组→自评健康	0. 406	0. 019	0. 441	0. 010	0. 425	0. 014	0. 411	0. 018
最高组→自评健康	0. 821	0. 000	0. 867	0. 000	0. 832	0. 000	0. 826	0. 000
受教育程度（小学及以下）								
初中→自评健康	0. 602	0. 000	0. 598	0. 000	0. 615	0. 000	0. 596	0. 000
高中及以上→自评健康	1. 112	0. 000	1. 160	0. 000	1. 126	0. 000	1. 117	0. 000
婚姻状况（单身）								
结婚/同居→自评健康	1. 111	0. 000	1. 112	0. 000	1. 115	0. 000	1. 123	0. 000
离婚/丧偶→自评健康	−0. 034	0. 934	−0. 045	0. 911	−0. 032	0. 937	−0. 003	0. 993
是否就业（否）								
是→自评健康	0. 466	0. 000	0. 517	0. 000	0. 454	0. 000	0. 452	0. 000
居住地区（东部地区）								
中部地区→自评健康	−0. 092	0. 588	−0. 121	0. 471	−0. 097	0. 570	−0. 015	0. 931
西部地区→自评健康	−0. 529	0. 000	−0. 562	0. 000	−0. 531	0. 000	−0. 459	0. 003
东北地区→自评健康	−0. 673	0. 001	−0. 682	0. 001	−0. 677	0. 001	−0. 552	0. 009

续表

影响路径	L30		L31		L32		L33	
	Coef	P	Coef	P	Coef	P	Coef	P
流动范围（市内跨县）								
省内跨市→自评健康	0. 404	0. 003	0. 440	0. 001	0. 403	0. 003	0. 454	0. 001
跨省→自评健康	0. 165	0. 267	0. 218	0. 151	0. 162	0. 274	0. 293	0. 058
流动方向（乡—城）								
城—城→自评健康	−0. 455	0. 003	−0. 395	0. 008	−0. 411	0. 006	−0. 426	0. 008
参保特征→报销比例								
参保类型（城乡居民）								
1＝城镇职工→报销比例	0. 190	0. 000					0. 161	0. 000
参保地点（非本地）								
1＝本地→报销比例			0. 164	0. 000			0. 131	0. 000
参保类型×参保地点（0）								
1→报销比例					0. 196	0. 000	−0. 053	0. 083
控制变量→报销比例								
性别（女）								
男→报销比例	0. 011	0. 378	0. 015	0. 223	0. 015	0. 234	0. 015	0. 210
年龄（15—44 岁）								

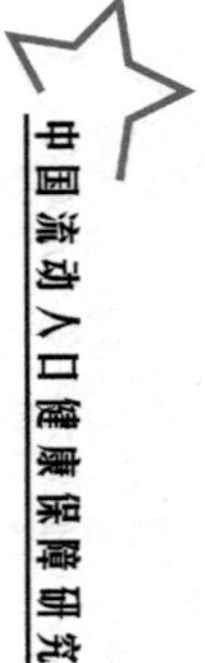

续表

影响路径	L30		L31		L32		L33	
	Coef	P	Coef	P	Coef	P	Coef	P
45—64 岁→报销比例	0. 027	0. 059	0. 030	0. 034	0. 044	0. 002	0. 027	0. 059
65 岁及以上→报销比例	0. 050	0. 026	0. 096	0. 000	0. 100	0. 000	0. 060	0. 008
家庭人均月收入（最低组）								
较低组→报销比例	0. 007	0. 685	0. 014	0. 370	0. 014	0. 393	0. 008	0. 610
中等组→报销比例	0. 004	0. 803	0. 021	0. 204	0. 018	0. 278	0. 008	0. 625
较高组→报销比例	−0. 002	0. 894	0. 027	0. 120	0. 016	0. 368	0. 003	0. 864
最高组→报销比例	−0. 008	0. 661	0. 016	0. 394	0. 003	0. 878	−0. 005	0. 790
受教育程度（小学及以下）								
初中→报销比例	−0. 023	0. 147	0. 001	0. 952	−0. 010	0. 525	−0. 010	0. 524
高中及以上→报销比例	−0. 002	0. 887	0. 026	0. 125	0. 010	0. 565	0. 003	0. 880
婚姻状况（单身）								
结婚/同居→报销比例	−0. 060	0. 041	−0. 056	0. 056	−0. 057	0. 053	−0. 058	0. 043
离婚/丧偶→报销比例	−0. 035	0. 393	−0. 043	0. 290	−0. 030	0. 453	−0. 040	0. 309
是否就业（否）								
是→报销比例	0. 036	0. 003	0. 037	0. 002	0. 026	0. 036	0. 027	0. 026
居住地区（东部地区）								

续表

影响路径	L30		L31		L32		L33	
	Coef	P	Coef	P	Coef	P	Coef	P
中部地区→报销比例	-0.035	0.032	-0.071	0.000	-0.036	0.026	-0.046	0.004
西部地区→报销比例	0.038	0.011	0.004	0.800	0.039	0.009	0.025	0.082
东北地区→报销比例	-0.015	0.495	-0.074	0.000	-0.016	0.453	-0.043	0.040
流动范围（市内跨县）								
省内跨市→报销比例	-0.019	0.169	-0.037	0.007	-0.023	0.095	-0.033	0.015
跨省→报销比例	-0.019	0.216	-0.064	0.000	-0.022	0.142	-0.050	0.001
流动方向（乡—城）								
城—城→报销比例	0.002	0.909	0.041	0.005	0.036	0.014	0.005	0.719

口住院总费用；参保、在本地参保显著降低流动人口住院自付费用；参加职工医保、在本地参保显著提升流动人口住院费用实际报销比例。

第二，门诊服务利用、医保服务利用、住院总费用和自付费用负担对流动人口健康水平有显著的直接效应，均表现为抑制作用。各指标影响程度由高到低依次为住院总费用、是否报销、是否就诊和自付费用。尽管住院服务利用和住院费用报销比例分别有降低和提升流动人口自评健康水平的趋势，但影响并不显著。

第三，参保特征影响流动人口自评健康的直接效应和间接效应并存，通过多维路径调节流动人口健康结果。直接效应方面，参加职工医保和在本地参加医保对流动人口自评健康有显著的负面影响，在本地参加职工医保对流动人口自评健康有显著的正向促进效应。纳入医疗服务利用、医保服务利用和医疗保险保障水平之后参保类型、参保地点和交互项的影响总体一致，而且增加了参加医保对自评健康显著的正向促进效应。间接效应方面，参加医疗保险通过影响促进门诊服务利用、降低住院自付费用负担的渠道，影响流动人口自评健康；参加职工医保通过抑制门诊服务利用、促进住院费用报销、增加住院总费用、增加住院费用报销比例的渠道，影响流动人口自评健康；在本地参保通过促进门诊服务利用、促进住院费用报销、降低住院总费用、降低住院自付费用负担、增加住院费用报销比例的渠道，影响流动人口自评健康。

除此之外，医疗保险“两地分离”导致中国流动人口的健康不平等问题更加复杂，并通过多种路径影响流动人口健康。值得一提的是，中国老年流动人口健康及卫生服务利用情况并不乐观，建议通过医疗保障政策协同改革和公共服务流程优化，从政策、技术和保障内容角度减少流动人口参保地和居住地分离而导致的健康不平等问题。

第八章

流动人口健康保障政策及实施效果

第一节　流动人口健康保障政策历史变迁

一　宏观政策规划

改革开放40余年来中国流动人口政策调整经历了逐步放开农民进城、要求公平对待流动人口、全面推进市民化三个阶段，流动人口共享改革发展成果的理念越发深入人心。新时代以来，多项政策规划将促进流动人口卫生服务均等化，提升流动人口健康水平作为重要组成部分。2016年，《流动人口健康教育和促进行动计划（2016—2020年）》明确指出要保障流动人口健康权益，缩小流动人口与户籍人口在基本公共卫生服务利用上的不平等。同年，《“健康中国2030”规划纲要》和《“十三五”卫生与健康规划》则进一步强调做好流动人口基本公共卫生计生服务均等化工作，改善其健康状况。进入“十四五”时期，党和国家继续坚持全面建立中国特色基本医疗卫生保障制度和优质高效的医疗卫生服务体系，为人民群众提供全方位全周期健康服务。《中共中央 国务院关于深化医疗保障制度改革的意见》指出要适应人口流动需要，持续完善医疗保险转移接续和异地就医直接结算相关工作。在《“十四五”全民医疗保障规划》（以下简称《规划》）中，落实全民参保计划，巩固提高参保覆盖率，做好跨统筹地区参保人员基本医疗保险关系转移接续工作和完善异地就医直接结算服务是重点内容。《规划》还强调了需要加强异地就医结算能力建设，扩大直接结算范围，促进结算服务在住院、门诊费用上实现线上线下一体化（详见表8-1）。

表8-1 **中国宏观政策规划涉及流动人口健康保障的政策及核心内容**

发布日期	文件名称	流动人口健康保障相关核心内容
2016-06-07	《流动人口健康教育和促进行动计划（2016—2020年）》	以在流动人口中广泛开展健康教育与促进活动为抓手，以协调制定维护和促进流动人口健康的配套政策为支撑，不断完善基层健康教育服务模式，提高流动人口基本公共卫生计生服务利用水平，重点保障农民工和流动妇女儿童的健康权益，提升流动人口健康素养和健康水平，促进流动人口及其家庭全面发展
2016-10-25	《“健康中国2030”规划纲要》	使城乡居民享有均等化的基本公共卫生服务，做好流动人口基本公共卫生计生服务均等化工作；加快推进基本医保异地就医结算，实现跨省异地安置退休人员住院医疗费用直接结算和符合转诊规定的异地就医住院费用直接结算
2016-12-27	《“十三五”卫生与健康规划》（国发〔2016〕77号）	维护流动人口健康，将流动人口纳入流入地卫生计生服务体系。全面推进流动人口基本公共卫生计生服务均等化，完善基本医保关系转移接续办法，提高流动人口医疗保障水平。做好流动人口聚居地突发公共卫生事件应对。广泛开展流动人口健康促进行动，提高流动人口健康素养水平
2016-12-27	《“十三五”深化医药卫生体制改革规划》（国发〔2016〕78号）	加快建立异地就医直接结算机制，推进基本医保全国联网和异地就医直接结算，加强参保地与就医地协作，方便群众结算，减少群众“跑腿”“垫资”。建立健全异地转诊的政策措施，推动异地就医直接结算与促进医疗资源下沉、推动医疗联合体建设、建立分级诊疗制度衔接协调
2017-02-09	《“十三五”全国流动人口卫生计生服务管理规划》（国卫流管发〔2017〕9号）	改革流动人口卫生计生服务管理制度，强化跨省流动人口服务管理责任落实；推进基本公共服务均等化，提高流动人口卫生计生服务的公平性和可及性；加强流动人口信息化建设和应用，进一步做好简政便民工作；充分发挥计划生育协会等社会组织的协同作用，促进流动人口社会融合；健全流动人口全员统计和动态监测体系，为卫生计生服务提供决策支撑

续表

发布日期	文件名称	流动人口健康保障相关核心内容
2019-05-13	《国家医疗保障局财政部关于做好 2019 年城乡居民基本医疗保障工作的通知》（医保发〔2019〕30 号）	要巩固完善异地就医直接结算和医保关系转移接续工作。以流动人口和随迁老人为重点，优化异地就医备案流程，加快推广电话、网络备案方式，使异地就医患者在更多定点医院持卡看病、即时结算。加强就医地管理，将跨省异地就医全面纳入就医地协议管理和智能监控范围
2020-02-25	《中共中央 国务院关于深化医疗保障制度改革的意见》	坚持和完善覆盖全民、依法参加的基本医疗保险制度和政策体系；适应人口流动需要，做好各类人群参保和医保关系跨地区转移接续，加快完善异地就医直接结算服务。适应异地就医直接结算、“互联网+医疗”和医疗机构服务模式发展需要，探索开展跨区域基金预算试点
2021-09-23	《“十四五”全民医疗保障规划》（国办发〔2021〕36 号）	落实全民参保计划，积极推动职工和城乡居民在常住地、就业地参保，避免重复参保，巩固提高参保覆盖率，做好跨统筹地区参保人员基本医疗保险关系转移接续工作。完善异地就医直接结算服务，加强国家异地就医结算能力建设，实现全国统一的异地就医备案，扩大异地就医直接结算范围，逐步实现住院、门诊费用线上线下一体化的异地就医结算服务
2022-05-04	《深化医药卫生体制改革 2022 年重点工作任务》（国办发〔2022〕14 号）	推动基本医保省级统筹。完善跨省异地就医直接结算办法，进一步扩大门诊费用跨省直接结算，每个县至少有一家定点医疗机构能够提供包括门诊费用在内的医疗费用跨省直接结算服务

二 医疗保险转移接续政策

尽管中国基本建立了“低水平、广覆盖”的基本医疗保险制度，但受城乡二元结构的限制和以经济效益为导向发展模式的影响，流动人口在流入地的劳动力市场和社会生活中难以获得当地户籍人口拥有的医疗保障及服务。为解决流动人口异地就医问题，中国政府部门制定了以医疗保险转移接续和异地就医直接结算为代表的一系列政策制度。医疗保险转移接续相关政策主要针对流动就业人员（即常驻异地工作人员）医疗保险的转移接续和参保问题，通过参保的地点的改变解决流动人口医疗保障问题。2009 年《流动就业人员基本医疗保障关系转移接续暂行办法》、2014 年《关于进一步做好为农民工服务工作的意见》、2015

年《关于做好进城落户农民参加基本医疗保险和关系转移接续工作的办法》和2016年《流动就业人员基本医疗保险关系转移接续业务经办规程》等文件规定，流动人口可按规定相应参加就业地或居住地的职工医保或居民医保。2017年，中国流动人口城镇职工医疗保险主要是在流入地参保，占其参保总数的93.5%；而新型农村合作医疗保险和城乡居民医疗合作保险仍然主要在户籍地参保，分别占97.3%和76%。2021年，《基本医疗保险关系转移接续暂行办法》进一步明确基本医疗保险关系转移接续的范围对象、申请和办理流程、待遇衔接等方面的内容，加强了对流动人口参保人员的权益保障（详见表8-2）。

表8-2 2009—2023年中国医疗保险转移接续政策及核心内容

发布日期	文件名称	流动人口健康保障相关核心内容
2009-12-31	《流动就业人员基本医疗保障关系转移接续暂行办法》（人社部发〔2009〕191号）	农村户籍人员在城镇单位就业并有稳定劳动关系，或城镇基本医疗保险参保人员跨统筹地区流动就业并有接收单位，参加就业地城镇职工基本医疗保险；其他流动就业的，可自愿选择参加户籍所在地新型农村合作医疗或就业地城镇基本医疗保险
2010-06-22	《流动就业人员基本医疗保险关系转移接续业务经办规程（试行）》（人社险中心函〔2010〕58号）	规定了流动人口基本医疗保险关系转移接续的基本流程，明确了就业地与原参保地经办机构的责任归属，保证基本医疗保障关系能够顺畅接续，保障流动人口参保人员的合法权益
2014-09-12	《关于进一步做好为农民工服务工作的意见》（国发〔2014〕40号）	依法将与用人单位建立稳定劳动关系的农民工纳入城镇职工基本养老保险和基本医疗保险，研究完善灵活就业农民工参加基本养老保险政策，灵活就业农民工可以参加当地城镇居民基本医疗保险。完善社会保险关系转移接续政策
2015-08-27	《关于做好进城落户农民参加基本医疗保险和关系转移接续工作的办法》（人社部发〔2015〕80号）	做好进城落户农民参保工作，落户农民根据自身实际参加相应的城镇基本医疗保险；规范医保关系转移接续手续，转入地和转出地社会（医疗）保险经办机构应依据参保人申请，确保管理服务顺畅衔接；妥善处理医保关系转移接续中的有关权益，流动就业人员参加职工医保的缴费年限各地互认；做好医保关系转移接续管理服务工作，社会（医疗）保险经办机构和新农合经办机构要加强沟通协作

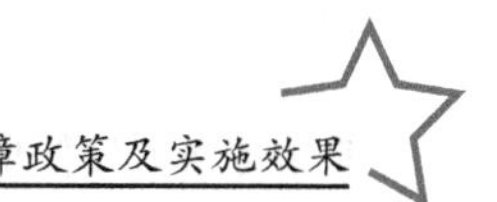

续表

发布日期	文件名称	流动人口健康保障相关核心内容
2016-06-22	《流动就业人员基本医疗保险关系转移接续业务经办规程》（人社厅发〔2016〕94号）	参保人员跨统筹地区流动就业后，按规定参加转入地基本医疗保险。参保人员或其新就业的用人单位向转入地经办机构提出转移申请并提供参保（合）凭证。进城落户农民和流动就业人员参加新农合或城镇（城乡）居民等基本医疗保险的信息应连续计入新参保地业务档案，保证参保记录的完整性和连续性
2021-11-01	《基本医疗保险关系转移接续暂行办法》（医保办发〔2021〕43号）	进一步明确基本医疗保险关系转移接续的范围对象、申请和办理流程、待遇衔接等方面的内容，加强了对流动人口参保人员的权益保障

三　异地就医直接结算政策

异地就医直接结算主要针对异地安置退休人员、异地长期居住人员、常驻异地工作人员、异地转诊人员四类人员的住院服务，通过提高医保信息化水平和治理能力改善异地就医报销便捷性。2009年《关于基本医疗保险异地就医结算服务工作的意见》提出要通过区域统筹和建立协作机制的方式推进参保人员就地持卡结算。2014年《关于进一步做好基本医疗保险异地就医医疗费用结算工作的指导意见》强调了建立完善省级异地就医结算平台，改善异地就医的信息化水平的重要性。2015年《关于做好新型农村合作医疗跨省就医费用核查和结报工作的指导意见》中提出了“2020年，全国大部分省（区、市）要在具备条件的定点医疗机构开展跨省就医直接结报”的政策目标。2016年12月，人力资源和社会保障部办公厅接连发布《关于加快推进跨省异地就医结算系统建设的通知》和《关于进一步加强基本医疗保险异地就医监管的通知》，分别从持续推动异地就医结算系统基础设施、信息化建设和加强就医管理制度、经办流程制度、协议管理制度四个方面保障流动人口在卫生服务利用方面的权利。2017年人力资源和社会保障部办公厅、财政部办公厅发布《关于规范跨省异地就医住院费用直接结算有关事项的通知》，指出在全国所有省份和统筹地区已全部接入国家异地就医结算系统。① 截至 2019 年 4 月底，跨省异地就医定点医疗机构的数量为 16761 家，二级及以下定点医疗机构 14136 家，国家平台备案人数 403 万。2022 年，《关于进一步做好基本医疗保险跨省异地就医直接结算工作的通知》总结试点经验，明确不同类型医疗服务的基金支付政策，实行就医地统一管理，强化跨省异地就医资金管理和基金监管工作，促进了异地就医直接结算工作的开展（详见表 8-3）。

表 8-3　2009—2023 年中国异地就医直接结算政策及核心内容

发布日期	文件名称	流动人口健康保障相关核心内容
2009-12-31	《关于基本医疗保险异地就医结算服务工作的意见》（人社部发〔2009〕190 号）	以异地安置退休人员为重点，提高参保地的异地就医结算服务水平和效率，加强就医地的医疗服务监控，大力推进区域统筹和建立异地协作机制，方便必须异地就医参保人员的医疗费用结算，减少个人垫付医疗费，并逐步实现参保人员就地就医、持卡结算
2014-11-18	《关于进一步做好基本医疗保险异地就医医疗费用结算工作的指导意见》（人社部发〔2014〕93 号）	进一步明确推进异地就医结算工作的总体思路和目标任务；完善市级统筹，实现市域范围内就医直接结算；规范省内异地就医直接结算，建立完善省级异地就医结算平台；完善跨省异地就医人员政策，逐步推进跨省异地就医直接结算；做好异地就医人员管理服务，大力提升异地就医信息化管理水平
2015-01-09	《关于做好新型农村合作医疗跨省就医费用核查和结报工作的指导意见》（国卫基层发〔2015〕46 号）	依托新农合信息平台建立国家级和省级跨省就医费用信息数据库，完善跨省就医费用信息的采集与交换机制，建立查询协作机制，逐步统一省外就医补偿政策，落实分级转诊制度，鼓励建立省级结算平台，规范结算流程
2016-12-08	《关于做好基本医疗保险跨省异地就医住院医疗费用直接结算工作的通知》（人社部发〔2016〕120 号）	规范异地就医、转出和结算流程，强化跨省综合协调；加强异地就医管理服务，实行就医地统一管理，规范待遇政策，明确传输信息内容；强化异地就医资金管理，跨省异地就医费用医保基金支付部分在地区间实行先预付后清算；加快国家和省级异地就医结算平台建设，推进技术标准、诊疗项目和医疗服务设施标准建设

① 何其慧等：《公立医院视角下异地就医即时结算现状及建议》，《现代医院管理》2019 年第 2 期。

续表

发布日期	文件名称	流动人口健康保障相关核心内容
2016-12-16	《关于加快推进跨省异地就医结算系统建设的通知》（人社厅发〔2016〕185号）	完善省级异地就医结算系统，开展部省系统对接，实现系统运行监测；改造地市医保信息系统，实现对异地就医服务的智能监控；提升社会保障卡在异地就医中的支撑能力，全面发行社会保障卡，改造用卡环境，加快省级持卡库建设；加强异地就医服务信息化建设，提供多种信息服务，多渠道支持备案服务，做好社会保障卡服务；夯实异地就医结算系统的基础设施环境，拓宽网络带宽，提升数据中心支撑能力，保障系统安全
2016-12-19	《关于进一步加强基本医疗保险异地就医监管的通知》（人社厅函〔2016〕488号）	按照基本医疗保险相关法律法规和规章政策，完善和落实异地就医管理制度及经办流程；加快推进基本医保全国联网和异地就医结算工作，建立完善国家级异地就医结算系统；进一步加强医疗机构协议管理，保障异地就医人员权益；加快健全异地协作协查机制，协同做好参保人员异地就医经办管理服务工作；社会保险行政部门和经办机构要采取多种形式加强医保监督，加大各方联动打击医保违法违规行为力度
2017-12-29	《关于规范跨省异地就医住院费用直接结算有关事项的通知》（人社厅发〔2017〕162号）	加快扩大基层定点医疗机构覆盖范围；切实简化备案手续，优化备案流程；严格跨省异地就医退费管理；充分发挥预付金的作用，用好用活预付金；明确异地就医跨年度费用结算办法
2020-09-28	《关于推进门诊费用跨省直接结算试点工作的通知》（医保发〔2020〕40号）	统一异地就医转出流程，规范异地就医结算流程和待遇政策；加强门诊慢特病资格认定和医保管理服务，直接结算范围逐步扩大，国家医保局负责制定全国统一的病种名称和病种编码，参保地经办机构负责门诊慢特病资格认证、人员备案信息管理，就医地经办机构负责医保管理和服务，完善定点医药机构医保协议；切实加强就医地监管和异地就医资金管理，打造便民高效的异地就医结算服务
2022-07-26	《关于进一步做好基本医疗保险跨省异地就医直接结算工作的通知》（医保发〔2022〕22号）	完善跨省异地就医直接结算政策，统一住院、普通门诊和门诊慢特病费用跨省直接结算基金支付政策，明确异地就医备案人员范围和有效期限；规范跨省异地就医直接结算管理服务，实行就医地统一管理，强化异地就医业务协同管理；强化跨省异地就医资金管理，医保基金支付部分在地区间实行先预付后清算；提升医保信息化标准化支撑力度，加强跨省异地就医直接结算基金监管

第二节　医疗保险转移接续政策效果

一　政策背景

全民健康覆盖（Universal Health Coverage，UHC）是一个美好的愿景，即所有人都能够在需要的时间和地点获得优质的医疗保健服务，并且不会遭遇经济困难。[①] 该愿景同中国2009年启动的深化医药卫生体制改革（以下简称“新医改”）目标相一致，新医改宣布到2020年为所有人提供负担得起、公平的基本医疗保健服务。[②] 2016年10月，另一个雄心勃勃的计划——《“健康中国2030”规划纲要》——将中国的UHC目标从追求广泛覆盖转变为追求有效覆盖。早在2010年，中国超过90%的人口已经参加了三项基本社会医疗保险（Social Health Insurance，SHI），即新型农村合作医疗制度、城镇居民基本医疗保险和城镇职工基本医疗保险，[③] 它们在增加医疗服务可及性、减轻经济负担和改善健康公平等方面发挥了显著作用。[④]

然而，2014—2018年的研究表明，中国的农民工（RUMWs）——农村居民中为了就业机会而迁往城市地区的人——在UHC中似乎处于不利地位。这部分人群的有效医疗保险覆盖率很低，[⑤] 主要是因为他们与医疗保险登记地点相距较远。与此同时，他们的工作场所提供的保险

① World Health Organization, *The World Health Report-Financing for Universal Coverage*, Geneva: World Health Organization, 2010, pp. 23-25.

② W. Yip, et al., “10 Years of Health-Care Reform in China : Progress and Gaps in Universal Health Coverage,” *The Lancet*, Vol. 394, No. 10204, 2019, pp. 1192-1204.

③ Q. Meng, et al., “Consolidating the Social Health Insurance Schemes in China: Towards an Equitable and Efficient Health System,” *The Lancet*, Vol. 386, No. 10002, 2015, pp. 1484-1492.

④ C. Zhao, et al., “China's Achievements and Challenges in Improving Health Insurance Coverage,” *Drug Discoveries and Therapeutics*, Vol. 12, No. 1, 2018, pp. 1-6.

⑤ J. Zeng, et al., “Rural-to-Urban Migrants' Experiences with Primary Care under Different Types of Medical Institutions in Guangzhou, China,” *PLOS ONE*, Vol. 10, No. 10, 2015.

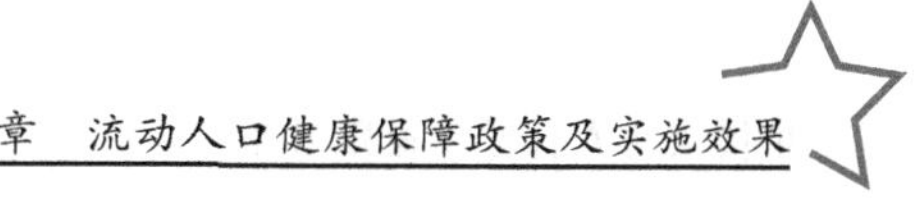

通常是不充分甚至不存在的。因此，农民工在生病时往往无法及时就医，有时采取自我治疗或求助于非正规医疗服务。① 地理上与医疗保险登记和使用脱节的问题使得农民工较难获得医疗服务，② 或者他们不得不承担与城市甚至农村居民相比更高的医疗经济负担。③

中国政府于2009年试行的《关于印发流动就业人员基本医疗保障关系转移接续暂行办法的通知》和2016年出台的《国务院关于整合城乡居民基本医疗保险制度的意见》都将消除这种地理上的医疗保险脱节问题作为主要目标。然而，研究表明，尽管农民工生活在城市，他们仍然被城市卫生系统极大地边缘化。④ 2008年以来，农民工在流入地区参加医疗保险的比例一直维持在18%—20%。这种低效覆盖率和波动的百分比常常被归因于中国医疗保险制度设计的缺陷。农民工通常从事城市居民不愿从事的工作，并对城市发展做出了重要贡献。⑤截至2017年，中国有2.865亿农民工，约占中国总人口的1/5。农民工庞大的人口体量直接影响着中国实现全民健康覆盖的成效。

因此，为了更好地促进对农民工的全民健康覆盖的实施，我们进行了一项系统综述，主要关注医疗保险覆盖的有效性，分为五个部分：第一，农民工的特点和他们的健康需求特征；第二，农民工在获得有效医疗保险覆盖方面面临的障碍；第三，解决现有障碍所面临的政策缺陷；

① Y. Li, "Understanding Health Constraints among Rural-to-Urban Migrants in China," *Qualitative Health Research*, Vol. 23, No. 11, 2013, pp. 1459 - 1469; Y. Liang and M. Guo, "Utilization of Health Services and Health-Related Quality of Life Research of Rural-to-Urban Migrants in China: A Cross-Sectional Analysis," *Social Indicators Research*, Vol. 120, No. 1, 2015, pp. 277-295.

② G. Zou, et al., "Self-Reported Illnesses and Service Utilisation among Migrants Working in Small-to-Medium Sized Enterprises in Guangdong, China," *Public Health*, Vol. 129, No. 7, 2015, pp. 970-978.

③ Y. Li and S. Wu, "Social Networks and Health among Rural-Urban Migrants in China: A Channel or a Constraint?" *Health Promotion International*, Vol. 25, No. 3, 2010, pp. 371-380.

④ H. Bao, et al., "Investigating Social Welfare Change in Urban Village Transformation: A Rural Migrant Perspective," *Social Indicators Research*, Vol. 139, No. 2, 2018, pp. 723-743.

⑤ Y. Huang and F. Guo, "Welfare Programme Participation and the Wellbeing of Non-Local Rural Migrants in Metropolitan China: A Social Exclusion Perspective," *Social Indicators Research*, Vol. 132, No. 1, 2017, pp. 63-85.

第四，国内外对改善农民工有效医疗保险覆盖有所帮助的创新方法；第五，提出如何克服当前障碍并改变中国农民工无效医疗保险覆盖的可能策略。

二 研究方法

（一）研究目标

本章的目标有三个：第一，回顾中国的医疗保健政策及其在中国农民工中的应用；第二，确定农民工面临的问题和需要在未来解决的政策差距；第三，促进对农民工全民健康覆盖的更好实施。

（二）检索策略

为了进行系统性的回顾，我们使用了《系统综述和荟萃分析优先报告的条目》（PRISMA）指南中推荐的步骤。我们在 PubMed、Embase、Medline、Web of Science、PsycINFO、Maternity and Infant Care Database MIDIRS、The Cochrane Library、WHO Library Database（WHO-LIS）、WHO Global Health Library、World Bank eLibrary、OpenGrey、CNKI（中国知网）和 WANFANG（万方）上搜索了 2008 年全年发表或未发表的中英文论文和报告。我们选择了 2008 年 1 月 1 日之后发表的研究成果，因为中国的情况变化迅速，过往研究提供的信息可能已经脱离了其原始研究背景，并对进一步的工作用处有限。检索策略是基于其他研究领域类似综述的策略开发的。[①] 搜索词使用了控制词汇和自由文本，旨在捕捉各种描述农民工和农民工的中英文文献。（e. g., Migra * or Transient * or Emigra * Peasant * or New-com * or Newcom * or "Mobil * population" or "Mobil * people" or "Mobil * work * " or "Float * population * " or "Float * people" or "Float * work * "）。详细检索策略如下。

① B. Schilgen, et al., "Health Situation of Migrant and Minority Nurses: A Systematic Review," *PLOS ONE*, Vol. 12, No. 6, 2017; S. Fitzgerald, et al., "Occupational Injury among Migrant Workers in China: A Systematic Review," *Injury Prevention*, Vol. 19, No. 5, 2013, pp. 348-354.

1. PubMed

("Human Migration" [MeSH Terms]) or ("Transients and Migrants" [MeSH Terms])) or ("Emigration and Immigration" [MeSH Terms])) or Migra * [Title/Abstract]) or Transient * [Title/Abstract]) or Emigra * [Title/Abstract]) or Immigra * [Title/Abstract]) or Foreign * [Title/Abstract]) or Peasant * [Title/Abstract]) or Refug * [Title/Abstract]) or Newcom * [Title/Abstract]) or New-com * [Title/Abstract]) or "Mobil * population" [Title/Abstract]) or "Mobil * people" [Title/Abstract]) or "Mobil * work * " [Title/Abstract]) or "Float * population * " [Title/Abstract]) or "Float * people" [Title/Abstract]) or "Float * work * " [Title/Abstract])) AND ((China [Title/Abstract]) or Chinese [Title/Abstract])) AND ("2008/01/01" [Date-Publication] : "2018/12/31" [Date-Publication])) AND ((English [Language]) or Chinese [Language])) NOT Review [Publication Type]

Hits: 7639

2. Embase

	Search strategy	Hits
1	(Migra * or Transient * or Emigra * or Foreign * or Peasant * or Refug * or Newcom * or New-com * or "Mobil * population" or "Mobil * people" or "Mobil * work * " or "Float * population * " or "Float * people" or "Float * work * " or Immigra *). af.	1096119
2	limit 1 to yr= "2008-2018"	612429
3	China. ti. or China. ab. or China. kw.	172910
4	Chinese. ti. or Chinese. ab. or Chinese. kw.	240466
5	3 or 4	368046
6	(English or Chinese). lg. not Review. pt.	25488997
7	1 and 2 and 5 and 6	11470

3. Medline

	Search strategy	Hits
1	(Migra * or Transient * or Emigra * or Immigra * or Foreign * or Peasant * or Refug * or Newcom * or New-com * or "Mobil * population" or "Mobil * people" or "Mobil * work * " or "Float * population * " or "Float * people" or "Float * work * "). af.	872986
2	limit 1 to yr= "2008-2018"	394347
3	(English or Chinese). lg. not Review. pt.	22851106
4	China. ab. or China. ti. or China. kw. or China. kf.	144735
5	Chinese. ab. or Chinese. ti. or Chinese. kw. or Chinese. kf.	196129
6	4 or 5	303480
7	1 and 2 and 3 and 6	8705

4. Web of Science

	Search strategy	Hits
1	(TS = (Migra * or Transient * or Emigra * or Immigra * or Foreign * or Peasant * or Refug * or Newcom * or New-com * or "Mobil * population" or "Mobil * people" or "Mobil * work * " or "Float * population * " or "Float * people" or "Float * work * ") AND TS = (China or Chinese) NOT TI = Review) AND LANGUAGE: (Chinese) Indexes = SCI-EXPANDED, SSCI, A&HCI, CPCI-S, CPCI-SSH, BKCI-S, BKCI-SSH, ESCI Timespan=2008-2018	730
2	(TS = (Migra * or Transient * or Emigra * or Immigra * or Foreign * or Peasant * or Refug * or Newcom * or New-com * or "Mobil * population" or "Mobil * people" or "Mobil * work * " or "Float * population * " or "Float * people" or "Float * work * ") AND TS = (China or Chinese) NOT TI = Review) AND LANGUAGE: (English) Indexes = SCI-EXPANDED, SSCI, A&HCI, CPCI-S, CPCI-SSH, BKCI-S, BKCI-SSH, ESCI Timespan=2008-2018	36225
3	1 or 2	36955

5. PsycINFO

	Search strategy	Hits
1	TX Migra * or TX Transient * or TX Emigra * or TX Immigra * or TX Foreign * or TX Peasant * or TX Refug * or TX Newcom * or TX New-com * or TX "Mobil * population" or TX "Mobil * people" or TX "Mobil * work * " or TX "Float * population * " or TX "Float * people" or TX "Float * work * "	150133
2	TI Chinese or AB Chinese or KW Chinese or TI Chinese or AB Chinese or KW Chinese	43676
3	LA English or LA Chinese	4315196
4	1 AND 2 AND 3 Limiters-Publication Year: 2008-2018	4372

6. Maternity and Infant Care Database MIDIRS

	Search strategy	Hits
1	(Migra * or Transient * or Emigra * or Immigra * or Foreign * or Peasant * or Refug * or Newcom * or New-com * or "Mobil * population" or "Mobil * people" or "Mobil * work * " or "Float * population * " or "Float * people" or "Float * work * "). af.	4367
2	limit 1 to yr= "2008-2018"	2344
3	(China or Chinese). af.	3008
4	1 and 2 and 3	90

7. The Cochrane Library

	Search strategy	Hits
1	(Migra *): ti, ab, kw or (Transient *): ti, ab, kw or (Emigra *): ti, ab, kw or (Immigra *): ti, ab, kw or (Foreign *): ti, ab, kw (Word variations have been searched)	24419
2	(Peasant *): ti, ab, kw or (Refug *): ti, ab, kw or (Newcom *): ti, ab, kw or (New-com *): ti, ab, kw (Word variations have been searched)	295

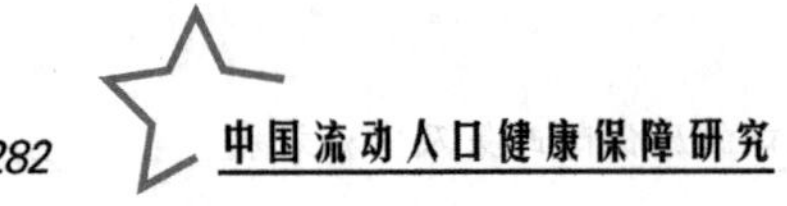

续表

	Search strategy	Hits
3	("Mobil * population"): ti, ab, kw or ("Mobil * people"): ti, ab, kw or ("Mobil * work * "): ti, ab, kw (Word variations have been searched)	34
4	("Float * population * "): ti, ab, kw or ("Float * people"): ti, ab, kw or ("Float * work * "): ti, ab, kw (Word variations have been searched)	0
5	1 or 2 or 3 or 4	24700
6	(China): ti, ab, kw or (Chinese): ti, ab, kw (Word variations have been searched)	26278
7	5 AND 6 with Cochrane Library publication date Between Jan 2008 and Dec 2018	472

8. WHO Library Database (WHO-LIS)

kw, wrdl: Migra * or Transient * or Emigra * or Immigra * or Foreign * or Peasant * or Refug * or Newcom * or New-com * or "Mobil * population" or "Mobil * people" or "Mobil * work * " or "Float * population * " or "Float * people" or "Float * work * " or ti, wrdl: Migra * or Transient * or Emigra * or Immigra * or Foreign * or Peasant * or Refug * or Newcom * or New-com * or "Mobil * population" or "Mobil * people" or "Mobil * work * " or "Float * population * " or "Float * people" or "Float * work * " ´with limit (s): ´yr, st-numeric, ge=2008 and yr, st-numeric, le=2018´

Hits: 164

9. WHO Global Health Library

(tw: (Migra * or Transient * or Emigra * or Immigra * or Foreign * or Peasant * or Refug * or Newcom * or New-com * or "Mobil * population" or "Mobil * people" or "Mobil * work * " or "Float * population * " or "Float * people" or "Float * work * ")) AND (tw: (China or Chinese)) AND (year_cluster: (2008-2018))

Hits: 60

10. World Bank eLibrary

	Search strategy	Hits
1	[[All: Migra *] or [All: Transient *] or [All: Emigra *] or [All: Immigra *] or [All: Foreign *] or [All: Peasant *] or [All: Refug *] or [All: Newcom *] or [All: New-com *] or [All: "Mobil * population"] or [All: "Mobil * people"] or [All: "Mobil * work * "] or [All: "Float * population * "] or [All: "Float * people"] or [All: "Float * work * "]] AND [[Publication Title: China] or [Publication Title: Chinese]] with publication date Between Jan 2008 and Dec 2018	267
2	[[All: Migra *] or [All: Transient *] or [All: Emigra *] or [All: Immigra *] or [All: Foreign *] or [All: Peasant *] or [All: Refug *] or [All: Newcom *] or [All: New-com *] or [All: "Mobil * population"] or [All: "Mobil * people"] or [All: "Mobil * work * "] or [All: "Float * population * "] or [All: "Float * people"] or [All: "Float * work * "]] AND [[Keywords: China] or [Keywords: Chinese]] with publication date Between Jan 2008 and Dec 2018	44
3	[[All: Migra *] or [All: Transient *] or [All: Emigra *] or [All: Immigra *] or [All: Foreign *] or [All: Peasant *] or [All: Refug *] or [All: Newcom *] or [All: New-com *] or [All: "Mobil * population"] or [All: "Mobil * people"] or [All: "Mobil * work * "] or [All: "Float * population * "] or [All: "Float * people"] or [All: "Float * work * "]] AND [[Abstract: China] or [Abstract: Chinese]] with publication date Between Jan 2008 and Dec 2018	600
4	1 or 2 or 3	607

11. OpenGrey

(Migra * or Transient * or Emigra * or Immigra * or Foreign * or Peasant * or Refug * or Newcom * or New-com * or "Mobil * population" or "Mobil * people" or "Mobil * work * " or "Float * population * " or "Float * people" or "Float * work * ") AND (China or Chinese) AND (lang: "en" or "zh") AND (year: 2008 or 2009 or 2010 or 2011 or 2012 or 2013 or 2014 or 2015 or 2016 or 2017 or 2018)

Hits：153

12. CNKI（中国知网）

SU ＝“农民工” or KY ＝“农民工” or TI ＝“农民工”

Limitation time：2008-01-01 to 2018-12-31

Limitation database：

●Academic journal：期刊，特色期刊，学术辑刊

●Conference journal：国内会议

●Master dissertation：硕士

●Doctorate dissertation：博士

Limitation research area：

●Medicine and health：医药卫生科技

●Philosophy and humanities：哲学与人文科学——伦理学，心理学

●Sociology：社会科学Ⅱ辑——社会学及统计学，人口学与计划生育

●Economics and management：经济与管理科学——保险，管理学，领导学与决策学，科学研究管理

Hits：7026

13. WANFANG（万方）

SU ＝“农民工” or KY ＝“农民工” or TI ＝“农民工”

Limitation time：2008-01-01 to 2018-12-31

Limitation database：

●Academic journal：期刊论文

●Conference journal：会议论文

●Academic dissertation：学位论文

Limitation research area：

●Medicine and health：医药卫生

●Philosophy and humanities：哲学与人文科学——伦理学，心理学

●Sociology：社会科学总论

●Economics and management：经济——财政、金融——保险

●Environmental science：环境科学——安全科学

Hits：8，194

（三）纳入和排除标准

纳入和排除标准主要有两个方面。首先，我们纳入与农民工的可及性、可接受性、可负担性和可获得性相关信息的研究，[①] 以及卫生系统中的“六个构建要素”——服务提供、卫生人力资源、卫生信息系统、获得基本药物、筹资和领导/治理。[②] 其次，只包括原创性研究，评论、通信和社论被排除。

（四）质量评估

质量评估进行如下：对于观察性队列/横断面研究和病例对照研究，使用美国国立卫生研究院（NIH）开发的研究质量评估工具（SQAT）进行评估；[③] 对于定性研究，使用改编后的 Critical Appraisal Skills Programme（CASP）质量评估工具进行评估；[④] 使用 GRADE（推荐分级的评价、制定与评估）方法评估每个定量结果，使用 GRADE-CERQual（定性研究证据的质量评价与分级）方法评估每个定性结果。[⑤]

三　结果

经过检索，我们从英文数据库中确定了 70687 篇文献，从中文数据库中确定了 15220 篇文献。去除 29224 篇重复文献后，筛选了 56683 篇

---

① J. Levesque, M. F. Harris and G. Russell, “Patient-Centred Access to Health Care: Conceptualising Access at the Interface of Health Systems and Populations,” *International Journal for Equity in Health*, Vol. 12, March 2013, p. 18.

② World Health Organization, *Monitoring the Building Blocks of Health Systems: A Handbook of Indicators and Their Measurement Strategies*, Geneva: World Health Organization, 2010.

③ National Heart Lung and Blood Institute, “Study Quality Assessment Tools”, https://www.nhlbi.nih.gov/health-topics/study-quality-assessment-tools, 2019/7/30.

④ J. Singh, “Critical Appraisal Skills Programme,” *J Pharmacol Pharmacother*, Vol. 1, No. 4, 2013, p. 76.

⑤ S. Lewin, et al., “Applying GRADE-CERQual to Qualitative Evidence Synthesis Findings: Introduction to the Series,” *Implementation Science*, Vol. 13, January 2018.

文献，其中279篇全文文章符合资格，根据纳入和排除标准，本书最终纳入了70篇符合标准的文章（见图8-1）。

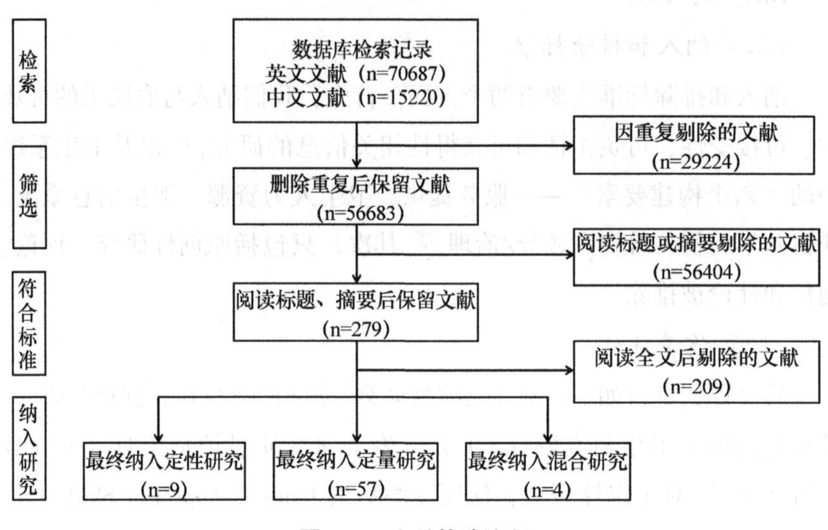

图8-1 文献筛选流程

（一）农民工的特点及健康需求特征

农民工普遍存在受教育程度低、生活条件差、工作时间长和收入低等特点，长期以来一直被认为是一个弱势群体。① 他们在城市中缺乏社会融入，主要依靠亲属和朋友的社会支持。② 超过一半的农民工在年轻时跨省或跨城市流动，但在年老或生病无法维持流动生活时，他们不可避免地返回家乡。他们通常没有特殊技能，在私营部门从事临时工作，因为国有部门通常只为本地人或熟练技术工人提供工作。③ 大多数农民

① J. Niu and Y. Qi, "Internal Migration and Health Stratification in Urban China," *Asian and Pacific Migration Journal*, Vol. 24, No. 4, 2015, pp. 432-462.

② Y. Liu, M. Dijst and S. Geertman, "Residential Segregation and Well-Being Inequality over Time: A Study on the Local and Migrant Elderly People in Shanghai," *Cities*, Vol. 49, 2015, pp. 1-13.

③ Z. Cheng, I. Nielsen and R. Smyth, "Access to Social Insurance in Urban China: A Comparative Study of Rural-Urban and Urban-Urban Migrants in Beijing," *Habitat International*, Vol. 41, January 2014, pp. 243-252.

工受到歧视，被视为低成本劳动力，但有时他们也被赞誉为城市化和经济发展的贡献者。因此，大多数农民工具有高工作流动性和低工作稳定性，这使他们处于不利和被边缘化的社会经济地位。①

农民工固有的特点必然塑造了他们的健康需求：（1）他们表现出较好的身体健康，但精神健康比当地居民差;②（2）除了工伤，他们不太可能患重大疾病，但更容易受到常见疾病、传染病或性传播疾病的影响。③ 他们对医疗保健和医疗服务的需求经常被延迟，疾病的起源往往与他们最终到达的地方相距甚远，因为他们把青春和健康奉献给流入的城市，带着年老和患病的身体回到流出的地方。④ 问题是：在当前的医疗保健体系中，什么因素导致了农民工在中国的苦难遭遇？通过对现有文献的回顾，我们确定了两个主要障碍。

（二）农民工有效医疗保险覆盖的障碍

1. 农民工在流入地区加入医疗保险系统的困难

由于历史原因，中国的福利体系主要由地方层面财政支持。然而，对于地方政府来说，即使在今天，地方 GDP 增长率仍然是最重要的政绩指标之一。⑤ 因此，地方政府陷入了两难境地。一方面，他们需要扩大福利覆盖范围，吸引有技能的流动人口为当地经济增长做出贡献，但扩大福利范围会增加劳动力成本和地方财政负担；另一方面，他们不愿承担过高的财政负担，因为他们需要控制劳动力成本以吸引投资资金。

① M. Guan, "Should the Poor Have No Medicines to Cure ? A Study on the Association between Social Class and Social Security among the Rural Migrant Workers in Urban China," *International Journal for Equity in Health*, Vol. 16, 2017.

② J. Chen, "Internal Migration and Health: Re-Examining the Healthy Migrant Phenomenon in China," *Social Science & Medicine*, Vol. 72, No. 8, 2011, pp. 1294-1301.

③ S. Ma, et al., "Comparison of Access to Health Services among Urban-to-Urban and Rural-to-Urban Older Migrants, and Urban and Rural Older Permanent Residents in Zhejiang Province, China: A Cross-Sectional Survey," *BMC Geriatrics*, Vol. 18, 2018.

④ Y. Li and S. Wu, "Migration and Health Constraints in China: A Social Strata Analysis," *Journal of Contemporary China*, Vol. 19, No. 64, 2010, pp. 335-358.

⑤ Y. Huang and F. Guo, "Welfare Programme Participation and the Wellbeing of Non-Local Rural Migrants in Metropolitan China: A Social Exclusion Perspective," *Social Indicators Research*, Vol. 132, No. 1, 2017, pp. 63-85.

为了有效妥协，地方政府将福利覆盖范围扩大到具备所需技能和资质的农民工身上。

企业部门面临与地方政府类似的困境。[①] 由于雇员和雇主都需要为雇员的福利账户缴纳保费，农民工的高工作流动性和低工作稳定性可能会增加雇主的负担。此外，《中华人民共和国劳动合同法》（以下简称《劳动合同法》）将医疗保险费与养老保险、失业保险、工伤保险、生育保险和住房公积金等福利项目捆绑在一起，这种捆绑增加了地方政府和企业部门的负担。[②] 因此，企业部门尤其是私营企业和中小型企业，采取了类似的策略，试图避免为所有农民工提供保险覆盖。

近年来，随着经济的快速发展，一些地方政府已经具备了更强的财政能力，可以容纳之前被排除在外的人群，但由于缺乏政府或非政府组织的援助，再加上农民工处于劣势和边缘化的社会经济地位，他们在与雇主谈判时仍处于弱势地位。[③] 即使农民工与雇主签订正式合同，他们有时也被分包商或劳务派遣公司雇佣，因此他们与真正雇主的劳动关系不清楚，并且无法完全受到《劳动合同法》的保护。同样的，在雇主拒绝为农民工支付保费的情况下，雇主的责任通常没有受到有效的监督。

2. 现有医疗保险制度的割裂无法满足农民工的基本需求

已有的研究证据表明，由于中国医疗保障体系的碎片化，中国的医疗保险可携带性较低（即转移接续困难）。[④] 近年来，中国在医疗保险和社会保障领域进行了一系列改革，整合了新农合和城镇居民基本医疗保险。通过这一改革，中国医疗体系的分散性应该得到大幅改善。然

---

① Z. Huang and Z. Pan, "Improving Migrants' Access to the Public Health Insurance System in China: A Conceptual Classification Framework," *Asian and Pacific Migration Journal*, Vol. 26, No. 2, 2017, pp. 274-284.

② J. Rickne, "Labor Market Conditions and Social Insurance in China," *China Economic Review*, Vol. 27, December 2013, pp. 52-68.

③ T. Bork, F. Kraas and Y. Yuan, "Goverance Challenges in China's Urban Health Care System—The Role of Stakeholders," *Erdkunde*, Vol. 65, No. 2, 2011, pp. 121-135.

④ 卢小君、刘弘毅：《农民工参加城镇职工医疗保险的影响因素调查分析》，《中国卫生经济》2018 年第 4 期。

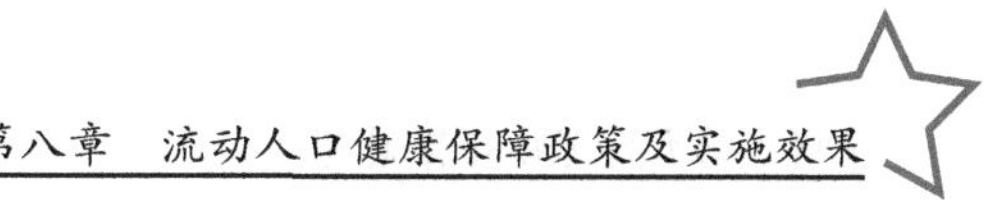

而，整合后的城乡居民基本医疗保险和城镇职工基本医疗保险之间的裂缝仍然存在。① 后文详细阐述了影响医疗保险可携带性的具体障碍（如表 8-4 所示）。

表 8-4 **农民工目前可获得的医疗保险比较**

	RNCMS	BMIUR	BMIUE	Early MWHI
开始实施年份	2003	2007	1998	2006
适用条件				
符合条件的人口	农村，就业/非就业	城市，非就业	城市/农村，就业/自雇	城市中的农村人口，就业
合同	—	—	必要的	必要的
对雇员的依赖	—	—	是	是
覆盖率[a]				
流出地区	57.6% + 3.5%	3.4% + 3.5%	3.00%	<0.7%
流入地区	6.7% + 1.4%	3.7% + 1.4%	18.60%	<1.5%
合计	64.3% + 4.9%	7.1% + 4.9%	21.60%	<2.2%
保险类型[b]	有限期限医疗保险	有限期限医疗保险	有限支付终身医疗保险	有限期限医疗保险
担保期限	接下来一年	接下来一年	接下来一年和未来	接下来一年
账户类型	风险分担账户	风险分担账户	个人账户和风险分担账户	风险分担账户
筹资方式				
最小筹资单位	家庭	家庭	受雇人员：雇员+雇主	雇佣者：雇员+雇主
			个体经营者：个人	个体经营者：个人

① 王晓玉：《城乡基本医疗保险一体化发展中存在的问题及建议》，《经济研究导刊》2019 年第 16 期。

续表

	RNCMS	BMIUR	BMIUE	Early MWHI
筹资贡献率	家庭：20% 政府补贴：80%	家庭：30% 政府补贴：70%	工资的 8% 受雇人员： 雇员：2% 雇主：6% 个体经营者：8%	低
单位筹资总额（人民币/年）	NA	NA	3485 × 12 × 8% = 3345.6	低
与其他福利项目绑定	NA	NA	养老保险 工伤保险 失业保险 生育保险 城市最低标准生活津贴计划 住房公积金	是或否
雇主的总出资率	—	—	大约 30%	低
员工或个人总出资率	—	—	受雇人员：大约 10% 个体经营者：8%	低
单位出资者的负担总额（人民币/年/人）[c]	家庭：220 政府补贴：490	家庭：220 政府补贴：490	受雇人员： 雇员：3485 × 12 × 10% = 4182 雇主：3485×12× 30% = 12546 个体经营者：3485 × 12 × 8% = 3345.6	低
覆盖服务	流出地区：门诊+住院 流入地区：住院	门诊+住院	门诊+住院	住院
与农民工健康需求匹配程度	不匹配	匹配	匹配	不匹配
地理一致性	地理上分离	地理上一致	地理上一致	地理上一致

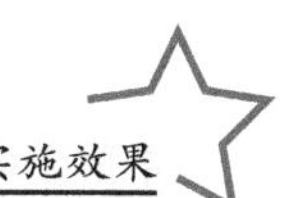

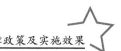

续表

	RNCMS	BMIUR	BMIUE	Early MWHI
可移植性	低	低	极低	否
成员资格选择性				
员工	—	—	高	低
政府	低	低	高	—

注：a. 这个百分比是根据中国流动人口动态监测调查计算得出的，这是一项全国性调查，覆盖了大约 78000 名农民工。一些地方将新型农村合作医疗和城镇居民基本医疗保险整合在一起。加号后面的百分比是参与整合的新型农村合作医疗和城镇居民基本医疗保险的比例。

b. 有限支付终身医疗保险是指保险计划在一定期限内，保险持有人缴纳保费。一旦持有人达到目标年限，就不需要再缴纳保费，但保单的福利持续到被保险人生命结束。有限期限医疗保险是指一项有限期限的计划，保费支付时间为几年或更短。

c. "220" 是指 2018 年城乡居民基本医疗保险支付标准；"3485" 是指 2017 年农民工平均工资。

（1）新农合和城镇居民基本医疗保险之间的可携带性较低

"医疗保险可携带性" 意味着保险持有人可以将保险从一个计划转移到另一个计划，从一个地方转移到另一个地方。[①] 正如世界银行的《中国通向综合的医疗保险体系之路》报告所建议的那样，新农合和城镇居民基本医疗保险的整合将增加二者的可携带性。[②] 然而，这两种保险都是以家庭为单位参保的，而大多数农民工迁往城市时没有家人陪同，在流入地参加城镇居民基本医疗保险会导致他们的家人没有保险，而留守的老年家庭成员通常是流出地新农合的主要使用者。这个困境使农民工别无选择，只能为自己的家人保留新农合，而自己则没有保险。

（2）农民工在城镇职工基本医疗保险和新农合之间存在不兼容性

城镇职工基本医疗保险和新农合都有风险共担账户，而城镇职工基

① 孙翎、迟嘉昱：《流动人口社会医疗保险转移接续的制度分析——基于 31 个省会和直辖市的政策对比分析》，《兰州学刊》2016 年第 3 期。

② World Bank, "The Path to Integrated Insurance Systems in China," 2010.

本医疗保险还有个人账户。城镇职工基本医疗保险的风险共担账户由雇主出资，而新农合的风险共担账户由政府和家庭共同出资。雇主和地方政府的缴费对当地社会福利体系的可负担性和可持续性具有大而直接的影响。因此，地方政府绝不愿意将城镇职工基本医疗保险的风险共担账户中的资金或政府支付的新农合资金转出。目前，只有城镇职工基本医疗保险的个人账户和新农合中家庭缴纳的资金是可携带的。此外，即使允许农民工从新农合转到城镇职工基本医疗保险，由于城镇职工基本医疗保险的高保费带来的经济负担，他们也不太可能这样做。

（3）将农民工纳入农民工工伤保险（Migrant Workers Health Insurance，MWHI）

MWHI 是一个专门为日益增多的农民工解决健康需求而设计的计划。尽管 MWHI 在不同地区存在差异，但几乎所有的 MWHI 都具有保费低、雇主强制缴费和住院服务优先的特点。[①] MWHI 考虑到农民工的低收入，但它仍然是一个自愿参加的计划，只有在签订正式劳动合同后才生效。因此，正如在“障碍 1”中所概述的那样，雇主不愿为农民工提供医疗保险的问题也适用于 MWHI。并且，仅为住院服务提供风险保护实际上与农民工的健康需求不匹配，[②] 同时，农民工工伤保险的可携带性几乎为零，这也与农民工的高流动性和低工作稳定性不兼容。

（4）在流出地让农民工保持新农合的保障

实际上，这是大多数农民工选择的选项。[③] 如表 8-1 所示，约 60% 的农民工选择在流出地保持新农合。然而，新农合的使用在很大程度上受地区限制。虽然随着新农合的发展，超出市或省辖区范围的服务逐渐被纳入新农合的范围，但只有医院服务可以跨境报销，没有包括基本卫

---

① 游春：《中国农民工医疗保险问题研究》，《西北人口》2009 年第 4 期。

② 邹敏、盛曹磊：《影响杭州市农民工医疗保险方案选择因素分析》，《中华医院管理杂志》2010 年第 9 期。

③ 姜海珊：《农民工参加城镇职工医疗保险状况的比较分析》，《卫生经济研究》2016 年第 12 期。

生服务，因此，这种机制无法满足农民工的基本健康需求。①

（三）提高农民工有效医疗保险覆盖的政策缺陷

2010 年发布并于 2016 年修订的《关于印发流动就业人员基本医疗保障关系转移接续暂行办法的通知》将农民工工伤保险整合到城镇职工基本医疗保险中。然而，这样的解决方案存在问题，无法有效覆盖农民工的医疗保险。

1. 缺乏详细的政策加剧了制度碎片化，并且无法提升医疗保险可转移性

《流动就业人员基本医疗保障关系转移接续暂行办法》（以下简称《暂行办法》）是国家关于解决流动就业引起的地理脱节的方案，允许医疗保险在地区或计划之间转移。这是实现中国全民医保有效覆盖的重要政策。在 2010 年版的《暂行办法》中，与农民工相关的规定包括：（1）三项基本医疗保险（即新型农村合作医疗保险、城镇居民基本医疗保险和城镇职工基本医疗保险）不能重复覆盖；（2）流入地区政府不能以户口为借口拒绝农民工参加当地的医疗保险；（3）与当地机构有稳定劳动关系的农民工应该由当地的城镇职工基本医疗保险覆盖；（4）与当地机构没有稳定劳动关系的农民工可以自愿选择保留流出地的保险或者使用当地的基本医疗保险；（5）当农民工返回并且仍然持有农村户口时，他们需要将保险重新转回家乡的新型农村合作医疗。然而，这五项规定没有考虑到上述农民工面临的困境。第五项规定甚至可能导致农民工在流入地被城镇职工基本医疗保险覆盖时失去福利。此外，《暂行办法》细节的缺乏使地方政策之间的分散加剧，因为不同地区已经制定了自己的医疗保险关系转移操作方法。研究还表明，农民工的医疗保险转移效果欠佳，尤其是对于流动性较高的农民工。最后，值得注意的是，第二和第五项规定的理念是相互矛盾的，前者试图削弱户

① H. Wang, et al., "Association between Social Health Insurance and Choice of Hospitals among Internal Migrants in China: A National Cross-Sectional Study," *BMJ Open*, Vol. 8, No. 2, 2018.

口的影响力，而后者实际上加强户口的影响力。2016 年，相关部门对《暂行办法》进行了修改，删除了上述五项规定，增加了三项基本医疗保险之间的互通性，但是如何理解和实施《暂行办法》几乎完全取决于地方政府。由于缺乏实施细节，已经制定了当地规则的地方政府不太可能修改或更有效地实施。更为关键的是，改动后的《暂行办法》仍未涉及与地方政府利益密切相关的风险共担账户，“障碍 2” 中阐述的问题没有得到解决，也没有满足农民工主要的健康需求。

当前政策的另一个问题是对资格认定的描述模糊不清。对于大多数政策来说，农民工的当地医疗保险资格是基于稳定的劳动关系。然而，稳定的含义并不清楚 ，这也给雇主提供了逃避责任的机会，他们可能从分包商或劳务派遣公司招募工人。还有一个问题是自雇的农民工有资格参加哪种保险，是工伤医疗保险、城镇职工基本医疗保险还是城镇居民基本医疗保险，相关规定通常是缺失的。例如，在表 8-5 中，北京、上海和深圳都没有给出明确的说明。

2. 强制整合两种截然不同的保险计划可能会加剧城市医疗保险体系对农民工的排斥

农民工工伤医疗保险是专门为农民工设计的，然而，它加剧了中国保险体系的分散。在整合的趋势下，一些地区已经开始废弃农民工保险，并将其整合到城镇职工基本医疗保险中或与其他医疗保险合并。表 8-5 比较了北京、上海和深圳农民工工伤医疗保险改革前后的情况。农民工工伤医疗保险在保险类型上与新型农村合作医疗相似，因此，农民工工伤医疗保险与城镇职工基本医疗保险之间的差异是显著的，之前关于新型农村合作医疗和城镇职工基本医疗保险的比较也适用于农民工工伤医疗保险和城镇职工基本医疗保险。将农民工工伤医疗保险整合到城镇职工基本医疗保险中意味着农民工、政府和企业需要负担的成本更高，并且政府和企业在城镇职工基本医疗保险中的主动权更高。因此，在解决利益冲突和农民工面临的问题之前，可以推测强制整合将加剧城市医疗保险体系对农民工的排斥，尤其是对于被视为非技术工人的农民工。

表 8-5 **北京、上海、深圳三地农民工工伤保险改革前后的比较**

	上海		北京		深圳			
	2011 年以前	2011 年以后	2012 年以前	2012 年以后	2014 年以前	2014 年以后		
						类型 1	类型 2	类型 3
适用条件								
符合条件的人口	非本地员工	本地/非本地员工	非本地员工	本地/非本地员工	非本地员工	本地/非本地员工	非本地员工	
合同	非必要的	必要的	必要的	必要的	必要的	必要的		
对雇员的依赖	否	是	是	是	是	是		
保险类型[a]	有限期限医疗保险	有限支付终身医疗保险	有限期限医疗保险	有限支付终身医疗保险	有限期限医疗保险	有限支付终身医疗保险		
担保期限	接下来一年	接下来一年和未来	接下来一年	接下来一年和未来	接下来一年	接下来一年和未来		
账户类型	个人账户和风险分担账户	个人账户和风险分担账户	风险分担账户	个人账户和风险分担账户	风险分担账户	个人账户和风险分担账户	风险分担账户	
管理机构	商业保险公司	社会保险机构	社会保险机构	社会保险机构	社会保险机构	社会保险机构		
筹资方式								
最小筹资单位	雇主	受雇人员：雇员+雇主	雇主	雇员+雇主	雇员+雇主		雇员+雇主	
	个体经营者：个人							

续表

	上海		北京		深圳			
	2011 年以前	2011 年以后	2012 年以前	2012 年以后	2014 年以前	2014 年以后		
						类型 1	类型 2	类型 3
筹资贡献率	雇主：12.5%（非本地建设企业为 5.5%）	雇员：9.5%		雇员：2%+3 元	雇员：4 元/月	雇员：2%	雇员：0.2%	雇员：0.1%
	个体经营者：12.5%	雇主：2%	雇主：2%	雇主：10%	雇主：8 元/月	雇主：5.2%或 6.2%	雇主：0.6%	雇主：0.45%
单位筹资总额（人民币/年）[b]	3485×12×12.5%或 5.5%	3485×12×11.5%	3485×12×2%	3485×12×12%+36	12×12	3485×12×7.2%或 8.2%	3485×12×0.8%	3485×12×0.55%
与其他福利项目绑定	养老保险	与 BMIUE 相同	NA	与 BMIUE 相同	NA	与 BMIUE 相同		
	工伤保险							
雇主的总出资率	12.5%（非本地建设企业为 5.5%）	31.2%—32.9%	2%	30.8%—32.5%	8＊12 元	18.49%—20.49%	15.16%—16.16%	14.74%—15.74%
员工或个人总出资率	无	10.50%	无	10.2%+3 元	4＊12 元	10.30%	8.50%	8.40%

续表

	上海		北京		深圳			
	2011 年以前	2011 年以后	2012 年以前	2012 年以后	2014 年以前	2014 年以后		
						类型 1	类型 2	类型 3
单位出资者的负担总额（人民币/年/人）	受雇人员：	受雇人员：	受雇人员：	受雇人员：	受雇人员：	受雇人员：	受雇人员：	受雇人员：
	雇员：无	雇员：4391	雇员：无	雇员：4320	雇员：48	雇员：4307	雇员：3555	雇员：3513
	雇主：2300 或 5228	雇主：13048—13786	雇主：836	雇主：12881—13592	雇主：96	雇主：7733—8569	雇主：6340—6758	雇主：6464—6582
	个体经营者：5228	个体经营者：不清	个体经营者：不清	个体经营者：不清	个体经营者：不清	个体经营者：不清	个体经营者：不清	个体经营者：不清
覆盖服务	住院+常用药物	门诊+住院	住院	门诊+住院	门诊+住院	门诊+住院		
与农民工健康需求匹配程度	不匹配	匹配	不匹配	匹配	匹配	匹配		
地理一致性	地理上一致	地理上一致	地理上一致	地理上一致	地理上一致	地理上一致		
可移植性	无	极低	无	极低	无	极低	低	低
成员资格选择性								
员工	低	高	低	高	低	高	中等	中等
政府	低	高	低	高	低	高	中等	中等

注：a. 有限支付终身医疗保险是指保险计划在一定期限内，保险持有人缴纳保费。一旦持有人达到目标年限，就不需要再缴纳保费，但保单的福利持续到被保险人生命结束。有限期限医疗保险是指一项有限期限的计划，保费支付时间为几年或更短。

b. 3485 元，来自 2017 年全国农民工人均月收入。

(四) 国内外改善农民工有效医疗保险覆盖的创新方法

1. 国内创新案例

在中国的农民工工伤医疗保险中，上海和深圳采用的模式被认为是积极的尝试。如表 8-5 所示，上海在 2011 年之前通过其综合保险体系为农民工提供保险覆盖。尽管这个模式在 2011 年被城镇职工基本医疗保险取代，但它的最大创新是基于商业保险。研究者主张应推广这个模式，它非常适合农民工高流动性和低稳定性的特点，因为商业保险不受地区限制。然而，根据我们之前的论述，除非这个模式下的保费由农民工自己支付或者由他们流出地的政府支付，否则商业模式仍然无法解决农民工高流动性和低稳定性对流入地政府和企业带来的额外成本问题。

深圳模式的创新在于 2014 年后将所有医疗保险合并为一种，并通过提供可选套餐来满足不同人的需求。这个模式的优点是：（1）减少了各种医疗保险计划之间的分散；（2）克服了以家庭为最小融资单位的障碍，增加了医疗保险的可携带性；（3）可选套餐更符合农民工的低收入；（4）涵盖门诊服务，满足农民工的健康需求；（5）按月支付保费，更符合农民工的高流动性。然而，它也存在一些不足：（1）缺乏关于自雇农民工资格的细节；（2）与上海模式类似，政府和企业仍然面临因农民工高流动性和低稳定性而带来的额外成本问题。

2. 国际经验

表 8-6 总结了从其他面临与中国类似问题的国家或地区实施的方法中可以得出的结论。总的来说，对于农民工的保险覆盖或获得医疗服务的问题，那些拥有国民健康保险的国家更有可能展示其系统的优势。为农民工建立低保费的独立医疗保险并不是中国独有的方法，但其他国家详细考虑了农民工的特点，包括低收入和更多初级护理的需求。就产生问题的原因和解决这些问题时遇到的障碍而言，欧洲的方法似乎对中国最具指导意义。

表 8-6　　**其他国家或地区的实施方法**

	美国	印度喀拉拉邦	泰国	澳大利亚	欧盟
目标人群	移民和季节性农业工人（Migrant and Seasonal Agricultuval Worker，MSAW）	流动工人	流动工人	季节性流动工人	欧盟流动工人
适用条件	NA	与工作有关的证明	有文件或无文件	—	NA
实行办法	美国卫生资源和服务管理局（Health Resources & Services Administration，HRSA）通过初级卫生保健局（Bureau of Primary Health Care，BPHC）管理约 51 亿美元的联邦赠款，支持 50 个州和地区的 1400 多个社区卫生中心和 10000 个诊所	阿瓦兹健康保险计划（Awaz Health Insurance Programme）：为居住在该邦的移民工人提供健康保险和意外死亡保险	1. 2001 年，泰国公共卫生部为没有社会医疗保险的所有移民设立了移民医疗保险计划； 2. 关于移民健康的第二项政策行动是公共卫生部在 2003 年建立了创新的、对移民友好的服务，目的是改善所有移民获得医疗保健的机会，无论是否有保险。这些措施包括聘用志愿社区卫生工作者，为移民社区提供流动诊所，在卫生设施中使用双语（主要是泰语和缅甸语）路标和信息，以及在工作场所提供外联服务	1. 医疗保险免费覆盖所有澳大利亚公民、永久居民和新西兰公民。 2. 外来工人：医疗保险与签证申请捆绑在一起	1. 通过启动欧洲议会和理事会的条例（EC）No. 883/2004 和条例（EC）No. 987/2009，从法律层面协调欧洲成员国之间的社会保障制度。 2. 推广使用欧洲健康保险卡（European Health Insurance Card，EHIC）

续表

	美国	印度喀拉拉邦	泰国	澳大利亚	欧盟
是否为独立保险	—	是	是	居民：否； 外来流动工人：NA	否
强制或自愿	—	自愿	自愿	—	—
付费对象	—	NA	流动工人，2015 年大约 455 元	1. 居民：免费 2. 流动工人：自费	—
服务费用	移民健康中心根据《公共卫生服务法》第 330（g）条获得资金，无论其支付能力如何都提供服务。没有医疗保险的个人将能够根据收入和家庭规模按浮动收费标准支付服务费用	用阿瓦兹保险卡免费	定期存款	1. 居民：免费 2. 流动工人：自费	—
管理机构	全国社区保健中心协会（NACHC）支持保健中心在计划和政策层面照顾 MSAW 人口。NACHC 设有农业工人健康委员会，该委员会由大约 30 名 NACHC 成员组成，他们代表保健中心为 MSAW 人口提供服务	喀拉拉邦政府	注册的特定医院	—	主要是欧盟委员会

续表

	美国	印度喀拉拉邦	泰国	澳大利亚	欧盟
覆盖服务	通过 10000 个诊所，社区卫生中心向移民和季节性农业工人及其家庭提供全面的初级保健和预防性保健。该方案还强调了这些人口的职业健康和安全	公立医院或私人网络医院的医院服务	1. 某些传染病的筛查和治疗。 2. 福利方案涵盖综合治疗服务，包括抗逆转录病毒治疗，以及一系列预防和健康促进服务，类似于中国台湾的全民健康覆盖计划	NA	与当地居民相同
法律基础	移民和季节性农业工人保护法		NA	NA	欧洲议会和理事会法规（EC）No. 883/2004 和法规（EC）No. 987/2009
结果	2017 年，卫生中心为 972251 名移民和季节性农民工及其家庭提供服务，其中 872565 人（约 90%）由移民卫生中心提供服务	在酒店、鞋业和其他行业工作的农民工可以通过参加该计划获得该保险卡	NA	NA	NA

移民工人在欧盟是普遍存在的。[①] 欧盟经验的最大特点是考虑到各国之间的差异：他们避免了为所有国家建立一个统一的欧洲体系，而是在法律层面加强了成员国之间的协调。欧盟的法规旨在确定在所有可能的情况下适用于移民工人的国家立法，并避免移民工人要么在多个成员国中被保险，要么根本没有被保险的情况。这些法规具有以下特点。(1) 详细的解释。例如，“欧盟法规第 883/2004 号及其实施条例第 987/2009 号”的第一条详尽列举和描述了 27 个相关术语的定义。(2) 避免模糊性。例如，由于情况不同，人们可能在当地经商但并非当地受雇。“欧盟法规第 883/2004 号及其实施条例第 987/2009 号”提供的定义是“作为雇员的活动”和“作为自雇人员的活动”，而不是“工人”或“自雇人员”的定义；(3) 只提供原则，并为成员国留出空间，但涉及的内容是全面的。例如，法规内容包括如何对待移民工人要保障的权益，如何处理被多个国家重复保险或没有任何国家保险的人，如何解决不同地区医疗费用报销的问题，如何处理设定期限的累积以及如何在机构或国家之间合作和交流。因此，欧洲委员会不仅提供指导，更重要的是提供协调。

四　讨论

本章的研究系统综述揭示了中国农民工有效医疗保险覆盖面临障碍的四个重要原因。第一，尽管进行了十余年的医疗保险改革，中国的医疗体系仍然严重分散，这直接导致了社会医疗保险的可携带性低。第二，现有政策与农民工的固有特点和健康需求不相适应。第三，地方政府和企业有强烈意愿只为那些拥有他们需要的技能的农民工提供全职就业机会；而对于其他农民工来说，没有稳定的全职工作，他们无法被纳入城市地区的医疗保险计划。第四，由于上述结果，农民工往往面临高工作流动性和低工作稳定性的问题，因此越来越处于社会和经济

① 秦立建、王学文：《农民工基本医疗保险的异地转接：欧盟经验与中国借鉴》，《学术月刊》2015 年第 11 期。

上的劣势和边缘化地位，所有这些因素使他们处于弱势地位。问题是：如何改变中国农民工的这种糟糕情况。在这里，我们提出了三个策略。

（一）使政策更符合农民工的特点和健康需求

未来需要解决几个矛盾或关键问题。（1）如果将农民工纳入流入地区的社会医疗保险，需要解决新农合或城镇职工基本医疗保险的融资单位与农民工单位之间的不匹配，以及年度财务期限与农民工高频率流动之间的不匹配。深圳的模式在这方面具有启示作用。（2）将农民工纳入新型农村合作医疗时，要确保他们享受门诊服务，并且农民工缴纳的资金可以在回到家乡后转移。（3）如果农民工在流出地区继续享受新农合，需要确保农村居民在管辖区域之外也覆盖基本医疗服务，而不仅仅是住院治疗。

（二）通过减少分散性来增加医疗保险的可携带性

中国医疗体系的分散性被许多研究者讨论过，为了进一步理解这一概念，我们将分散性分为两个部分：差异化和协调性。[①] 前者关注部门、地区或机构之间的差异，而后者关注它们之间的兼容性和一致性。显然，差异化和协调性互相影响。

在中国，无论是从经济能力还是制度设置的角度来看，不同地区之间的差异是明显的。为了减少分散性，中国中央政府需要承担更多的协调责任。如何实现这一点，欧洲的经验具有启示作用：通过提供更多的政策细节。这些细节应包括：（1）处理城镇职工基本医疗保险统筹账户的风险分担金额和农村居民基本医疗保险政府资助金额的方法；（2）解决地区之间利益冲突的方法；（3）解决自雇农民工问题。事实上，中央政府已经扮演了协调者的角色，因为三个主要的社会医疗保险由一个机构管理。中国政府作为协调者的经验可以从城乡居民基本医疗保险风险分担由县/市级提升到省级，以及跨地区实施报销等方面看出。

---

① Y. Li, "Understanding Health Constraints among Rural-to-Urban Migrants in China," *Qualitative Health Research*, Vol. 23, No. 11, 2013, pp. 1459–1469.

这些例子表明中国政府有潜力成为一个良好的协调者。然而，这仅仅发生在省内或省际之间，取决于地方政府的意愿，中央政府的统一协调者（如欧洲委员会）仍然不存在。中央政府正式扮演协调者的角色将增加地区之间的协调，并同时削弱差异化的影响。通过整合来减少差异化，更好地将农民工纳入城镇职工基本医疗保险或新农合的流入地区，而不是将农民工医疗保险整合到城镇职工基本医疗保险中。

（三）加强对雇主的监督，并为农民工提供更多机会

关于地方政府和企业部门不愿为所有农民工提供医疗保险的问题，中央政府应向地方政府提供更详细的指导，与此同时，政府还应加强监督，特别是对私营企业和中小企业的监督。[①] 同样重要的是，通过为农民工提供更实质或知识技能上的援助，为他们提供更多职业培训以减少他们的流动性，增加他们的工作稳定性及在城市定居的意愿，以及与雇主协商的能力。[②]

第三节 异地就医直接结算政策效果

一 健康公平视角下中国基本医疗保险跨省异地就医直接结算进展及困境

（一）研究背景

随着中国经济发展速度及城市化进程加快，流动人口总数逐步增长，中国常态化人口迁移和基本医疗保险属地化管理之间的矛盾愈显突出。[③]

① 赵瑜、高功敬：《农民工参加城镇职工基本医疗保险状况及影响因素分析——基于济南市的调查》，《山东行政学院学报》2018 年第 3 期；郭菲、张展新：《农民工新政下的流动人口社会保险：来自中国四大城市的证据》，《人口研究》2013 年第 3 期。

② 刘玉华、秦立建：《农民工未参加本地城镇职工医疗保险的影响因素分析》，《广西科技师范学院学报》2016 年第 4 期；王海宁、陈媛媛：《城市外来人口劳动福利获得歧视分析》，《中国人口科学》2010 年第 2 期。

③ 刘伊凡：《京津冀地区参保农民跨省就医即时结报的利益相关者分析》，硕士学位论文，北京协和医学院，2017 年。

此外，由于中国各地区间卫生资源分布的不均衡，更优质的医疗资源往往集中分布在北上广等大城市，加之人们对优质医疗资源需求的增加和经济支付能力的提高，为寻求更好的医疗卫生服务而发生的跨省流动行为也构成了异地就医的重要来源。为了维护人们的健康和公平，方便人们寻求更好的医疗资源，同时也为了提高医疗服务的公平性，实现健康中国战略中“公平公正”的原则。近年来，中国出台了一系列指导性文件，其内容从省内住院费用直接结算到跨省住院费用直接结算，再到门诊费用直接结算，推进基本医疗保险跨省异地就医直接结算关乎民生健康福祉，是促进医疗保障共建共治共享的必然要求。

国内专家学者对中国基本医疗保险跨省异地就医直接结算的研究主要集中在以下四个方面。第一，异地就医结算概念。学者们从不同主体角度理解异地就医直接结算的概念。从参保人的角度来看，异地就医直接结算是指参保人在参保地统筹地区之外发生就医行为时，为其提供医疗费用的报销而开展的结算服务；从医疗保险经办机构来说，异地就医直接结算是指在不同医保统筹地区，参保地和就医地的医疗保险经办机构之间为异地就医患者提供基本医疗保险待遇支付的结算服务。[①] 第二，评价异地就医结算具体政策进展。黄华波从覆盖面、可及性、影响度三个维度客观分析评价进展成效，回答了如何把握发展方向、扩展发展空间以及在现有基础上实现新突破等关键性问题。[②] 张芳源等参考公共政策评估模型，使用专家咨询法，构建了一套用来评估城乡居民基本医疗保险跨省异地就医直接结算政策实施效果的指标体系，为政策实施效果评估提供相应指标。[③] 第三，讨论异地就医结算所面临的困境及挑战。有学者认为医疗保险统筹层次低、异地患者缺乏监管、尚未完善的信息化管理以及缺乏完整配套政策等问题是异地就医发展的主要障碍。

---

① 李芬、陈燕妮：《基本医疗保险异地就医结算服务研究——以海南省跨省异地就医结算服务为例》，《中国卫生事业管理》2015 年第 3 期。

② 黄华波：《跨省异地就医直接结算的三维度分析》，《中国社会保障》2019 年第 3 期。

③ 张芳源等：《跨省异地就医直接结算政策实施效果评估指标体系构建》，《中国卫生经济》2020 年第 3 期。

张鹏认为异地就医结算由于政策差异导致的“待遇差”问题，会影响基本医疗保险异地就医直接结算的推广普及工作，影响人们的健康公平并造成医疗保险基金的不当支出。① 第四，讨论解决异地就医结算问题的对策和建议。黄德斌认为异地就医结算应该充分利用“互联网+医疗”服务、推进区域之间医保共治共管、逐步提高医保基金统筹层次，同时在制度上要与分级诊疗制度相互配合。② 郭珉江认为解决异地就医结算问题首先应根据异地就医各类人群不同的医疗服务需求特点，建立从参保地到就医地的全人群分级诊疗体系，同时保障范围应覆盖疾病治疗的各个阶段，以此来提高异地就医服务医保基金的使用效率。③ 姜立文等认为应加强异地就医监管和费用管控，建立全国异地医保监管机制，有效防止异地就医骗保行为的发生。④

综上所述，已有研究异地就医直接结算相关问题取得了一定进展，但目前多数文献对于异地就医结算进行定性分析，对国内异地医保结算进展多为简单的政策梳理，缺乏直观的数据展现以及定量数据跟踪。除此之外，对异地就医结算相关政策执行过程中出现的问题分析较为广泛，缺少从健康公平视角切入的问题内容分析。本书主要基于健康公平理论进行政策内容分析和描述性分析，从机会公平、过程公平以及结果公平三个维度分别对政策制定出台情况和政策实施进展情况进行分析，得出中国跨省异地就医直接结算所面临的挑战，并为进一步完善相关政策给出建议。

（二）资料与方法

1. 资料来源

数据资料主要来源于中华人民共和国国家统计局编写的《中国统

---

① 参见镇雄伟《医保跨省异地结算问题及解决措施》，《管理学家》2019 年第 9 期。

② 黄德斌：《异地就医科学治理应抓住四个关键环节》，《中国医疗保险》2020 年第 8 期。

③ 郭珉江：《异地就医需建立“全人群分级诊疗体系”》，《中国医疗保险》2020 年第 8 期。

④ 姜立文等：《跨省异地医保联网直接结算的发展现状及问题分析》，《中国社会医学杂志》2020 年第 2 期。

计年鉴》中的卫生服务相关数据以及国家医疗保障局官方网站中的基本医疗保险跨省异地就医直接结算公共服务信息，搜集的数据包括每一期信息发布中基本医疗保险跨省异地就医直接结算服务的定点医疗机构数量和全国统一备案人数、结算人次数、涉及的医疗总费用和基金支付规模。

政策资料主要来源于国家医疗保障局及人力资源和社会保障部发布的政策法规，以“异地就医”为关键词，搜索近年来国家层面发布的一系列指导性政策并进行分类归纳。同时部分政策资料由于网站缺失，通过参考相关文献填补。

2. 研究方法

（1）理论依据

健康权是一项基本人权，健康公平是指每个社会成员都享有同等的健康权利，这样的健康权利不该因为社会、性别、种族、地理及年龄间的不同而有所差异，每个社会成员都有同样的能力达到健康的目标。[①] 世界卫生组织认为，健康公平是指在理想情况下，每个人都应该有平等的机会来实现自己全部的健康潜力，在实现自己充分的健康潜力这一方面，任何人都不应处于不利地位。[②] 健康公平是一个多维的概念，因为健康公平的内涵涉及多个方面。健康公平不仅包括健康资源的分配过程和结果，还包括实现良好健康可行能力的诉求；不仅包括重点关注结果的公平性，还需要注重过程的公平性。

本章基于学界对健康公平的认识，将健康公平分为三个维度对异地就医结算进行研究，分别为机会公平、过程公平和结果公平。

机会公平：机会公平是实现健康公平的基础性条件。无论是否利用，在面对相同的健康需求时具有相同的健康保障政策，每个人都有同等机会享受异地就医结算这项制度中规定的，门诊、住院全范围的结算

① 朱美霖：《健康公平视角下城市社区体育设施评价研究》，硕士学位论文，哈尔滨工业大学，2020 年。

② World Health Organization，“Health Equity World Health Organization”，http://www.who.int/topics/health_equity/en/，2020/3/5.

权利，体现在执行异地就医结算政策设计中的统一性。在统一的制度下，每名社会成员都应受到同样的制度保障和规则约束，没有人会被制度排斥。

过程公平：为了达到最终的结果公平，过程公平是关键环节。在异地就医结算服务利用过程中，相关的医疗保障政策具体执行的公平与否是影响过程公平的关键，过程公平要求保证同等需要者对卫生服务的利用相等。

结果公平：结果公平是目标。在异地就医结算这项医疗服务中，每个人最终获得的医疗保障水平相同，最终人人都能获得相对公平的医保服务。

（2）分析方法

一是政策文本分析。对国家出台的跨省异地就医结算一系列的相关政策进行分析，主要包括政策出台情况和政策内容分析两个方面。在政策出台情况层面，主要梳理各个阶段国家出台的相关政策，展现政策演变过程及优化方向；在政策内容分析层面，主要对保障政策执行过程中所需要的信息技术手段和配套政策进行分析。

二是描述性统计分析。对收集的数据进行整理和归纳，数据主要包括跨省异地就医直接结算定点医疗机构数量、备案人数、门诊和住院服务利用（包括人次、费用、报销比例等）。

（三）主要结果

近年来，中国为解决异地就医直接结算的难题，政府颁布了一系列的政策措施，由于受中国医保制度复杂、地域差异较大等因素的影响，实现异地就医直接结算政策的切实广泛实施还存在不小的困难。下面主要从政策制定分析和政策实施进展两个方面对中国出台的异地就医直接结算政策进行分析，展现中国异地就医直接结算政策出台情况以及政策演变过程和政策执行情况。

1. 政策出台情况

随着中国医疗保险制度的发展和完善，异地就医管理服务机制也在不断改善和进步，大致可分为如下三个阶段（具体政策及内容见表 8-3）。[①]

（1）试点探索阶段（2009—2013 年）：中国明确提出建立异地就医结算机制，同时选择部分省市作为试点探索跨省异地就医直接结算制度。

（2）体系建立阶段（2014—2015 年）：中国基本实现地市和省区市范围内异地就医住院费用的直接结算，在此基础上积极推进跨省异地就医直接结算制度。

（3）深化攻坚阶段（2016 年至今）：逐步实现全国联网，全面开展跨省异地就医直接结算工作，同时稳妥推进门诊费用跨省直接结算试点工作。

在国家对异地就医结算问题高度重视之下，中国医保异地就医结算政策日趋完善，为解决异地就医结算的主要难题奠定了基本政策框架。

2. 政策主要内容分析

解决流动人口异地就医问题是一项系统工程，异地就医政策的顺利实施有赖于不同力量的推动。从政策内容角度分析，主要包括整合现有医保政策，加快区域协同治理，推动政策一体化；全国统一的基本医疗保险异地就医结算系统上线，提高异地就医费用结算效率；不断扩大异地就医结算服务范围，保障机会公平。

（1）推进政策一体化

随着医疗制度改革不断升级完善，健康中国建设不断深化。中国依据现有的制度条件制定了一系列指导异地就医结算的政策文件，明确提出要整合当下的医疗保障资源，基于现有的医保政策与医疗服务基础建设异地就医结算制度，不再另起炉灶。

在完善异地就医结算政策顶层设计的同时，在政策实施过程中注重各区域的协同治理。一是重点地区间形成协作机制。人口流入的热点地区与各流出地建立协作机制，签订异地就医结算合作协议。通过地区协

① 罗京京：《我国医疗保险异地就医政策的演变及其优化分析》，《劳动保障世界》2020 年第 8 期。

作，既适应了流动者个体的客观要求，又应对了常态化的人口流动。二是协同层次由省级协同上升为城市群协同。例如，长三角地区有关异地就医结算的政策由碎片化逐步走向统一融合，京津冀地区也进入异地就医直接结算一体化发展时期。①

（2）国家基本医疗保险异地就医结算系统平台

医保信息的互联共享是异地就医费用结算问题的主要技术难点，在异地就医结算战略提出时，为了解决异地医疗费用结算相关信息的互通，将建立统一的数据平台放到了首位。随着信息化技术的不断发展，中国异地就医结算系统也在不断地完善，同时统一的数据平台为流动人口异地就医结算的实现打好了技术基础。截至 2017 年年底，国家异地就医结算系统已接入全国所有省份和统筹地区相关信息，面向对象已覆盖全部参加基本医保和新农合的人员。②

国家基本医疗保险异地就医结算系统平台依托金保工程网络体系，制定了全国统一的跨省异地就医联网技术标准和业务规范，构建了国家、省、市三级平台，以社会保障卡为载体验证身份，采取“就医地目录、参保地政策、就医地管理”的方式实现住院跨省就医直接结算。主要承担以下几项功能。第一，各地数据交换功能，负责各地医保数据的交换互通。第二，医保基金清算功能，主要包括异地就医涉及医疗费用的对账、清算、监控等。第三，医疗数据资源存储功能，主要包括参保人异地就医备案信息、就医地就诊和结算支付信息、协议定点机构信息、医疗项目基础目录信息。同时，平台还建立了公共服务查询系统，方便参保者查询异地就医机构和申办流程。

通过建立统一的数据平台实现了异地就医费用结算过程中所需要的医保信息的互联互享，在方便参保者费用报销的同时大大提高了即时结算的效率。

---

① 樊士德等：《长三角地区流动人口医疗保险政策研究》，《人口学刊》2016 年第 1 期。

② 赵斌、丁文雅：《国家异地就医平台基本设置、成就和挑战》，《中国人力资源社会保障》2018 年第 11 期。

（3）扩大医保覆盖范围

一是扩大服务对象范围。在异地就医政策制定的初始阶段，服务对象仅为异地安置退休人员和异地转诊转院人员。2009 年年底，服务对象扩展为未取得居住地户籍但在异地长期居住的退休人员、长期在异地工作的人员、因病情需要进行异地转诊的人员，同时部分地区还包括因临时出差或旅游等原因需要异地就诊的人员。2018 年，服务对象再次扩展，将外出农民工和外来就业创业人员纳入异地就医直接结算范围。

二是异地就医费用结算政策从住院费用结算扩展至门诊费用结算。近年来，中国稳步推进跨省异地就医住院医疗费用直接结算工作，目前中国已实现了异地就医人员住院费用的即时结算。在此基础上，中国选取部分地区作为试点地区，并不断扩大试点地区范围，目前已在 27 个省份中开展异地就医门诊费用直接结算试点工作。

3. 政策实施进展情况

（1）各类试点地区数量

①全国统一备案服务试点地区数量

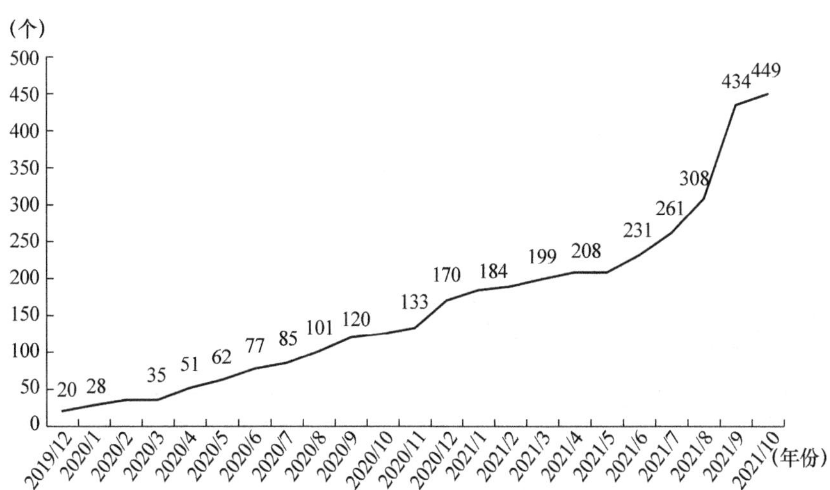

图 8-2　全国统一备案服务试点地区数量

全国统一线上备案服务地区持续扩大。2019 年 12 月 19 日国家医保局推出国家异地就医备案小程序以来，中国正式启动了全国统一跨省异地就医备案服务试点工作。截至 2021 年 10 月底，449 个统筹地区依托国家异地就医备案小程序和国家医保服务平台 App 实现异地就医备案跨省通办。截至 2021 年 11 月底，全国所有省份和新疆生产建设兵团均已启动全国统一的线上备案服务，99. 6%的统筹地区实现了异地就医备案跨省通办。截至 2022 年 1 月底，全国所有统筹地区均实现跨省异地就医线上备案，全国统一的异地就医线上备案服务越来越高效便捷。

②慢特病统筹试点地区数量

门诊慢特病相关治疗费用跨省直接结算试点地区不断增加，自 2022 年 5 月，增长较快，截至 2022 年 11 月，全国大部分统筹地区（共 395 个）启动高血压、糖尿病、恶性肿瘤门诊放化疗、尿毒症透析、器官移植术后抗排异治疗 5 种门诊慢特病跨省直接结算试点，截至 2022 年 12 月底，中国实现了 5 种门诊慢特病相关治疗费用跨省直接结算统筹地区全覆盖，进一步推进了门诊费用跨省直接结算。

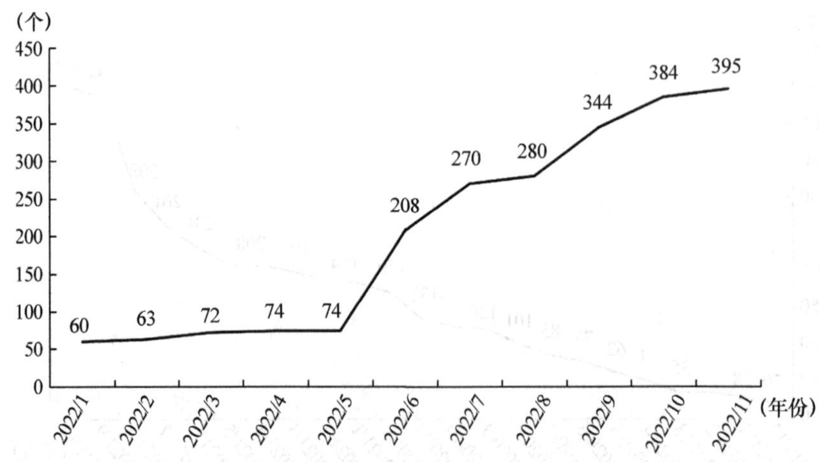

图 8-3　门诊慢特病跨省直接结算试点地区数量

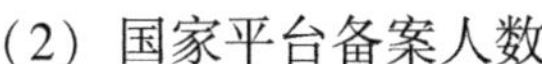

（2）国家平台备案人数

全国住院费用跨省直接结算备案人数持续增长，2018 年 6 月底，国家住院费用跨省直接结算平台备案人数为 267 万，随着线上备案服务试点范围的扩大，国家平台备案人数迅速增长。截至 2020 年 12 月底，国家平台备案人数为 771 万。

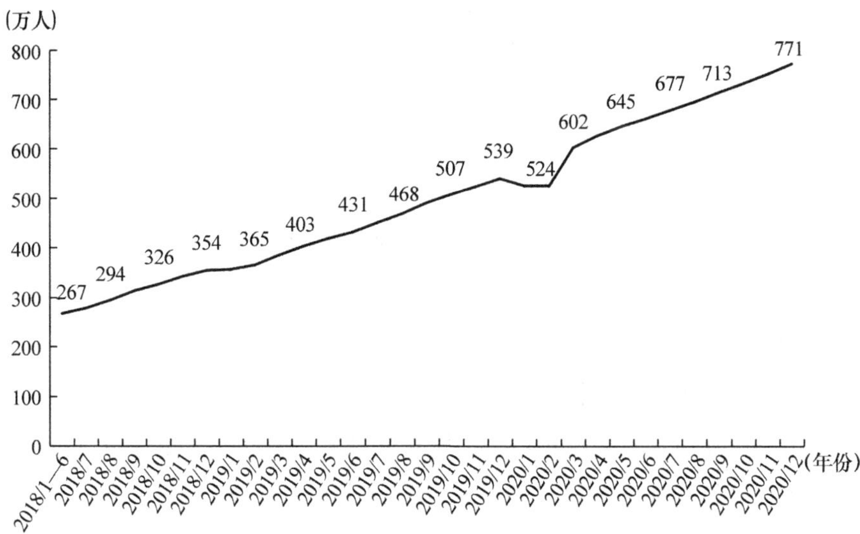

图 8-4 全国住院费用跨省直接结算平台备案人数

在 2020 年 12 月全国统一跨省异地就医备案服务工作启动后，线上备案服务进一步升级，多个统筹试点地区依托国家平台实现统一的线上备案服务。自 2020 年 12 月至 2022 年 5 月，通过国家统一的线上备案渠道累计成功办理备案 149.56 万人次；截至 2023 年 3 月，所有职工医保和居民医保参保人员均可通过国家医保服务平台 App 和国家医保局微信公众号实现跨省异地就医线上备案；2023 年仅第一季度通过国家统一的线上备案渠道成功办理备案 171.05 万人次，比 2022 年同期增长 285.51%，全国统一线上备案服务越发便捷高效，国家医保服务平台异地就医备案栏目信息查询功能逐步扩展。

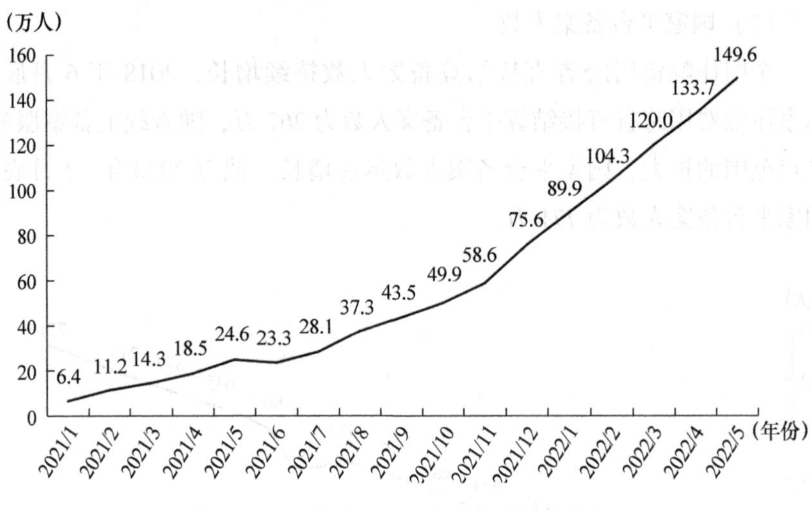

图 8-5　国家统一线上备案渠道备案人数

（3）定点医疗机构数量

①住院定点医疗机构数量

定点医疗机构数量稳步增长，跨省异地就医直接结算覆盖范围进一步扩大，跨省异地就医直接结算工作迈进新阶段。2018 年 6 月底，全国住院费用跨省直接结算定点医疗机构数量为 10015 家。在全国所有省级平台、所有统筹地区均已实现与国家异地就医结算系统对接的基础上，定点医疗机构覆盖范围不断扩大，截至 2022 年 12 月，全国住院费用跨省直接结算已联网定点医疗机构 62700 家，增长速度快，相较 2021 年年底增长 18.9%，比 2020 年年底增长 41.17%。

②门诊定点医药机构数量

全国门诊费用跨省直接结算定点医疗机构数量增速较快。2019 年 12 月底，长三角地区全部 41 个城市已经实现跨省异地就医门诊费用直接结算全覆盖，联网定点医疗机构已达 5173 家，西南五省份（云南省、贵州省、四川省、重庆市、西藏自治区）启动跨省异地就医门诊费用直接结算试点，联网医药机构达 116 家，京津冀地区逐步开展联网测试工作。随着门诊费用直接结算试点范围的不断扩大，截至 2022 年 12 月底，门诊费用跨省联网定点医疗机构达 8.87 万家（其中门诊慢特病费用跨省联网定点医疗机构 1.43 万家），定点零售药店达 22.62 万家，已联网定点医药机构数量 31.49 万家，环比增长 1.81%，同比增长 145.44%，增长率高，试点工作稳妥推进，扩大了基本医保跨省异地就医门诊购药费用直接结算范围，便利群众就近就医。

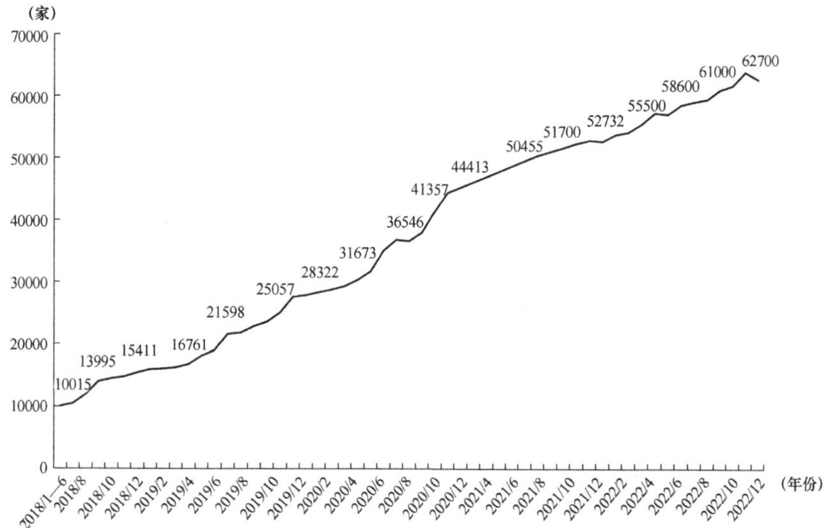

图 8-6　住院费用跨省直接结算已联网定点医疗机构数量

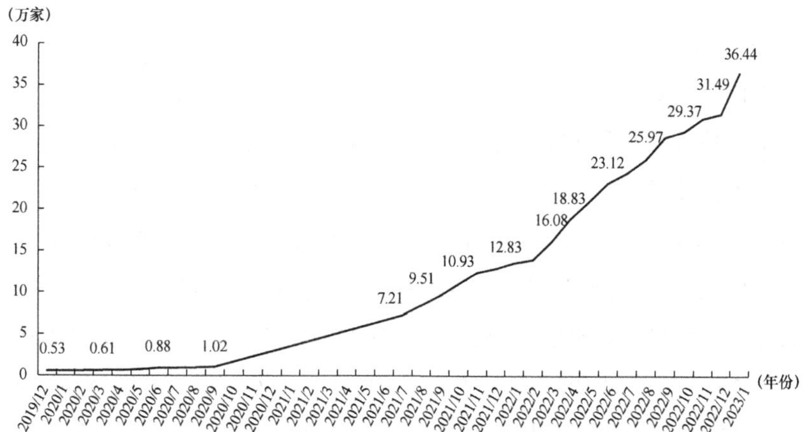

图 8-7　门诊费用跨省直接结算已联网定点医药机构数量

联网定点医药机构结构不断优化，门诊费用跨省直接结算工作加快推进。图 8-8 显示，全国门诊费用跨省直接结算已联网定点医疗机构与定点零售药店数量持续增长，截至 2022 年 12 月底，定点医疗机构共 8.87 万家（28.17%），同比增长 94.52%，环比增长 3.26%；定点零售药店 22.62 万家（71.83%），同比增长 173.52%，环比增长 1.25%。

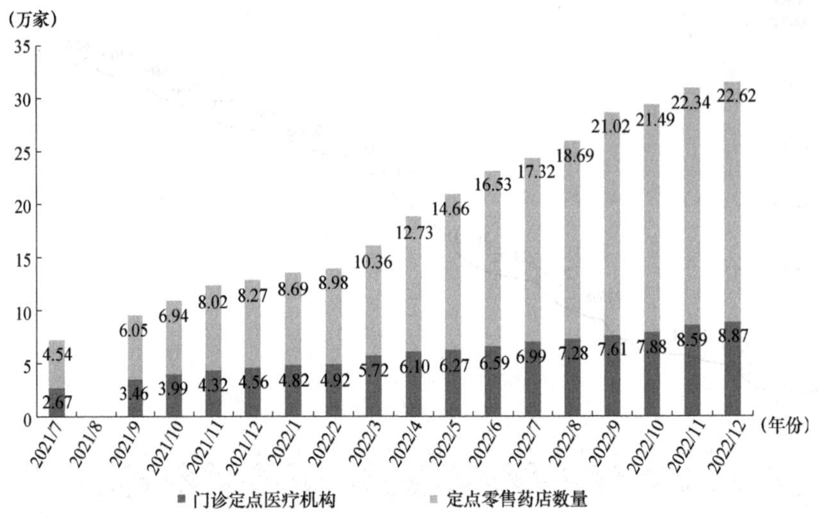

图 8-8　门诊定点医药机构数量对比

（4）结算人次数

①住院结算人次

全国住院费用跨省异地就医直接结算工作稳步推进，结算人次规模不断扩大，受春节、国庆节等节假日影响，结算人数会有小幅波动。2018 年 6 月底，国家平台累计实现跨省异地就医住院费用直接结算 59.90 万人次，截至 2022 年 12 月，住院费用跨省累计直接结算 1734.21 万人次，同比增长 48.81%。2022 年全年直接结算 568.79 万人次，比 2021 年增加 128.20 万人次，增长 29.10%，为参保群众减少垫付 762.33 亿元。月结算人次数据显示，2022 年 8 月达到月结算人次最高值 62.27 万人次，不同年份的 1—12 月结算人次呈规律性变化，整体

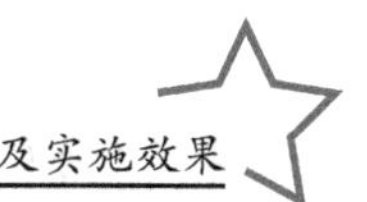

月结算人次呈现上升趋势。

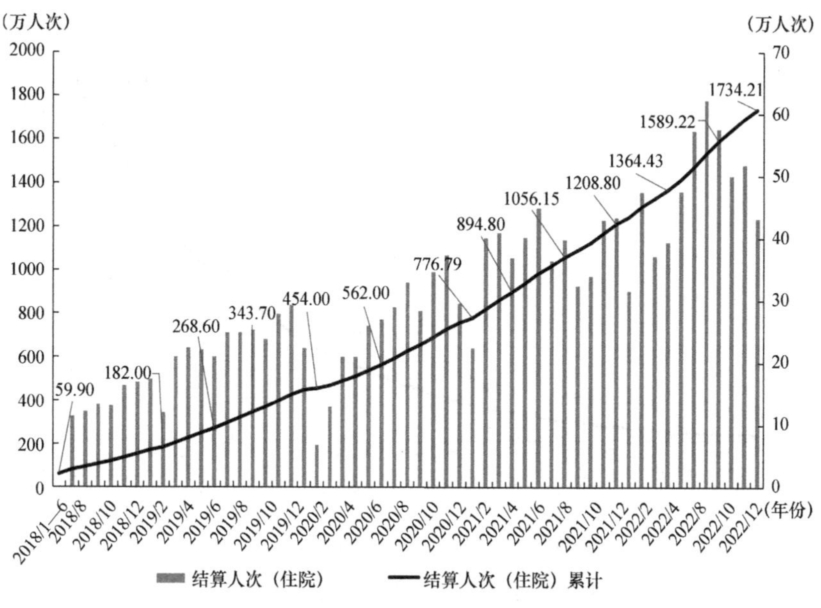

图 8-9　全国住院费用跨省直接结算人数

②门诊结算人次

门诊费用跨省直接结算人数进一步扩大，截至 2019 年 12 月底，长三角地区累计结算 64.60 万人次，西南五省份（云南省、贵州省、四川省、重庆市、西藏自治区）跨省异地就医门诊费用直接结算试点累计结算 275 万人次。截至 2022 年 12 月底，全国门诊费用跨省直接结算 4495.17 万人次，同比增长 259.15%，增长率较高。2022 年全年全国门诊费用跨省直接结算 3243.56 万人次，比 2021 年增加 2040.27 万人次，增长 169.6%，其中门诊慢特病相关治疗费用跨省直接结算 24.82 万人次。月结算人次数据显示，2022 年 12 月达到月结算人次最高值 449.28 万人次，2020—2022 年呈现稳定的上升趋势。

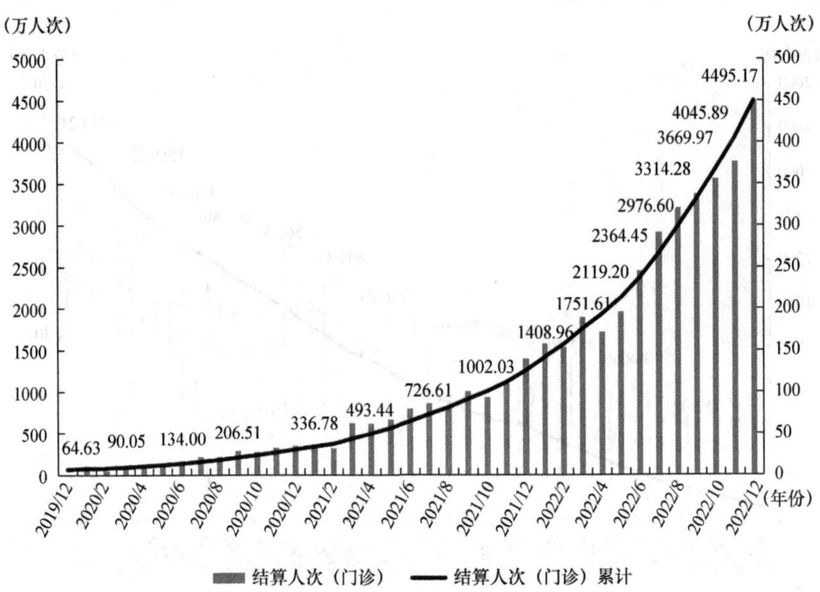

图 8-10 全国门诊费用跨省直接结算人数

③日均结算人次

随着统一住院、普通门诊和门诊慢特病费用跨省直接结算政策的开展，进一步扩大了跨省异地就医直接结算覆盖范围，全国住院费用及门诊费用日均结算人次总体呈上升趋势。2018 年上半年，跨省异地就医住院费用日均结算 2491 人次，截至 2022 年 12 月住院费用日均直接结算 13900 人次，同比增长 0.27%，住院日均结算人次由于新冠疫情及节假日原因波动较大，部分月份呈现负增长。门诊费用跨省直接结算工作成效显著，2020 年 1 月底，长三角地区和西南五省份门诊费用日均结算 3524 人次，截至 2022 年 12 月，门诊费用日均结算 144900 人次，同比增长 222.95%。随着门诊费用结算试点扩大，门诊费用日均结算人次已经远远超过住院费用日均结算人次，2022 年 12 月门诊费用日均结算为住院费用日均结算的 10.42 倍。

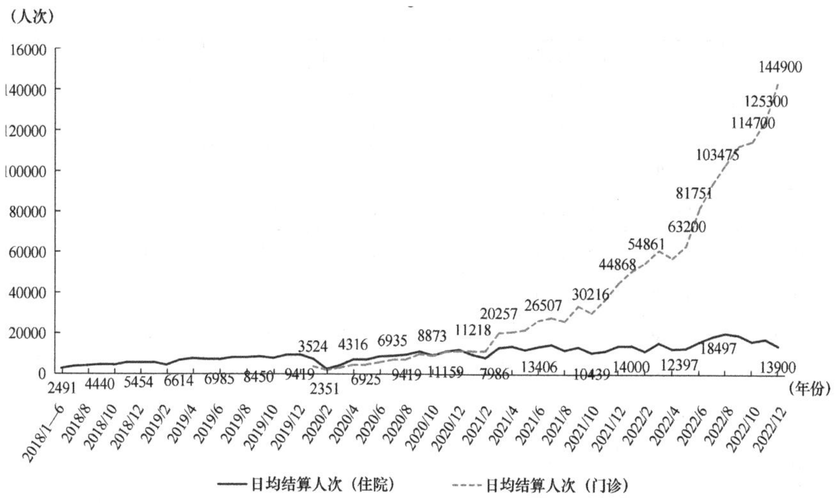

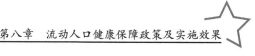

图 8-11 全国住院和门诊费用跨省直接结算日均结算人次

(5) 医疗费用及保障

①住院医疗费用

表 8-7 住院费用跨省直接结算医疗费用

统计时间	医疗费用（住院）	医疗费用（住院）累计	基金支付（住院）	基金支付（住院）累计	基金支付（住院）比例	次均费用（住院）	次均基金支付（住院）
	亿元	亿元	亿元	亿元	%	万元	万元
2018/1—6	150.30	150.30	91.00	91.00	60.50	2.51	1.52
2018/7	27.80	194.60	16.20	114.20	58.70	2.44	1.42
2018/8	29.50	224.10	17.30	131.50	58.70	2.42	1.42
2018/9	31.90	256.10	18.70	150.20	58.60	2.40	1.41
2018/10	30.40	286.50	18.00	168.20	58.70	2.32	1.37
2018/11	39.70	326.20	23.40	191.60	58.80	2.42	1.43
2018/12	41.80	368.00	24.90	216.50	58.80	2.47	1.47
2019/1	41.50	409.50	24.20	240.70	58.30	2.39	1.39
2019/2	27.20	436.70	16.10	256.80	59.20	2.27	1.34
2019/3	48.70	485.40	28.30	285.10	58.00	2.32	1.35

续表

统计时间	医疗费用（住院）	医疗费用（住院）累计	基金支付（住院）	基金支付（住院）累计	基金支付（住院）比例	次均费用（住院）	次均基金支付（住院）
	亿元	亿元	亿元	亿元	%	万元	万元
2019/4	54.20	539.60	31.50	316.60	58.10	2.41	1.40
2019/5	53.50	593.10	31.20	347.80	58.30	2.42	1.41
2019/6	50.90	644.00	29.90	377.70	58.60	2.42	1.42
2019/7	60.80	704.80	35.80	413.50	58.80	2.44	1.44
2019/8	59.20	764.00	34.70	448.20	58.60	2.38	1.39
2019/9	59.90	823.90	35.80	484.00	59.80	2.37	1.42
2019/10	54.90	878.80	33.00	517.00	60.10	2.31	1.39
2019/11	66.00	944.80	39.50	556.50	59.80	2.37	1.42
2019/12	71.40	1016.20	43.20	599.70	59.00	2.45	1.48
2020/1	52.50	1068.70	30.90	630.60	58.90	2.30	1.38
2020/2	17.70	1086.40	11.00	641.60	61.90	2.60	1.62
2020/3	30.30	1116.70	18.30	659.90	60.50	2.30	1.41
2020/4	49.80	1166.50	29.40	689.30	59.10	2.38	1.40
2020/5	53.00	1219.50	31.40	720.70	59.10	2.47	1.50
2020/6	65.90	1285.40	39.00	759.70	59.10	2.57	1.50
2020/7	68.10	1353.50	39.90	799.60	58.60	2.48	1.48
2020/8	72.95	1426.45	42.56	842.16	58.35	2.50	1.47
2020/9	82.26	1508.88	48.50	890.68	58.96	2.50	1.47
2020/10	68.56	1577.44	40.59	931.27	59.20	2.42	1.43
2020/11	86.51	1663.95	50.92	982.19	58.86	2.50	1.47
2020/12	95.05	1759.00	56.24	1038.43	59.04	2.50	1.51
2021/1	73.89	1832.89	42.30	1080.73	57.25	2.50	1.43
2021/2	54.47	1887.36	31.71	1112.44	58.20	2.44	1.42
2021/3	95.29	1982.65	54.49	1166.93	57.20	2.38	1.36
2021/4	99.49	2082.14	57.21	1224.14	57.50	2.43	1.40
2021/5	89.48	2171.62	51.76	1275.90	57.80	2.42	1.40
2021/6	98.25	2269.87	56.86	1332.76	57.90	2.44	1.41
2021/7	106.92	2376.79	61.48	1394.24	57.50	2.38	1.37

续表

统计时间	医疗费用（住院）	医疗费用（住院）累计	基金支付（住院）	基金支付（住院）累计	基金支付（住院）比例	次均费用（住院）	次均基金支付（住院）
	亿元	亿元	亿元	亿元	%	万元	万元
2021/8	92.22	2469.01	53.66	1447.90	58.20	2.53	1.47
2021/9	94.74	2563.75	55.84	1503.74	57.80	2.38	1.40
2021/10	75.60	2639.35	45.03	1548.77	58.00	2.34	1.39
2021/11	84.98	2724.33	50.89	1599.66	58.10	2.50	1.50
2021/12	104.87	2829.20	63.40	1663.06	60.50	2.44	1.48
2022/1	102.59	2931.79	58.71	1721.77	57.20	2.36	1.35
2022/2	68.32	3000.11	39.22	1760.99	57.40	2.17	1.24
2022/3	110.15	3110.26	63.58	1824.57	57.70	2.32	1.34
2022/4	83.55	3193.81	49.35	1873.92	59.07	2.25	1.33
2022/5	85.56	3279.37	50.44	1924.36	59.00	2.17	1.28
2022/6	103.99	3383.36	61.80	1986.16	59.40	2.19	1.30
2022/7	126.56	3509.92	75.15	2061.31	59.40	2.21	1.31
2022/8	141.13	3651.05	83.91	2145.22	59.50	2.27	1.35
2022/9	130.43	3781.48	78.99	2224.21	60.60	2.26	1.37
2022/10	—	—	67.64	2291.85	—	—	1.35
2022/11	—	—	72.04	2363.89	—	—	1.39
2022/12	—	—	61.50	2425.39	—	—	1.43

国家异地就医结算能力显著提升，全国住院费用跨省直接结算医疗费用规模不断扩大。2018 年 6 月底，国家平台累计实现跨省异地就医直接结算住院医疗费用 150.30 亿元，截至国家医疗保障局公开详细数据的 2022 年 9 月，全国住院费用累计跨省直接结算医疗费用 3781.48 亿元，同比增长 47.50%，整体结算规模较 2021 年与 2020 年同期实现较大增长。当月医疗费用数据显示，除 2018 年 1—6 月特殊情况，2022 年 8 月达到月结算医疗费用最高值 141.13 亿元，与结算人数趋势匹配，不同年份的 1—12 月住院费用跨省直接结算涉及的医疗费用呈规律性变化，月医疗费用（住院）整体呈现上升趋势。

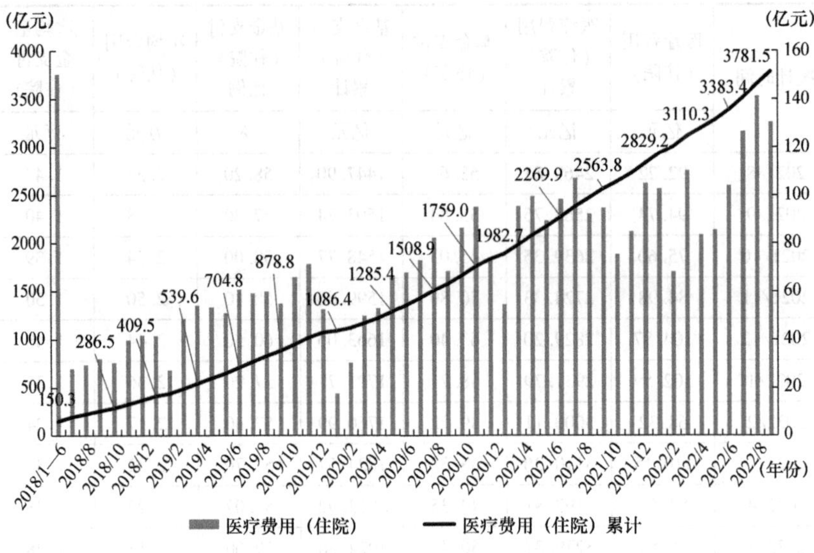

图 8-12 住院费用跨省直接结算医疗费用

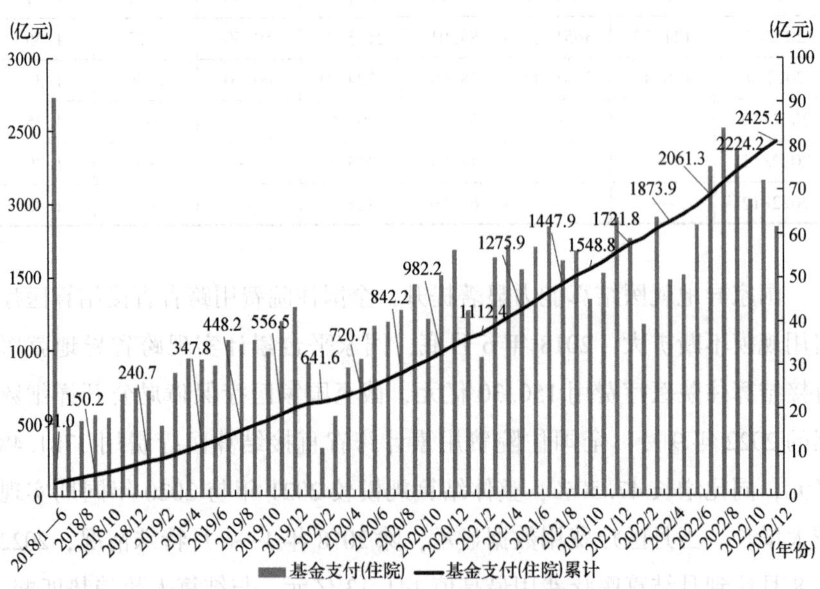

图 8-13 住院费用跨省直接结算基金支付费用

住院费用跨省直接结算基金支付费用稳步增长，2018 年 6 月底，国家平台累计实现跨省异地就医直接结算基金支付 91.00 亿元，截至 2022 年 12 月，全国住院费用基金累计支付 2425.39 亿元，同比增长 45.84%，较 2020 年 12 月增长 1386.96 亿元，增长幅度大。当月基金支付费用数据显示，除 2018 年 1—6 月特殊情况，2022 年 8 月达到月结算基金支付最高值 83.91 亿元，与结算人数及医疗费用变化趋势匹配，不同年份的 1—12 月住院费用跨省直接结算涉及的基金支付费用呈规律性变化，月基金支付费用（住院）整体呈现上升趋势。

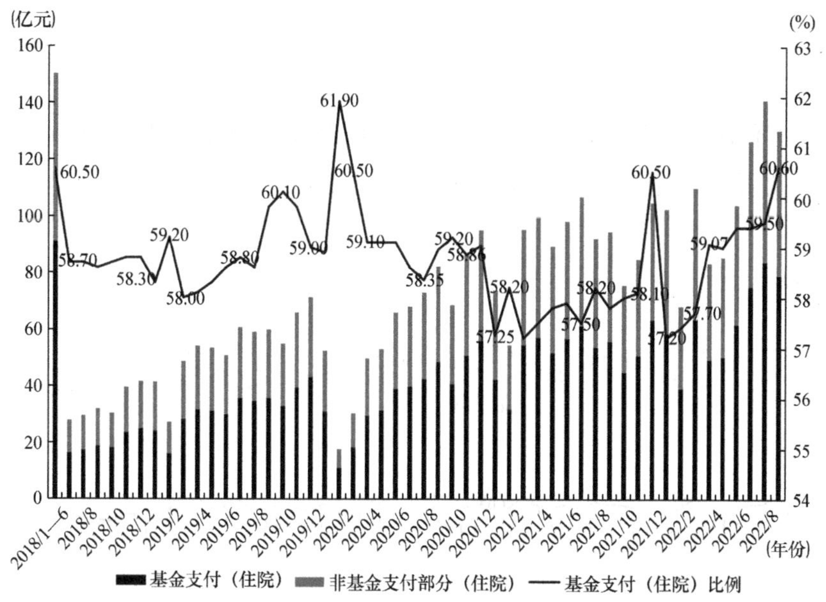

图 8-14　住院费用跨省直接结算基金支付比例

在统一住院、普通门诊和门诊慢特病费用跨省直接结算基金支付政策下，全国住院费用跨省直接结算基金支付比例较低，处于不断波动状态，2020 年与 2021 年基金支付比例较低。2018 年 6 月底，全国住院费用跨省直接结算基金支付比例为 60.50%，截至 2022 年 9 月，当月基金支付比例为 60. 60%。整体数值围绕平均值 58. 77%上下波动，2020 年 2 月达到峰值 61. 90%。相较于 2022 年职工医保住院费用目录内基金支付比例 84. 20%和居民医保住院费用目录内基金支付比例 68. 30%，全国住院费用跨省直接结算基金支付比例处于较低水平。

住院费用跨省直接结算次均基金支付费用与医疗费用较为稳定，围绕平均值上下轻微波动。2018 年 6 月，全国住院费用跨省直接结算次均费用 2. 51 万元，2022 年 9 月，次均医疗费用 2. 27 万元，同比降低 1. 96%，环比增长 5. 85%，次均医疗费用围绕平均值 2. 39 万元上下波动；2018 年 6 月，全国住院费用跨省直接结算次均基金支付 1. 52 万元，2022 年 9 月，次均基金支付 1. 37 万元，同比降低 8. 78%，环比降低 1. 46%，次均支付费用围绕平均值 1. 41 万元上下波动。相较于全国职工医保次均住院费用 12884 元以及居民医保次均住院费用 8129 元，住院费用跨省直接结算次均医疗费用处于较高水平。

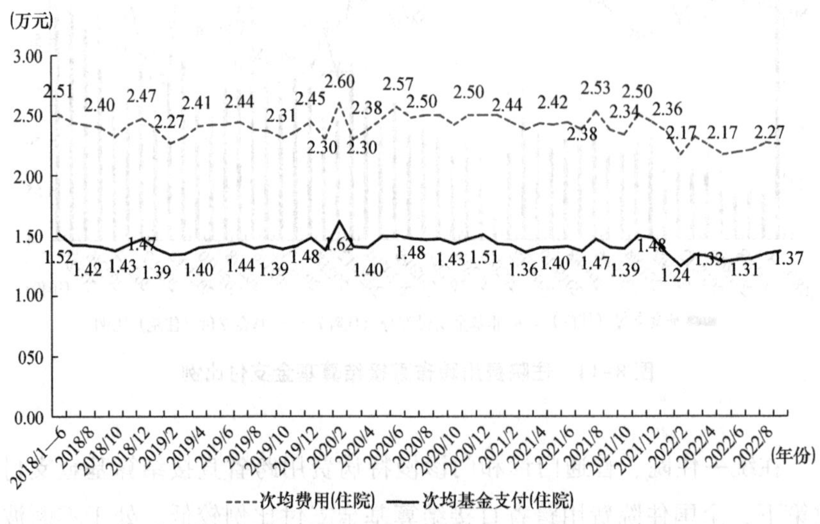

图 8-15 住院费用跨省直接结算次均基金支付费用与医疗费用

②门诊医疗费用

表 8-8　　门诊费用跨省直接结算医疗费用

统计时间	医疗费用（门诊）	医疗费用（门诊）累计	基金支付（门诊）	基金支付（门诊）累计	基金支付（门诊）比例	次均费用（门诊）	次均基金支付（门诊）
	亿元	亿元	亿元	亿元	%	元	元
2019/12	—	1.43	—	—	—	—	—
2020/1	0.28	1.70	—	1.03	—	253.11	—
2020/2	0.10	1.80	0.07	1.10	70.74	192.12	135.91
2020/3	0.30	2.11	0.10	1.21	33.62	325.38	109.40
2020/4	0.30	2.41	0.20	1.41	67.22	235.31	158.16
2020/5	0.39	2.80	0.19	1.60	48.72	278.57	135.71
2020/6	0.40	3.20	0.30	1.90	75.00	235.29	176.47
2020/7	0.60	3.80	0.30	2.20	50.00	279.07	139.53
2020/8	0.52	4.32	0.31	2.51	59.62	236.47	140.97
2020/9	0.76	5.08	0.41	2.92	53.95	261.89	141.28
2020/10	0.70	5.78	0.41	3.33	57.86	254.89	149.04
2020/11	0.82	6.60	0.48	3.81	58.22	248.68	145.28
2020/12	0.86	7.46	0.48	4.29	55.81	246.14	137.14
2021/1	0.87	8.33	0.52	4.81	59.21	250.29	149.51
2021/2	0.81	9.14	0.45	5.26	55.60	254.35	141.60
2021/3	1.61	10.75	0.87	6.13	54.10	256.74	138.91
2021/4	1.55	12.30	0.86	6.99	55.60	248.80	138.30
2021/5	1.65	13.95	0.91	7.90	55.00	245.47	134.90
2021/6	1.98	15.93	1.04	8.94	52.50	249.04	130.85
2021/7	2.17	18.10	1.17	10.11	54.10	250.97	135.80
2021/8	2.09	20.19	1.10	11.21	52.60	258.36	135.99
2021/9	2.50	22.69	1.39	12.60	54.60	248.04	137.91
2021/10	2.29	24.98	1.31	13.91	54.90	244.48	139.85
2021/11	2.83	27.81	1.56	15.47	54.90	256.15	141.20

续表

统计时间	医疗费用（门诊）	医疗费用（门诊）累计	基金支付（门诊）	基金支付（门诊）累计	基金支付（门诊）比例	次均费用（门诊）	次均基金支付（门诊）
	亿元	亿元	亿元	亿元	%	元	元
2021/12	3.47	31.28	2.03	17.50	58.50	249.22	145.77
2022/1	3.91	35.19	2.27	19.77	58.10	248.20	248.20
2022/2	3.86	39.05	2.25	22.02	58.40	251.29	146.47
2022/3	4.72	43.77	2.79	24.81	59.00	249.92	147.34
2022/4	4.15	47.92	2.54	27.35	61.20	241.91	148.06
2022/5	4.56	52.48	2.82	30.17	61.90	232.53	144.00
2022/6	5.72	58.20	3.49	33.66	61.10	233.25	142.39
2022/7	6.78	64.98	4.10	37.76	60.40	232.75	140.65
2022/8	7.69	72.67	4.49	42.25	58.40	239.68	140.06
2022/9	8.28	80.95	4.90	47.15	59.20	245.23	145.12
2022/10	—	—	5.17	52.32	—	—	145.35
2022/11	—	—	5.65	57.97	—	—	150.39
2022/12	—	—	6.38	64.35	—	—	141.93

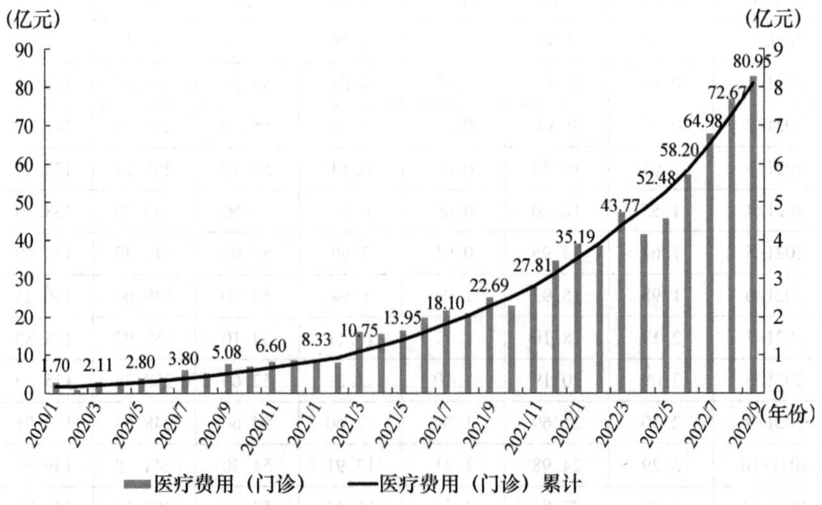

图 8-16 门诊费用跨省直接结算医疗费用

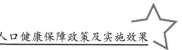

全国门诊费用跨省直接结算范围进一步扩大，门诊费用跨省直接结算医疗费用规模不断递增。2020 年 1 月底，国家平台累计实现全国门诊费用跨省直接结算医疗费用 1.70 亿元。在普通门诊费用跨省直接结算统筹地区全覆盖的基础上，截至国家医疗保障局公开详细数据的 2022 年 9 月，门诊费用累计跨省直接结算医疗费用 80.95 亿元，同比增长 256.77%，整体结算规模较 2021 年与 2020 年同期实现较大增长，增长率远远高于住院医疗费用，2022 年全年为参保群众减少垫付资金 46.85 亿元。当月医疗费用数据显示，与住院医疗费用规律性变化不同，月医疗费用（门诊）整体呈现稳定上升趋势，参保人群享受到更多的门诊医疗费用跨省直接结算的便利。

门诊费用跨省直接结算基金支付费用稳步增长，2020 年 1 月底，全国门诊费用跨省直接结算基金支付 1.03 亿元，截至 2022 年 12 月，全国门诊费用累计基金支付 64.35 亿元，同比增长 267.71%，增长幅度较大。2022 年全年门诊费用跨省联网直接结算基金支付 46.85 亿元，比 2021 年增加 33.64 亿元，增长 254.66%。其中门诊慢特病相关治疗

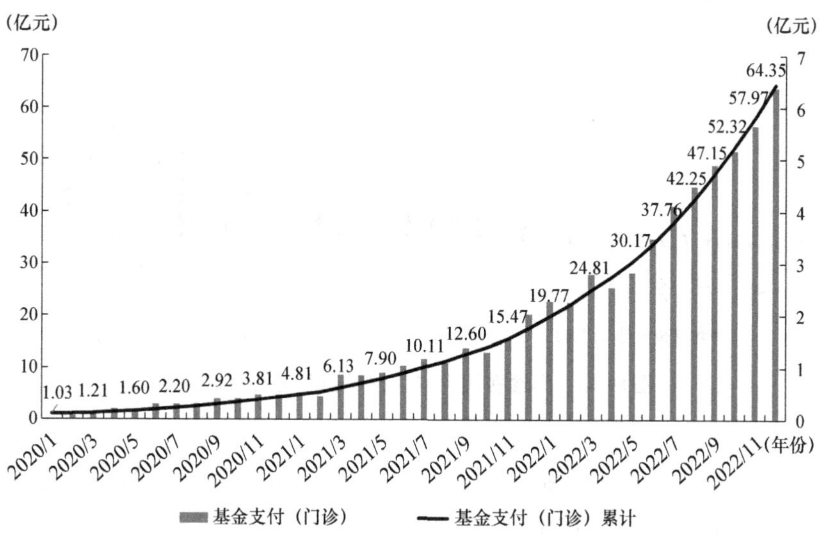

图 8-17 门诊费用跨省直接结算基金支付费用

费用基金支付2.40亿元。当月基金支付费用数据显示，2022年12月达到月结算人次最高值6.38亿元，与门诊医疗费用变化趋势匹配，月基金支付费用（门诊）整体呈现上升趋势。

在统一住院、普通门诊和门诊慢特病费用跨省直接结算基金支付政策下，全国门诊费用跨省直接结算基金支付比例与住院情况相似，处于不断波动状态。2020年2月底，全国门诊费用跨省直接结算基金支付比例为70.74%，截至2022年9月，当月基金支付比例为59.20%。整体数值围绕平均值57.19%上下波动，2020年基金支付比例波动较大，2020年3月达到最低值33.62%，6月达到峰值75.00%，稳定性差，2021年与2022年趋于稳定。与住院基金支付比例平均值58.77%相比，门诊基金支付比例较低。

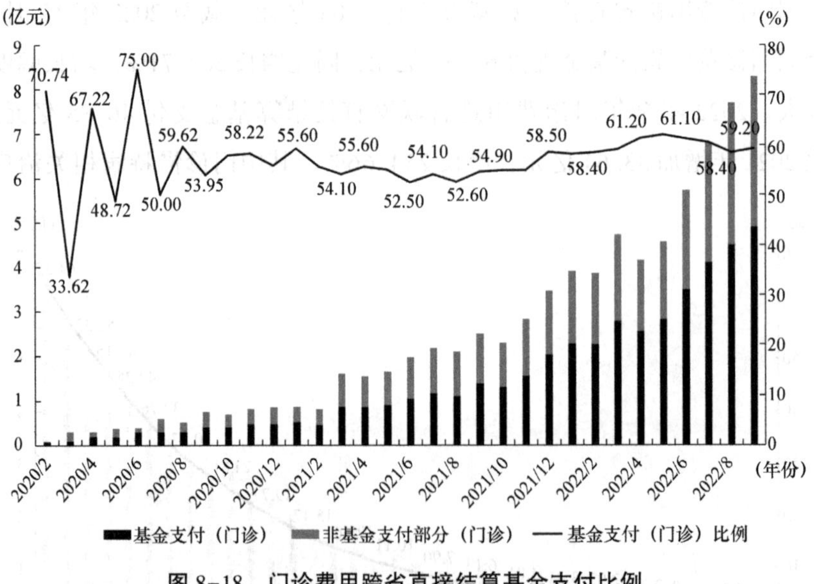

图8-18 门诊费用跨省直接结算基金支付比例

门诊费用跨省直接结算次均基金支付费用与医疗费用较为稳定，围绕平均值上下波动。2020年2月，全国门诊费用跨省直接结算次均费用192.12元，2022年9月，次均医疗费用245.23元，同比下降1.13%，环比增长2.32%，次均医疗费用围绕平均值249.39元上下波动，2020 年变化幅度较大，2021—2022 年趋于稳定；2020 年 2 月，全国门诊费用跨省直接结算次均基金支付 135. 91 元，2022 年 9 月，次均基金支付 145. 12 元，同比增长 5. 23%，环比增长 3. 61%，次均支付费用围绕平均值 141. 81 元上下波动，与医疗费用的变化趋势相匹配。

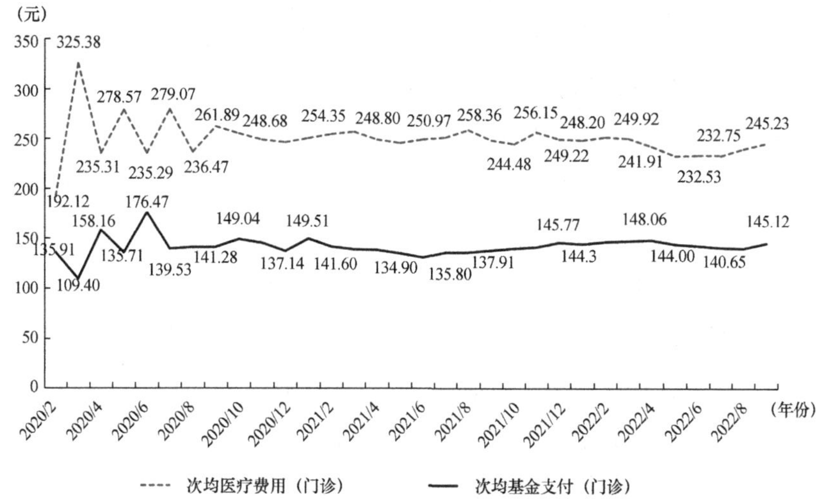

图 8-19　门诊费用跨省直接结算次均基金支付费用与医疗费用

（四）讨论与建议

1. 讨论

（1）医保统筹程度偏低，政策差异大

在异地就医直接结算问题上，区域之间利益分割是较大的阻力。现阶段，医疗保险统筹程度相对偏低，医疗保险统筹区数量较多，尽管有国家统一发布的政策法规作为开展跨省异地就医工作的政策基础，各个医疗保险统筹区仍然都是按照地区实际发展情况制定相关政策。因此，由于各个医疗保险统筹区经济发展不平衡、医疗资源分布不均衡的情况，导致各统筹区医疗保险政策差异较大，具体体现在医疗保险的起付线、封顶线以及自付比例等项目的不同，同时在不同的医保统筹地区，其医疗保险的诊疗范围、对相关治疗项目及药品的统筹报销也存在一定的差异性，这种制度上的差异性给医疗保险异地联动造成极大的阻碍。跨省异地就医政策设计的不统一，不仅会影响到跨省异地就医在实际工作开展的效果，还会影响到跨省异地就医的机会公平，从而对健康公平的目标产生不利影响。

（2）政策宣传不到位，备案流程烦琐

目前异地就医国家平台备案人数远低于流动人口数量主要有两个原因，一是在异地就医结算工作开展前以及开展过程中政策宣传不到位；二是异地就医结算备案流程较为烦琐。

虽然在开展跨省异地结算工作的过程中，各地都开展了一系列使人们了解异地就医结算政策的宣传工作，其中包括异地就医结算政策所面向的服务对象范围、异地就医结算的备案方法以及具体的报销政策等，但在实际开展的过程中仍有一部分患者对异地就医结算的政策有不理解的地方，这使他们无法享受异地就医结算的待遇。

备案环节作为异地就医结算流程中的重要环节，在整个异地就医结算服务中起到重要作用，但目前的备案流程过于烦琐，不利于异地就医结算工作的开展。目前，22 个省（区、市）的 199 个统筹地区依托国家医保服务平台 App 和备案小程序提供便捷的线上备案服务，但在其他地区还须由个人（或委托人）持社会保障卡、身份证和原参保属地医疗机构所规定的各项材料选择跨省定点医疗机构，通过现场、电话、传真或网络等多种方式向原参保属地医保机构办理（申请）异地就医登记备案手续，在这部分地区，备案流程较为烦琐。

异地就医结算工作的政策宣传作为政策执行的重要环节，在一定程度上影响着异地就医结算工作的实施进展，而备案流程的烦琐更是异地就医结算工作开展的阻碍。异地就医结算政策宣传的不到位以及备案流程过于烦琐将会影响政策执行的过程公平，不利于健康公平。

（3）国家异地就医结算系统平台压力增大

国家基本医疗保险异地就医结算系统平台的建立和完善，很大程度上为流动人口异地就医报销提供了便捷服务，提高了异地就医结算效率。但随着异地就医结算服务的进一步扩展，门诊费用逐步纳入异地就医结算范围，平台压力也逐步增加。门诊就诊量大、即时性强、报销政策复杂，为国家异地就医结算系统平台数据交换能力带来考验，也为系统的运行增加了难度。同时，由于各地区间医保信息系统底层编码差异大导致平台出现运行不稳定、容易报错等现象，将会影响患者体验。

国家异地就医结算系统平台作为攻克异地就医结算工作技术难题的重要解决措施，是保证异地就医结算工作顺利开展的重要保障，平台的数据承载压力增大、运行不稳定等问题不利于过程公平。

（4）易出现不可忽视的道德风险问题

产生异地就医行为很重要的一个原因是人员流动，人们希望在医保待遇较好的地区参保、到医疗水平更高的地方就医。依据国家已发布的通知，异地就医结算实行“就医地目录、参保地政策、就医地管理”的政策，异地就医结算费用执行就医地的“三个目录”，医疗保险住院起付标准、报销比例和最高支付限额则执行参保地政策。这种方案虽然考虑到了各个统筹区医疗资源水平、经济发展水平的差异，但同时也容易导致在同一就医地内异地和非异地人员在就医时的待遇不同。在异地就医工作开展过程中，由于异地就医人员想要更高的报销比例，为了报销医疗费用，伪造诊疗票据，套取医保基金。由于部门间信息不共享，联合监管机制运行受阻、基金监管立法层次较低、加上缺乏相关的监督审核机制，导致这种情况屡禁不止。

在同一就医地异地和非异地人员在就医时容易遭到医疗待遇水平的不公平，同时由于受到的医疗待遇不同，更易出现医疗欺诈等道德风险问题，这严重影响结果公平。

2. 建议

（1）提高医疗保险统筹层次，减少医保政策差异

为了保障群众更好地获得优质的医疗服务，必须从异地就医结算政策的顶层设计上实现制度一体化，在国家层面尽快出台统筹兼顾、可操作性强的政策法规，逐步实现医疗保险统筹层次从省级层面提高到国家

层面。减少不同医保统筹区域中医疗保险政策的差距，将地区之间封顶线、起付线以及分担比例进行统一，减少“三个目录”之间的差距，减少碎片化制度给异地就医直接结算推进造成的阻碍，避免由于政策差异造成医疗保险对接难度增加，为异地就医结算工作顺利开展奠定基础。从机会公平层面提高不同地区居民获得的基本医保待遇的相对公平。

（2）加大政策的宣传力度，简化备案流程

各地应切实加强新闻宣传和舆论引导，以广大参保群众为宣传对象，充分利用互联网、宣传册等多种方式，宣传异地就医直接结算政策及办理备案所需要的相关信息。同时建议简化备案流程，加快扩大线上备案服务覆盖范围，减轻参保人的负担，积极推行“不见面备案”。此外，为了进一步提升流动人口的服务体验，同时避免各项服务的提供出现碎片化，建议整合较为零散的小程序、手机软件、医保码等电子资源，将就医服务功能与异地就医的信息备案、费用结算、项目查询等项目集成于国家医保服务平台或医疗保障卡等统一载体。在过程公平层面，提高政策执行效率，为异地就医患者提供更好的医疗服务，让患者有更好的就医体验。

（3）强化国家异地就医结算系统平台功能

通过不断完善、提高信息技术手段，持续升级和优化国家异地就医结算系统平台的数据承载能力，使国家异地就医结算系统平台可以逐步承载异地就医门诊费用结算的数据。同时可以通过更新结算信息系统设备、提高信息技术、扩大数据库容量来解决门诊费用结算就诊量较大、即时性较强的难题。通过厘清各地门诊报销政策并及时录入系统，必要时还可设置定期自动更新的方法来解决门诊费用结算的复杂难题。同时，应做好系统的维护管理，减少信息系统平台风险。在过程公平层面，不断升级优化国家异地就医结算系统平台，提高其运行能力，是异地就医结算工作顺利进行的保障。

（4）加大医保基金监管力度，避免医疗服务利用行为异化

面对在异地就医结算工作中发生的道德风险问题，可以加大监管力度，具体要求提高立法层次，对医保欺诈单独立法，细化医保监管的法律法规；

成立医保监察机构，机构的成立需要由医保部门牵头，联合司法、卫健等部门共同合作；同时完善联动监管机制，建立健康信息共享平台，打破部门间的信息壁垒；提高稽核队伍专业性，一方面要加强稽核队伍的能力建设，医保经办机构应定期组织专业培训，另一方面引进医药专业人才，丰富稽核队伍专业组成，提高队伍专业程度。在结果公平层面，加大对医保欺诈问题的监管力度，有利于保障患者在异地就医结算的待遇公平。

二　“两地分离”视角下全国联网异地就医直接结算政策实施效果研究

（一）研究背景

近年来，中国陆续出台并修订了异地就医直接结算政策，以破解基本医保碎片化背景下流动人口“两地分离”导致的医疗保障权益受损问题。目前中国流动人口医疗保障的研究主要为静态的横截面研究，聚焦于医疗保险对流动人口卫生服务利用（如患病就诊、健康体检、建立健康档案等）和健康状况的影响等。[①] 关于医疗保险制度对流动人口卫生服务利用和健康状况影响的纵向研究及政策效果评估较少，仅何运臻等利用 2011 年和 2013 年中国健康与养老追踪调查分析发现，医疗保险异地就医结算政策实施后，45 岁及以上中老年人卫生服务利用概率显著提高，医保异地就医结算政策能降低人群异地就医障碍，提高卫生服务可及性。[②] 白兰等利用 2015 年流动老年人卫生服务专题调查数据分析发现，异地就医直接结算背景下医保参保地差异对老年流动人口医疗资源利用仍然具有一定影响。[③] 然而，关于 2016 年全国联网异地就

---

① 李建民、王婷、孙智帅：《从健康优势到健康劣势：乡城流动人口中的“流行病学悖论”》，《人口研究》2018 年第 6 期；D. Tang and J. Wang, “Basic Public Health Service Utilization by Internal Older Adult Migrants in China,” *International Journal of Environmental Research and Public Health*, Vol. 18, No. 1, 2021, p. 270.

② 何运臻、侯志远：《基本医疗保险异地结算政策对卫生服务利用的影响研究》，《中国卫生政策研究》2016 年第 5 期。

③ 白兰、顾海：《异地就医结算背景下医保参保地差异对老年流动人口医疗资源利用的影响研究》，《兰州学刊》2021 年第 5 期。

医直接结算政策实施对于弥合“两地分离”导致的流动人口健康不平等的效果鲜有研究，即异地就医直接结算政策是否缩小了异地参保（“两地分离”）和居住地参保（“两地一致”）流动人口在卫生服务利用和健康水平的差距仍然缺乏有力证据。因此，本章以老年流动人口为研究对象，利用 2015 年和 2017 年中国流动人口动态监测调查数据库，通过双重差分倾向得分匹配设计，形成 2016 年全国联网异地就医直接结算前后的自然实验，评价其对于缓解“两地分离”导致的流动人口卫生服务利用及健康不平等的影响，以期为中国流动人口医疗保障政策的进一步完善和相关研究提供证据。

（二）资料与方法

1. 数据来源

本章的研究数据源于中国流动人口卫生计生动态监测调查 2015 年和 2017 年的调查。该调查由国家卫生和计划生育委员会组织进行，采用分层、多阶段、与规模成比例的抽样方法，调查范围涉及 31 个省（自治区、直辖市）和新疆生产建设兵团，以 15 周岁以上在流入地居住一个月及以上、非本区（县、市）户口的流动人口为调查对象，调查内容包括流动人口的基本人口学特征、健康状况、卫生服务利用情况等信息。2015、2017 年调查有效样本分别为 206000 份和 169989 份。本研究的目的是评价全国联网异地就医直接结算政策对参保地、居住地两地分离导致的老年流动人口卫生服务利用及健康状况不平等的影响。因此，选择 60 周岁及以上、在流入地居住一年及以上并参加基本医疗保险的老年流动人口作为研究对象，经过数据整理和清洗，最终获得老年流动人口有效样本 8592 份，其中 2015 年 3446 份，2017 年 5146 份。

2. 理论框架

安德森模型是卫生服务利用研究领域的经典模型，是分析个体卫生服务利用行为最适合的模型，[①] 并通过不断检验、修正、优化，已更新

---

① 陈英耀、王立基、王华：《卫生服务可及性评价》，《中国卫生资源》2000 年第 6 期。

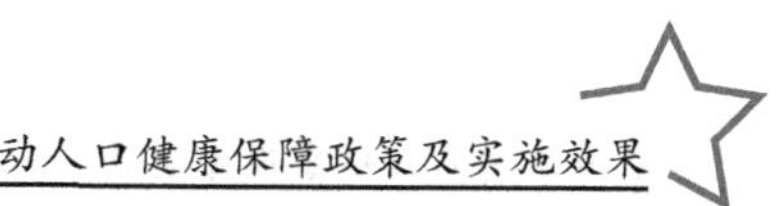

至2013年第六版。[①] 安德森模型以个体为分析单位，由情景特征、个人特征、医疗行为、医疗结果四个维度构成，两两之间相互影响，同时适用于普通人群和特定亚人群的医疗卫生服务利用行为研究。随着安德森模型在国内研究中的应用日趋广泛，卢珊、李月娥通过阐述2013年第六版安德森模型的指标体系结构以及指标间的关系，深度解读模型指标体系中变量的定义及操作化，提高了将安德森模型应用到医疗卫生领域的规范性。[②] 本研究根据安德森模型和数据结构，构建老年流动人口卫生服务利用和健康状况理论分析框架（如图8-20所示）。

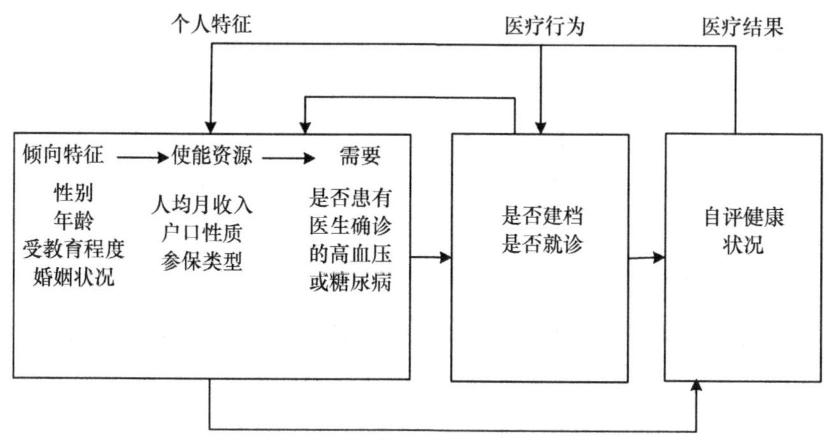

图8-20　老年流动人口卫生服务利用和健康状况理论分析框架

3. 变量设置

（1）因变量

本研究选择是否在流入地建立健康档案、患病后是否就诊和自评健康状况反映老年流动人口卫生服务利用及健康状况。是否建立健康档案通过以下问题询问获得："您在本地居住的社区建立居民健康档案了

① 陈鸣声：《安德森卫生服务利用行为模型演变及其应用》，《南京医科大学学报》（社会科学版）2018年第1期。

② 卢珊、李月娥：《Anderson医疗卫生服务利用行为模型：指标体系的解读与操作化》，《中国卫生经济》2018年第9期。

吗/本地是否给您建立了居民健康档案?”；患病后是否就诊通过以下问题获得：“平常生小病时，通常如何处理/最近一次患病（负伤）或身体不适时，您首先去哪里看的病/伤?”；自评健康状况通过以下问题获得：“身体健康状况/您的健康状况如何?”

（2）自变量

本章研究的主要目的是评价全国联网异地就医直接结算政策对老年流动人口因参保地与居住地不一致导致健康不平等的影响，即是否缩小了异地参保和流入地参保老年流动人口卫生服务利用和健康状况的差距。根据参保地点设置分组虚拟变量（D），其中在流入地参保样本赋值为 1，视为处理组（“两地一致”），在户籍地或其他地方参保赋值为 0，视为控制组（“两地分离”）。根据政策出台时间设置时间虚拟变量（T），其中全国联网异地就医直接结算政策实施前的 2015 年赋值为 0，政策实施后的 2017 年赋值为 1。二者交互项（D×T）为政策效应评估变量。

（3）控制变量

根据安德森模型及相关研究，选择 2015、2017 年 CMDS 数据中可能影响老年流动人口卫生服务利用和健康状况的因素作为研究的控制变量。个体层面的倾向特征指倾向于利用卫生服务的人群特征，纳入性别、年龄、受教育程度、婚姻状况变量；使能资源指家庭成员获得医疗卫生服务的能力及医疗卫生服务资源的可获得性，纳入家庭人均月收入（按照省内五等分）、户口性质、参保类型变量；健康需求指家庭成员感受到的医疗服务需要，纳入是否患有医生确诊的高血压或糖尿病变量。并在此基础上考虑流动人口流动特征，增加了流动人口的流动范围变量，作为本研究的控制变量。此外，自评健康状况作为因变量时，医疗行为是否建档、是否就诊等卫生服务利用行为也作为控制变量（具体变量及赋值详见表 8-9）。

4. 统计模型

倾向得分匹配（Propensity Score Matching，PSM），是目前对非实

验数据进行事后随机化处理应用最广泛的方法之一。[①] 其思想与反事实估计相同，将多个控制变量综合成一个变量，即倾向得分值：个体在特定的观察变量下接受某种干预的可能性（概率）；然后均衡处理组和控制组之间的控制变量分布，类似随机和均衡地处理非随机研究中的多种混杂因素，达到减少样本选择过程中选择性偏误的目的。

双重差分法（Differences-in-Differences，DID），在公共政策和项目实施效果定量评估方面得到广泛应用。DID 的主要思想是通过有效结合“前后差异”和“有无差异”，控制除干预因素和可观测因素以外其他因素的影响，进一步补充“自然试验”在样本分配上不能完全随机这一缺陷，因而得到对干预效果的真实评估。[②] 具体思路是将研究对象分成处理组和控制组，通过政策实施前后两组间的变化量及前后变化量的二次差分，量化政策产生的净效应。

本研究主要探讨全国联网异地就医直接结算政策的实施对参保地和居住地“两地分离”导致的老年流动人口卫生服务利用和健康状况不平等的影响。由于个体是否在流入地参保并非随机分布，并且现实数据难以直接提供在流入地参保的老年流动人口不在流入地参保时卫生服务利用和健康状况的反事实情况。因此，本研究选择双重差分倾向得分匹配（Differences-in-Differences PSM estimator，PSM-DID）估计统计模型，通过 PSM 解决参保地点选择性偏误的问题，以得到更具可比性的处理组和控制组；同时，通过 DID 排除不可观测的变量的影响，得到全国联网异地就医直接结算政策的净效应，具体步骤如下。

（1）根据控制变量计算出每个样本的倾向得分值，估算老年流动人口在流入地参保的概率，并从控制组中匹配出与处理组特征一致的样本，作为在流入地参保的老年流动人口的反事实结果。平均处理效应（Average Treatment Effect，ATE）反映了参保地点导致的老年流动人口

① P. R. Rosenbaum and D. B. Rubin, “The Central Role of the Propensity Score in Observational Studies for Causal Effects,” *Biometrika*, Vol. 70, No. 1, 1983, pp. 41–55.

② 叶芳、王燕：《双重差分模型介绍及其应用》，《中国卫生统计》2013 年第 1 期。

卫生服务利用和健康状况的差异，其估算公式如下：

$$ATE=E_{P(X)\mid D=1}\{E[Y(1)\mid D=1,P(X)]-E[Y(0)\mid D=0,P(X)]\} \quad (1)$$

其中，D 为组别，当 D=1 时表示处理组，即在流入地参保，D=0 时表示控制组，即为异地参保；Y 是被解释变量，表示老年流动人口卫生服务利用或健康状况，X 为控制变量的集合，包括性别、年龄等。根据数据特点，本研究利用最常用的卡尺内最近邻匹配（1∶5）进行匹配，卡尺距离选择参保概率标准差的 25%，并通过核匹配方法再次匹配以验证结果的稳健性。

（2）利用 DID 模型估计政策净效应，统计模型如下：

$$Y_{it}=G(\beta_0+\beta_1 D_i\cdot T_t+\beta_2 D_i+\beta_3 T_t+\beta_4 X_i+\varepsilon_{it}),\ (i=1,\ldots,n;\ t=0,1) \quad (2)$$

其中，G（X）为连接函数 logit 或 ologit 逆函数，T 表示时间虚拟变量，T=0 表示政策实施前，T=1 表示政策实施后；D、Y、X 含义同上。时间虚拟变量 T 的系数β_1反映政策前后的时间效应；分组虚拟变量 D 的系数β_2反映组间效应，二者交互项的系数β_3反映政策的净效应。DID 模型采用卡尺内最近邻匹配（1∶5）匹配后的数据。

本研究分析软件为 Stata16.0 SE。

（三）实证结果分析

1. 样本基本情况

样本基本情况如表 8-9 所示。流入地参保组和异地参保组流动老人卫生服务利用差异具有统计学意义（P<0.001），全国联网异地就医直接结算政策实施前后，流入地参保组流动老人卫生服务利用率显著高于异地参保组，其中流入地参保组建档率比异地参保组高 15.10 个百分点（P<0.001），患病后就诊率高 11.11 个百分点（P<0.001）。同时，流入地参保和异地参保的老年流动人口自评健康状况具有显著差异（P<0.001），流入地参保组不健康人群比例显著高于异地参保组（21.49% VS. 14.69%，P<0.001）。流入地参保率方面，政策实施后流入地参保

表 8-9 变量赋值与样本情况

变量及赋值	2015年								2017年								合计							
	控制组		处理组		小计		χ2	P	控制组		处理组		小计		χ2	P	控制组		处理组		小计		χ2	P
	n	%	n	%	n	%			n	%	n	%	n	%			n	%	n	%	n	%		
性别							1.15	0.283							1.63	0.202							3.08	0.079
0=女	1182	39.69	198	42.31	1380	40.05			1776	41.69	390	44.02	2166	42.09			2958	40.87	588	43.43	3546	41.27		
1=男	1796	60.31	270	57.69	2066	59.95			2484	58.31	496	55.98	2980	57.91			4280	59.13	766	56.57	5046	58.73		
年龄							0.23	0.89							7.51	0.023							3.80	0.149
1=60-64岁	1602	53.79	255	54.49	1857	53.89			2167	50.87	421	47.52	2588	50.29			3769	52.07	676	49.93	4445	51.73		
2=65-69岁	710	23.84	113	24.15	823	23.88			1174	27.56	237	26.75	1411	27.42			1884	26.03	350	25.85	2234	26		
3=70岁及以上	666	22.36	100	21.37	766	22.23			919	21.57	228	25.73	1147	22.29			1585	21.90	328	24.22	1913	22.26		
受教育程度							22.16	0.000							40.27	0.000							56.37	0.000
1=小学及以下	1466	49.23	285	60.90	1751	50.81			1950	45.77	500	56.43	2450	47.61			3416	47.2	785	57.98	4201	48.89		
2=初中	931	31.26	110	23.50	1041	30.21			1307	30.68	248	27.99	1555	30.22			2238	30.92	358	26.44	2596	30.21		
3=高中及以上	581	19.51	73	15.60	654	18.98			1003	23.54	138	15.58	1141	22.17			1584	21.88	211	15.58	1795	20.89		
婚姻状况							5.03	0.081							5.12	0.077							9.23	0.010
1=单身	15	0.50	4	0.85	19	0.55			20	0.47	5	0.56	25	0.49			35	0.48	9	0.66	44	0.51		
2=结婚	2499	83.92	374	79.91	2873	83.37			3633	85.28	729	82.28	4362	84.76			6132	84.72	1103	81.46	7235	84.21		
3=离婚/丧偶	464	15.58	90	19.23	554	16.08			607	14.25	152	17.16	759	14.75			1071	14.80	242	17.87	1313	15.28		
家庭人均月收入							23.18	0.000							23.17	0.000							44.13	0.000

续表

变量及赋值	2015年								2017年								合计							
	控制组		处理组		小计		χ2	P	控制组		处理组		小计		χ2	P	控制组		处理组		小计		χ2	P
	n	%	n	%	n	%			n	%	n	%	n	%			n	%	n	%	n	%		
1=最低组	620	20.82	128	24.36	748	21.71			899	21.10	244	27.54	1143	22.21			1519	20.99	372	27.47	1891	22.01		
2=较低组	570	19.14	105	23.93	675	19.59			806	18.92	178	20.09	984	19.12			1376	19.01	283	20.90	1659	19.31		
3=中等组	596	20.01	99	22.65	695	20.17			903	21.20	179	20.20	1082	21.03			1499	20.71	278	20.53	1777	20.68		
4=较高组	602	20.21	71	16.03	673	19.53			905	21.24	153	17.27	1058	20.56			1507	20.82	224	16.54	1731	20.15		
5=最高组	590	19.81	65	13.03	655	19.01			747	17.54	132	14.90	879	17.08			1337	18.47	197	14.55	1534	17.85		
户口性质							9.79	0.002							29.06	0.000							37.21	0.000
0=农业	1693	56.85	302	64.53	1995	57.89			2310	54.23	568	64.11	2878	55.93			4003	55.31	870	64.25	4873	56.72		
1=非农业	1285	43.15	166	35.47	1451	42.11			1950	45.77	318	35.89	2268	44.07			3235	44.69	484	35.75	3719	43.28		
参保类型							18.00	0.000							58.95	0.000							72.62	0.000
1=城乡居民	1991	66.86	356	76.07	2347	68.11			2856	67.04	709	80.02	3565	69.28			4847	66.97	1065	78.55	5912	68.81		
2=城镇职工	888	29.82	95	20.30	983	28.53			1048	24.60	139	15.69	1187	23.07			1936	26.75	234	17.28	2170	25.26		
3=公费医疗	99	3.32	17	3.63	116	3.37			356	8.36	38	4.29	394	7.66			455	6.29	55	4.06	510	5.94		
是否患有慢性病							0.91	0.340							7.07	0.008							6.41	0.011
0=否	2361	79.28	380	81.20	2741	79.54			2726	63.99	525	59.26	3251	63.18			5087	70.28	905	66.84	5992	69.74		
1=是	617	20.72	88	18.80	705	20.46			1534	36.01	361	40.74	1895	36.82			2151	29.72	449	33.16	2600	30.26		
流动范围							1.09	0.580							0.45	0.798							1.36	0.507
1=市内跨县	857	28.78	133	28.42	990	28.73			947	22.23	188	21.22	1135	22.06			1804	24.92	321	23.71	2125	24.73		

续表

变量及赋值	2015年								2017年								合计							
	控制组		处理组		小计		χ2	P	控制组		处理组		小计		χ2	P	控制组		处理组		小计		χ2	P
	n	%	n	%	n	%			n	%	n	%	n	%			n	%	n	%	n	%		
2=省内跨市	968	32.51	163	34.83	1131	32.82			1506	35.35	319	36.00	1825	35.46			2474	34.18	482	35.60	2956	34.40		
3=跨省/跨境	1153	38.72	172	36.75	1325	38.45			1807	42.42	379	42.78	2186	42.48			2960	40.90	551	40.69	3511	40.86		
是否建档							44.06	0.000							73.77	0.000							114.41	0.000
0=否	1950	65.48	232	49.57	2182	63.32			2928	68.73	476	53.72	3404	66.15			4878	67.39	708	52.29	5586	65.01		
1=是	1028	34.52	236	50.43	1264	36.68			1332	31.27	410	46.28	1742	33.85			2360	32.61	646	47.71	3006	34.99		
是否就诊							11.73	0.001							23.45	0.000							40.09	0.000
0=否	1777	59.67	240	51.28	2017	58.53			1107	47.88	175	35.86	1282	45.79			2884	54.52	415	43.41	3299	52.82		
1=是	1201	40.33	228	48.72	1429	41.47			1205	52.12	313	54.14	1518	54.21			2406	45.48	541	56.59	2947	47.18		
自评健康状况							4.26	0.119							35.47	0.000							45.64	0.000
1=不健康	286	9.60	56	11.97	342	9.92			777	18.24	235	26.52	1012	19.67			1063	14.69	291	21.49	1354	15.76		
2=基本健康	1302	43.72	213	45.51	1515	43.96			1678	39.39	341	38.49	2019	39.23			2980	41.17	554	40.92	3534	41.13		
3=健康	1390	46.68	199	42.52	1589	46.11			1805	42.37	310	34.99	2115	41.10			3195	44.14	509	37.59	3704	43.11		
合计	2978	100.00	468	100.00	3446	100.00			4260	100.00	886	100.00	5146	100.00			7238	100.00	1354	100.00	8592	100.00		

率高于政策实施前（17.22% VS. 13.58%，P<0.001）。此外，基本特征方面，两组老年流动人口性别（P=0.079）、年龄（P=0.149）、流动范围（P=0.507）等分布没有显著性差异；但同异地参保组相比，流入地参保组受教育程度较低（P<0.001）、家庭人均月收入相对较少（P<0.001）、农业户口人口更多（P<0.001）、慢性病患病率更高（P<0.05），并且参保类型更集中在城乡居民医疗保险（P<0.001）。

2. 平均处理效应

（1）匹配效果

首先，根据PSM的计算步骤，选择卡尺内最近邻匹配1∶5的方法，以是否在流入地参保为被解释变量，分别以是否建档、是否就诊、自评健康状况为结果变量，构建logit模型估计老年流动人口在流入地参保的概率及匹配模型。然后，进行平衡性检验，验证处理组和控制组所有协变量的平衡性。结果显示，匹配后所有变量的标准化偏差均小于10%，其中绝大部分小于5%，且t检验结果接受原假设（P>0.1），匹配结果通过平衡性检验。同时，联合检验结果表明，倾向得分的联合分布在两组之间也是相同的，匹配上的处理组与控制组之间具有一致的分布（P>0.1），从统计意义上可以认为两组样本来自同一总体。此外，匹配结果显示大部分样本倾向得分具有共同取值范围（如图8-21、图8-22、图8-23所示）。综上所述，本研究所用数据倾向得分匹配效果良好，控制组和处理组之间没有显著差异，协变量分布基本一致，可以认为是相同个体在流入地参保和异地参保的两种不同情况。因此，通过比较两组样本卫生服务利用和健康状况的差别，可以衡量参保地点和全国联网异地就医直接结算政策对老年流动人口健康不平等的净效应。

（2）平均效应

老年流动人口参保地点和全国联网异地就医直接结算政策的平均处理效应结果如表8-10所示。全国联网异地就医直接结算政策实施前，处理组建档率（ATE=0.145—0.166，P<0.001）和就诊率（ATE=0.090—

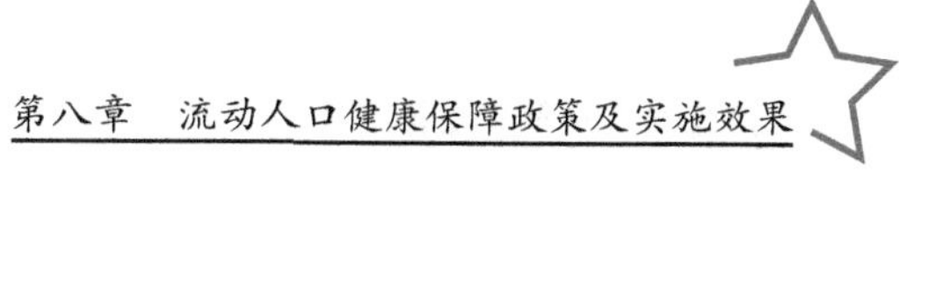

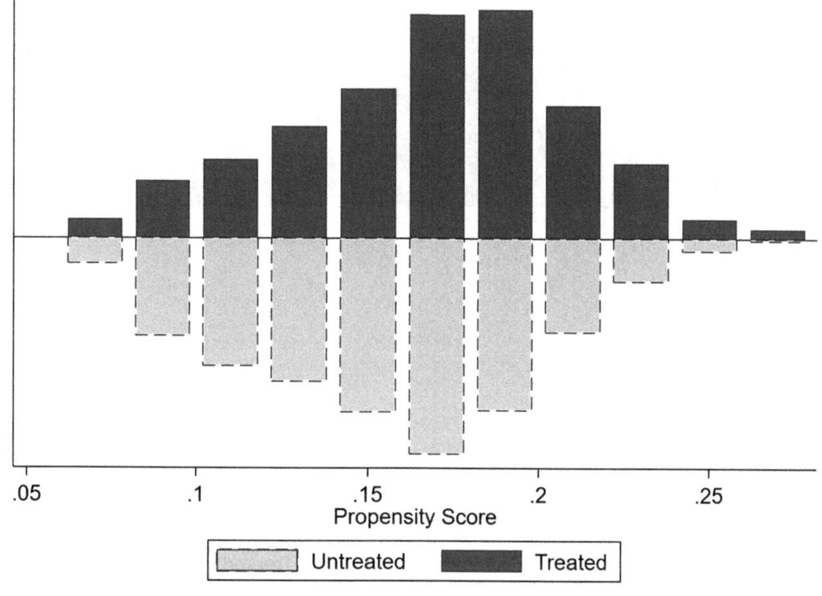

图 8-21　共同取值范围（是否建档）

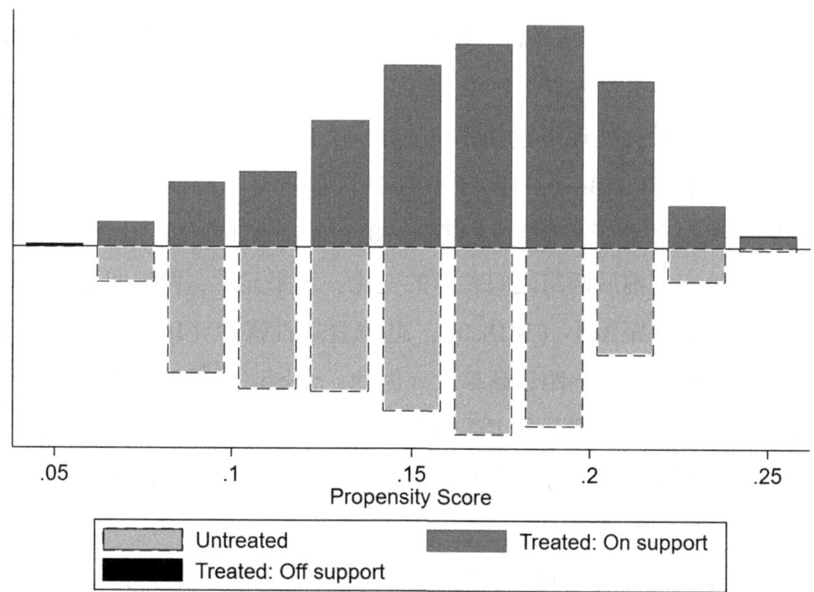

图 8-22　共同取值范围（是否就诊）

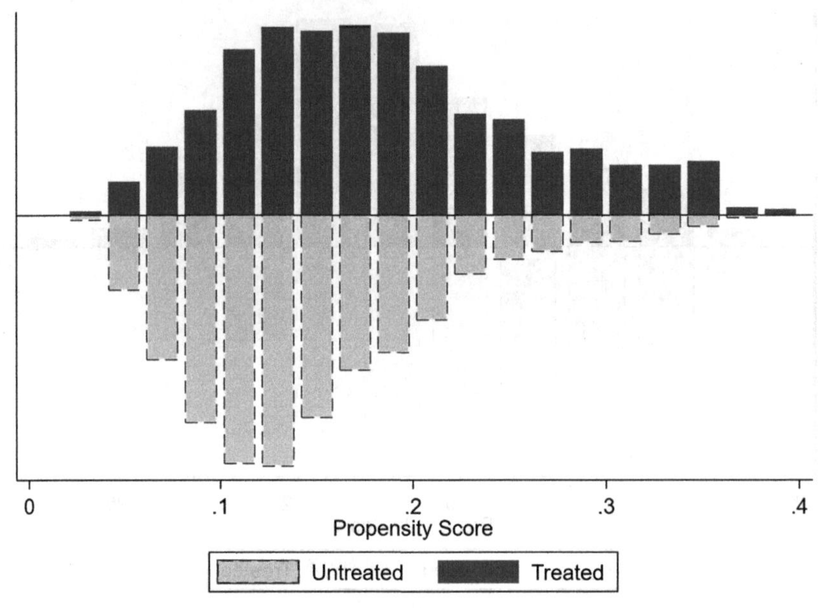

图 8-23 共同取值范围（自评健康状况）

0.102，P<0.001）均显著高于控制组。然而，同一时期两组人群自评健康状况没有显著性差异（P>0.05）。类似地，全国联网异地就医直接结算政策实施后，处理组建档率（ATE＝0.145—0.153，P<0.001）及就诊率（ATE＝0.113—0.119，P<0.001）显著高于控制组，同时，自评健康状况显著差于控制组（ATE＝-0.122—-0.111，P<0.01）。DID反映了政策实施前后两组之间差异的变化，结果显示，两组间差异变化趋势为建档率差距缩小（DID<0），患病后是否就诊（DID>0）和自评健康状况（DID>0）差距逐渐扩大。因此，全国联网异地就医直接结算政策实施后，两组人群公共卫生服务利用的不平等缩小，然而老年流动人口两地分离导致的医疗服务利用水平和健康状况的差距增大。

（三）政策的净效应

为避免宏观环境变化等变量未纳入倾向匹配得分模型导致的误差，进一步验证和评价全国联网异地就医直接结算政策的净效应，在倾向得分匹配解决样本选择问题并得出参保地点和全国联网异地就医直接结算政策的平均处理效应的基础上，通过双重差分倾向得分匹配消除潜在遗漏变量影响，从而分离出政策的净效应，结果如表 8-11 所示。参保地点显著影响老年流动人口卫生服务利用水平和健康状况，在流入地参保的老年流动人口在流入地建立健康档案（OR = 2.043，95% CI = 1.663—2.511）和患病后就诊概率更高（OR = 1.381，95%CI = 1.126—1.694）。同时，随着时间的推移，流动人口流入地建立健康档案（OR = 0.881，95%CI = 0.780—0.995）和自评健康状况为健康的概率（OR = 0.543，95%CI = 0.469—0.627）显著性降低，但患病后就诊率（OR = 1.503，95%CI = 1.307—1.727）显著性提高。此外，尽管异地就医直接结算政策有减小两组人群在健康档案建档率差异方面的趋势（OR = 0.925，95%CI = 0.714—1.197），但是差异没有统计学意义（$P>0.05$），且两组人群在患病后是否就诊（OR = 1.210，95%CI = 0.902—1.624）和自评健康状况（OR = 0.826，95%CI = 0.622—1.098）方面的差异有增大的趋势，但是差异同样没有统计学意义（$P>0.05$）。此外，年龄是老年流动人口卫生服务利用水平的促进因素，也是老年流动人口自评健康状况的抑制因素，随着年龄的增长，老年流动人口建立健康档案（OR = 1.272—1.344，95%CI = 1.120—1.551）和患病后就诊（OR = 1.073—1.208，95%CI = 0.926—1.422）的概率增加，但是健康状况恶化的概率也在增加（OR = 0.466—0.755，95%CI = 0.397—0.877）。

（四）讨论与建议

1. 讨论

本研究通过 PSM-DID 自然干预实验设计，从“两地分离”视角分析了全国联网异地就医直接结算政策对老年流动人口卫生服务利用和健康状况及其不平等的影响，本书主要得出以下结论。

（1）中国老年流动人口健康保障呈现出多维脆弱性，医疗保障和服务利用不足加剧了其健康风险

医疗保障方面，老年流动人口参保率低、间断性参保以及重复参保

表 8-10　老年流动人口参保地点和全国联网异地就医直接结算政策的平均处理效应（ATE）

测量指标和匹配方法		实施前				实施后				DID
		处理组	控制组	ATE	P	处理组	控制组	ATE	P	
是否建档	最近邻匹配（1：5）	0.504	0.359	0.145	<0.001	0.462	0.317	0.145	<0.001	0.000
	核匹配	0.504	0.339	0.166	<0.001	0.462	0.309	0.153	<0.001	−0.013
是否就诊	最近邻匹配（1：5）	0.487	0.385	0.102	<0.001	0.641	0.522	0.119	<0.001	0.017
	核匹配	0.487	0.397	0.090	<0.001	0.641	0.528	0.113	<0.001	0.023
自评健康状况	最近邻匹配（1：5）	2.309	2.338	−0.029	>0.05	1.895	2.016	−0.122	<0.01	−0.093
	核匹配	2.309	2.349	−0.040	>0.05	1.895	2.006	−0.111	<0.01	−0.071

表 8-11 **全国联网异地就医直接结算政策对老年流动人口健康不平等的影响：双重差分倾向得分匹配的 logit 和 ologit 回归结果**

影响因素（对照组）	是否建档			是否就诊			自评健康状况		
	OR	95%CI		OR	95%CI		OR	95%CI	
是否流入地参保（否）									
是	2. 043	1. 663	2. 511	1. 381	1. 126	1. 694	0. 879	0. 721	1. 071
年份（2015）									
2017	0. 881	0. 780	0. 995	1. 503	1. 307	1. 727	0. 543	0. 469	0. 627
政策效应（政策实施前）									
政策实施后	0. 925	0. 714	1. 197	1. 210	0. 902	1. 624	0. 826	0. 622	1. 098
性别（女）									
男	0. 917	0. 820	1. 025	0. 868	0. 764	0. 986	1. 331	1. 172	1. 511
年龄（60—64 岁）									
65—69 岁	1. 272	1. 120	1. 443	1. 073	0. 926	1. 243	0. 755	0. 650	0. 877
70 岁及以上	1. 344	1. 165	1. 551	1. 208	1. 026	1. 422	0. 466	0. 397	0. 548
受教育程度（小学及以下）									
初中	1. 045	0. 917	1. 192	0. 856	0. 736	0. 995	1. 143	0. 981	1. 331
高中及以上	1. 101	0. 922	1. 316	0. 906	0. 733	1. 120	1. 277	1. 036	1. 575
婚姻状况（单身）									
结婚	1. 585	0. 644	3. 902	0. 834	0. 339	2. 053	1. 019	0. 420	2. 473
离婚/丧偶	1. 280	0. 515	3. 186	0. 841	0. 337	2. 102	0. 957	0. 390	2. 345
家庭人均月收入（最低组）									

续表

影响因素（对照组）	是否建档			是否就诊			自评健康状况		
	OR	95%CI		OR	95%CI		OR	95%CI	
较低组	1.199	1.023	1.407	1.094	0.919	1.303	1.412	1.187	1.681
中等组	1.384	1.180	1.625	1.131	0.942	1.357	1.704	1.416	2.051
较高组	1.302	1.093	1.550	0.927	0.759	1.131	1.607	1.318	1.959
最高组	1.346	1.112	1.629	1.112	0.892	1.385	2.068	1.656	2.583
户口性质（农业）									
非农业	1.27	1.088	1.482	1.091	0.911	1.305	1.102	0.923	1.315
医保类型（城乡居民）									
城镇职工	0.990	0.832	1.179	1.068	0.871	1.310	0.967	0.792	1.179
公费医疗	0.990	0.739	1.327	1.230	0.826	1.831	1.046	0.717	1.526
是否患有慢性病（否）									
是	1.180	1.047	1.330	1.180	1.024	1.360	0.356	0.309	0.411
流动范围（市内跨县）									
省内跨市	0.916	0.802	1.046	0.891	0.761	1.042	0.989	0.845	1.157
跨省/跨境	0.576	0.504	0.659	1.004	0.859	1.173	1.310	1.121	1.532
是否建立健康档案（否）									
是							0.861	0.758	0.977
患病后是否就诊（否）									
是							0.790	0.698	0.894

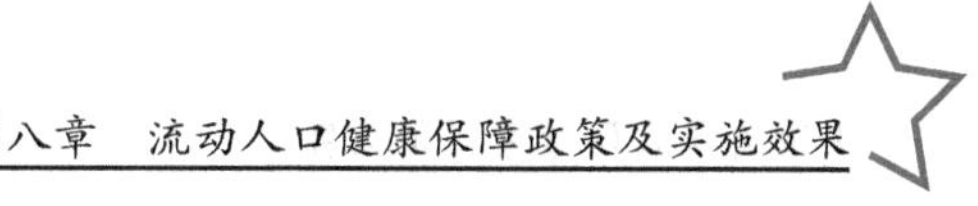

等问题突出。如 2015—2018 年中国流动人口动态监测调查数据显示，中国老年流动人口参保率在 90%左右，相较于中国老年人群参保率 98%的平均水平低了 8 个百分点左右，并且 3%—7%的人群存在重复参保现象。[①] 人口的跨区域流动、医保制度的碎片化以及可携带性不足，进一步加剧中国流动人口的间断性参保问题。[②] 同时，“制度歧视”和“两地分离”现象进一步降低中国老年流动人口医疗保险的保障水平和公平性。目前，中国约 70%老年流动人口参加了城乡居民基本医疗保险，并且超过 85%的老年流动人口处于医疗保险的“两地分离”状态。相较于城镇职工基本医疗保险，城乡居民医疗保险在报销范围和报销水平上相对较低，形成医疗保险的“制度歧视”，流动人口的“两地分离”进一步放大“制度歧视”的效应，导致流动人口整体医疗保障水平下降、群体内部不平等性加剧，参加城乡居民医疗保险的“乡—城”流动人口成为中国医疗保障福利制度中的弱势人群。

医疗卫生服务利用方面，中国流动人口卫生服务利用不足，并且随着老年流动人口医疗卫生服务需要的增加而加剧。如中国老年流动人口患病就诊比例仅为 47.18%，远低于 2018 年国家卫生服务调查 88.20%的平均水平，[③] 并且《中国流动人口发展报告 2016》显示中国流动人口两周内患病未就诊的比例高达 32%，远高于中国两周患病未就诊比例 11.80%的水平。公共卫生服务利用方面，本研究数据显示，中国参保老年流动人口建档率为 34.99%，远低于国家 75%的要求，并且流动人口健康档案建档率及各类型的健康教育覆盖率均显著

① 吴汝聪、贾忠伟：《2014—2016 年中国大陆地区流动人口基本医疗保险参保和重复参保研究》，《现代预防医学》2019 年第 6 期。

② J. Han and Y. Meng, “Institutional Differences and Geographical Disparity: The Impact of Medical Insurance on the Equity of Health Services Utilization by the Floating Elderly Population—Evidence from China,” *International Journal for Equity in Health*, Vol. 18, No. 1, 2019, p. 91; S. Chen, et al., “Barriers of Effective Health Insurance Coverage for Rural-to-Urban Migrant Workers in China: A Systematic Review and Policy Gap Analysis,” *BMC Public Health*, Vol. 20, No. 1, 2020, p. 408.

③ 国家卫生健康委统计信息中心编著：《2018 年全国第六次卫生服务统计调查报告》，人民卫生出版社，2021 年。

低于户籍人口。[①] 此外，在老年流动人口内部医疗卫生服务利用呈现出显著差异，“两地分离”的老年流动人口无论是建档率还是就诊率均显著低于“两地一致”的老年流动人口。因此，中国老年流动人口医疗卫生服务利用水平不足及不平等问题严峻，老年流动人口健康状况不容乐观并有逐渐恶化的趋势。

究其原因，老年流动人口自身流动特征和老年特征双重因素的叠加，是导致中国老年流动人口医疗保障和卫生服务利用弱势地位的主要原因。一方面，中国基本医保制度的碎片化和属地管理特征与老年流动人口的“流动性”特点不相适应，老年人口跨区域流动为主的特点超出基本医疗保险以地市为统筹单位的属地化管理范围，形成了“跨制度”流动的现象；[②] 另一方面，中国老年流动人口呈现出文化水平低、健康意识差、工作环境恶劣及收入水平相对较低等自身特点，并且60—65岁低龄老年流动人口流动的主要原因仍然是外出务工，生存需要的权衡进一步挤压了健康保障的空间。这意味着在抵御健康风险之前，超过50%的老年流动人口首先考虑的是克服生存压力。因此，老年流动人口在“跨制度”流动及社会经济较低的叠加场域下更容易放弃参保或间断参保，保障水平和便捷程度处于弱势地位。医疗保障水平相对不足及卫生服务需要相对较高，导致支付能力相对较弱的老年流动人口往往选择延缓治疗或放弃治疗，卫生服务需求和利用不足问题突出，最终形成“医疗保障缺失—服务利用不足—健康状况恶化”螺旋下降的恶性循环。

（2）全国联网异地就医直接结算政策对老年流动人口卫生服务利用影响有限，“两地分离”导致的健康不平等依然严峻

全国联网异地就医直接结算政策实施初期对提高老年流动人口医疗服务利用水平具有显著性影响，但是对于弥合参保地点导致的卫生服务

① 李潇等：《广东省流动人口和户籍人口基本医疗保险的参保现状差异及其影响因素》，《医学与社会》2021年第3期。

② 吴少龙、凌莉：《流动人口医疗保障的三大问题》，《中国卫生政策研究》2012年第6期。

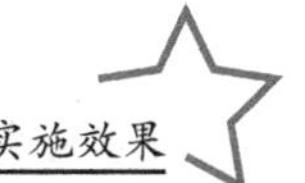

利用和健康状况不平等的效果尚不明显。政策实施前后，老年流动人口患病后就诊比例显著提高，但流入地健康档案建档率呈现下降趋势。然而，“两地分离”老年流动人口相较于流入地参保的老年流动人口在卫生服务利用方面的弱势地位没有改变，老年流动人口内部因参保地点导致的卫生服务利用和健康差异依然存在。具体的，流入地参保和异地参保老年流动人口自评健康的差异在扩大，衡量卫生服务利用的两项指标差异变化方向相反，患病就诊为代表的医疗服务利用差异在扩大，而以流入地建档率为代表的公共卫生服务利用差异在减小。此外，相关研究显示，参保地点导致的健康不平等在流动人口内部表现出高度异质性，参保地点对于“乡—城”流动人口的影响大于“城—城”流动人口；参保地点对于不同参保类型人群的影响同样存在显著性差异，城乡居民医疗保险参保地点对公共卫生服务影响大于城镇职工医疗保险，然而，对于医疗服务利用影响呈现相反的结果。① 因此，跨省异地就医直接结算政策对“两地分离”老年流动人口卫生服务利用和健康状况的影响程度和作用机制尚需进一步观察。

医疗保障水平和经办流程等多因素导致“两地分离”老年流动人口健康不平等的弱势地位。政策设计方面，目前全国联网异地就医直接结算政策以提高报销程序便捷性为目的的政策设计难以消除保障范围和待遇水平差异导致的不平等。目前中国全国联网异地就医直接结算政策服务范围以住院费用为主，2019 年起，长三角、京津冀和西南五省区（云南省、贵州省、四川省、重庆市、西藏自治区）逐渐开展了门诊费用直接结算试点工作。② 然而，老年流动人口作为慢性病的高发人群，每 10 人中就有 3 人确诊慢性病，门诊和慢性病管理等服务需求更为迫切，如《2020 年全国医疗保障事业发展统计公报》显示，2020 年京津冀、长三角和西南五省区等 12 个先行试点省份普通门诊费用跨省直接

---

① 白兰、顾海：《异地就医结算背景下医保参保地差异对老年流动人口医疗资源利用的影响研究》，《兰州学刊》2021 年第 5 期。

② 国家医疗保障局：《2019 年全国医疗保障事业发展统计公报》，http://www.nhsa.gov.cn/art/2020/6/24/art_7_3268.html，2020/6/24。

结算人次（302 万人次）已超过全国全年住院费用跨省异地就医结算人次（300 万人次）。[①] 同时，“两地分离”流动人口跨省异地就医直接结算的报销水平显著低于参保地就医。研究表明，流动人口的实际医保报销金额和报销比例均显著低于户籍地人口，较低的报销水平和有限范围抑制了流动人口的医疗服务利用需求。[②] 因此，全国联网异地就医直接结算政策设计仅针对参保地、就医地“两地分离”导致的医疗费用报销困难问题，加之服务范围有限，难以有效消除参保地导致的健康不平等问题。

政策实施方面，政策实施初期供方定点机构数量有限、需方政策知晓率不足、执行方程序复杂等问题进一步削弱了全国联网跨省异地就医结算政策的预期成效。如 2020 年，全国住院费用跨省异地就医直接结算定点医疗机构数量为 44413 家，同期，全国医疗卫生机构总数达 1022922 家，定点机构数量不足全国医疗卫生机构的 5%，而在非定点医疗机构发生的异地就医费用仍需参保人按要求返回参保地人工报销。政策知晓率方面，初期政策宣传不到位、流动人口知晓率不足等原因，进一步制约了全国联网异地就医直接结算政策的实施效果。如相关研究显示，医保异地报销政策名称知晓率为 26.3%，申报人群种类知晓率为 17.1%，申报需提前备案知晓率为 19.2%，总体政策知晓程度低且存在人群差异。[③] 流动人口未能及时了解全国联网异地就医直接结算政策的相关信息，导致其即使在政策覆盖范围内也无法享受政策带来的便利。此外，全国联网异地就医直接结算管理上的不足也会使异地就医直接结算的效果大打折扣，如政策实施过程采取“就医地目录、参保地政策、就医地管理”的原则，就医地的医保经办机构缺乏监管动力，

① 国家医疗保障局：《2020 年全国医疗保障事业发展统计公报》，http://www.nhsa.gov.cn/art/2021/6/8/art_7_5232.html，2021/6/8。

② 周钦、刘国恩：《医保受益性的户籍差异——基于本地户籍人口和流动人口的研究》，《南开经济研究》2016 年第 1 期。

③ 张博错等：《基于韦纳归因理论的居民对医保异地报销政策的知晓情况》，《医学与社会》2021 年第 4 期。

而参保地的医保经办机构鞭长莫及，政策实施过程中异地就医直接结算推进积极性不高。因此，中国流动人口医疗保障仍然面临流出地和流入地的双重制度阻碍与区隔，制度改革的相对滞后影响了流动人口的生存发展与健康权益。①

2. 建议

基于以上结论，本书建议通过多维政策协同完善老年流动人口医疗保障体系，并且正确认识异地就医直接结算政策功能定位和使命。

第一，重点关注并提高流动人口参保率，并警惕间断参保、重复参保问题导致的参保“繁荣”。通过以社区为单位安排人员入户走访，利用互联网、新媒体等平台，线上线下渠道相结合，增强医保政策宣传力度，使参加基本医疗保险的益处深入人心，从而激发流动人口的参保积极性。同时，加快建立全国统一的医保信息平台，实现参保信息互联互通，解决流动人口重复参保问题的同时避免医保基金重复报销带来的浪费。

第二，通过提高医保基金的统筹层次，降低流动人口“两地分离”的人群规模和概率。目前国内多数地区名义上已经实现地市级统筹，若将医保统筹层次提高到省级水平，那么省内跨市的流动人口因参保地和居住地分离而导致的健康不平等问题将不复存在。第七次全国人口普查数据显示，2020 年中国省内跨市流动人口为 2.51 亿人，占全国跨市、跨省流动人口的 66.78%。如果将统筹层次提高到省级层次可解决目前 2/3 的流动人口参保地与居住地“两地分离”的问题。2021 年，《中共中央关于制定国民经济和社会发展第十四个五年规划和二〇三五年远景目标的建议》提出“推动基本医疗保险、失业保险、工伤保险省级统筹”战略目标。

第三，持续推进医疗保险关系转移接续政策，提高基本医保的可转移性和可携带性，进一步降低流动人口“两地分离”现象的发生。如

---

① 淦宇杰、张龙龙：《流动人口医保覆盖及对就医机构选择行为的影响》，《人口与发展》2021 年第 4 期。

对流动频率低、居住时间长的流动人口，建议通过医保关系转移接续实现参保地与就医地一致，其中重点关注随子女长期流动的老年人口。如2021年11月26日，国家医保局办公室、财政部办公厅印发《基本医疗保险关系转移接续暂行办法》，进一步对转移接续的流程进行了明确和优化，办理转移接续从线下拓展到线上、从需多地出具多表简化为两表，以提升基本医保关系转移接续工作标准化、规范化和便捷化水平。

第四，进一步落实和完善医疗保险异地就医直接结算工作，消除流动人口的异地就医医疗费用报销的障碍。对流动频率较高的流动人口，建议主要通过异地就医直接结算克服参保地与就医地不一致带来的报销困难。具体的，一方面，扩大异地就医的保障范围，在全国范围内将门诊服务纳入异地就医直接结算范围。如《关于加快推进门诊费用跨省直接结算工作的通知》（医保发〔2021〕27号）将“扩大普通门诊费用跨省直接结算覆盖范围”“积极推进门诊慢特病的相关治疗费用跨省直接结算”摆在7项重点工作的首位。《关于开展门诊慢特病相关治疗费用跨省直接结算试点工作的通知》（医保办函〔2021〕4号）规定五个门诊慢特病相关治疗费用跨省直接结算试点工作，进一步解决人民群众跨省异地就医结算遇到的“急难愁盼”问题。另一方面，合理提高异地就医的报销水平，在分级诊疗框架体系内合理设计流动人口异地就医报销政策体系和机制，激励异地就医流动人口在流入地有序就医，合理利用医疗资源，缩小有序就医流动人口参保地就医和非参保地就医的待遇差异，减少不同医保类型报销水平的“制度歧视”和跨地区报销的“户籍歧视”。需要注意的是，在政策落实过程中需要同时注重保方、供方和需方的协同推进，如优化经办流程、提高服务可及性和流动人口知晓率等，并协同分级诊疗和支付方式改革，谨防异地就医直接结算“虹吸”现象对医保基金安全的冲击，以及异地就医成为分级诊疗和支付方式改革的政策“漏洞”。

第四节　本章小结

本章从宏观政策规划、医疗保险转移接续和异地就医直接结算等角度总结了近年来中国关于流动人口健康保障的相关政策。在此基础上，首先进行了系统综述评估医疗保险转移接续政策对提升医疗保险制度可携带性和农民工有效医疗保险覆盖方面的成效和障碍。其次是通过政策文本分析健康公平视角下中国基本医疗保险跨省异地就医直接结算进展及困境，并开展实证研究探讨异地就医直接结算政策对缓解“两地分离”导致的流动人口卫生服务利用及健康不平等的影响。

在医疗保险转移接续政策效果方面，研究显示，目前农民工在中国的医疗保险政策改革中仍处于不利地位，农民工的数量几乎占全国总人口的1/5，其中约90%的人参加了医疗保险，然而，他们在流入地区的保险覆盖仅为20%左右。在这项研究中，我们探究了政府和企业选择性地将农民工纳入当地的医疗保险的原因，并通过关注医疗保险的可携带性和分散性，总结了现有保险与农民工的特点或健康需求不匹配的原因，以及利益相关者之间的博弈将农民工置于困境之中，致使他们缺少选择空间。通过整理和比较当前的政策，我们总结了当前中国的政策改革对农民工不利的缘由，同时我们还总结了国内外有益于增加农民工有效覆盖的创新方法。此外，我们进行了一系列的理论分析和推导，并提出了一些改进策略，旨在提高农民工的医疗保险的有效覆盖率。

在异地就医直接结算政策效果方面，健康公平视角下中国基本医疗保险跨省异地就医直接结算存在的问题包括医保统筹程度偏低，政策差异大；政策宣传不到位，备案流程烦琐；国家异地就医结算系统平台压力增大；易出现不可忽视的道德风险问题，等等。为此，需要进一步提高医疗保险统筹层次，减少医保政策差异；加大政策的宣传力度，简化备案流程；强化国家异地就医结算系统平台功能；加大监管力度，以增进流动人口异地就医结算的公平性。同时，实证研究显示，全国联网异地就医直接结算政策对流动人口卫生服务利用影响有限，“两地分离”导致的健康不平等依然严峻，建议通过多维政策协同完善老年流动人口医疗保障体系，并且正确认识异地就医直接结算政策功能定位和使命。

第九章

人口流动与健康保障展望与建议

第一节　中国人口流动特点及发展趋势

一　流动人口数量变化趋势

改革开放以来，中国人口流动保持上升态势，流动人口规模不断壮大。截至2020年，中国流动人口总数达到3.76亿人，约占全国总人口的25%，并形成了以珠三角、长三角、京津冀、长江中游和成渝城市群为代表的流动人口五大城市群集聚区。从流动范围上看，跨省流动仍是人口流动的主流，占比超过60%，但省内跨市、市内跨县占比逐年增加；从流动原因上看，务工/工作始终是人口流动的第一驱动力，2016年此类流动人口占流动人口总量的48.55%，其次为家属随迁和经商。

二　流动人口地区和行业分布

（一）地区分布

省级人口流动方面，在流入人口上，广东省流入人口最多，其次是浙江省、上海市、江苏省和北京市等地，以上几个省级行政区流入人口数量排名位居全国前五名；在流出人口上，河南省流出人口最多，安徽省、四川省、贵州省和广西壮族自治区次之。除此之外，西藏自治区、青海省和宁夏回族自治区等西部偏远地区的流出人口和流入人口数量均

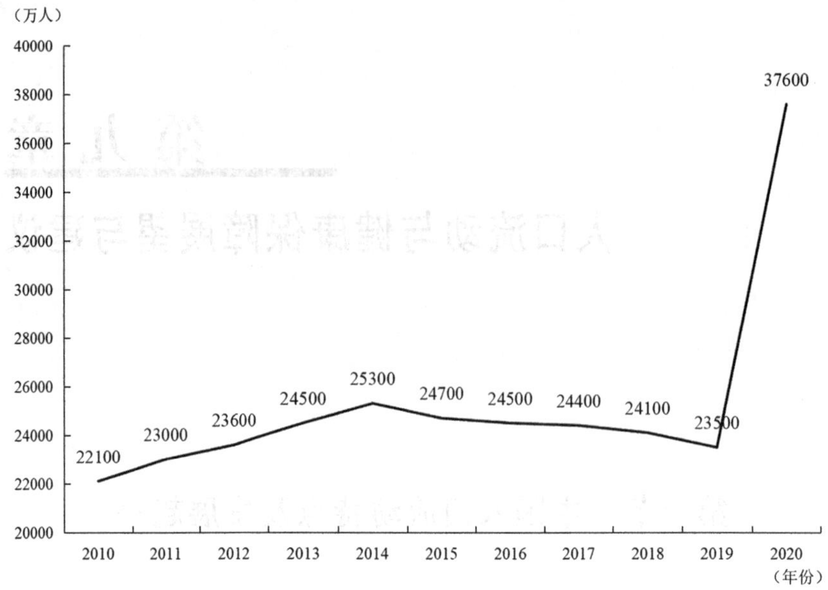

图 9-1　2010—2020 年中国流动人口总量变化趋势

资料来源：国家卫生健康委流动人口数据平台。

处于较低水平。

（二）行业分布

从流动人口的就业行业分布来看，流动人口的就业集中在制造业、商业和服务业等领域。制造业常年是流动人口主要从事的行业，但随着社会经济结构的转型，近年来，从事制造业的流动人口比例逐渐下降（从 2011 年的 37.43%下降到 2016 年的 29.30%），转而流向批发零售、住宿餐饮、社会服务等商业或服务业领域。但流动人口大多仍从事技术水平低、流动性高、工作强度大的边缘性工作，他们很少成为专业技术人员或国家机关、党群组织、企业、事业单位负责人，社会融入仍处于较低水平。

三　流动人口性别和年龄

（一）性别

男性流动人口多于女性。2011—2016 年，流动人口的男女性别比稳定在 1.1 左右，并呈现小幅的下降。

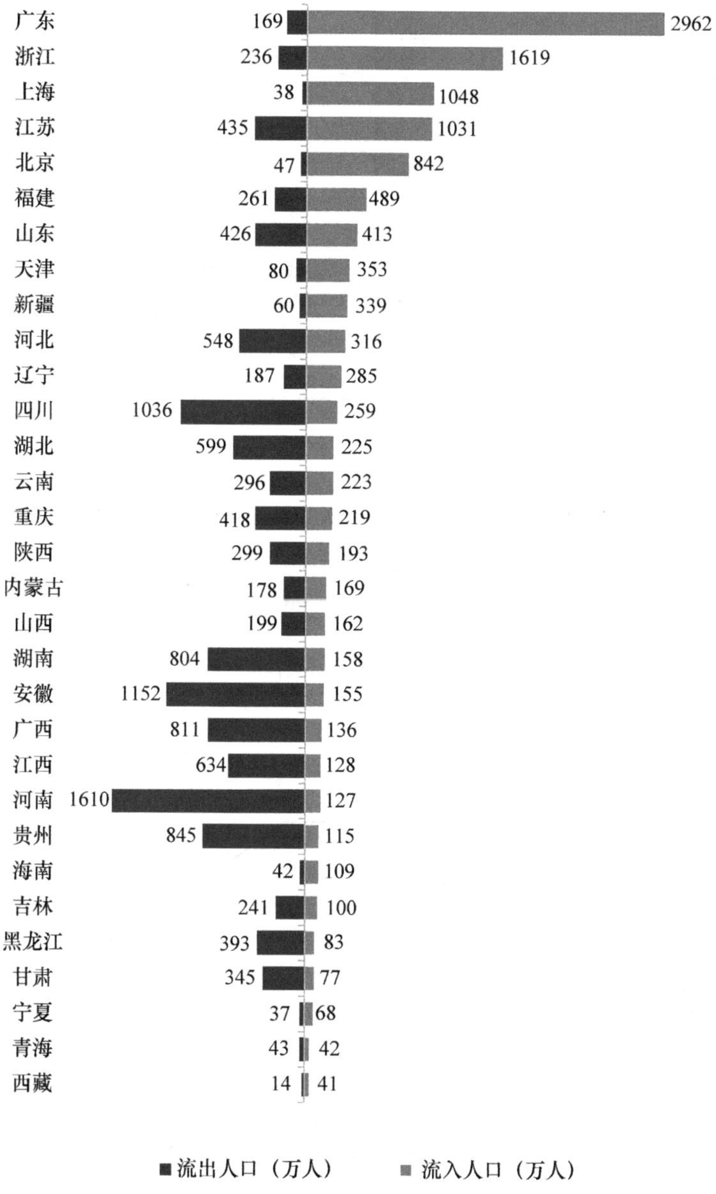

省份	流出人口（万人）	流入人口（万人）
广东	169	2962
浙江	236	1619
上海	38	1048
江苏	435	1031
北京	47	842
福建	261	489
山东	426	413
天津	80	353
新疆	60	339
河北	548	316
辽宁	187	285
四川	1036	259
湖北	599	225
云南	296	223
重庆	418	219
陕西	299	193
内蒙古	178	169
山西	199	162
湖南	804	158
安徽	1152	155
广西	811	136
江西	634	128
河南	1610	127
贵州	845	115
海南	42	109
吉林	241	100
黑龙江	393	83
甘肃	345	77
宁夏	37	68
青海	43	42
西藏	14	41

■流出人口（万人）　■流入人口（万人）

图 9-2　2020 年省级人口流动情况

资料来源：2020 年全国人口普查数据。

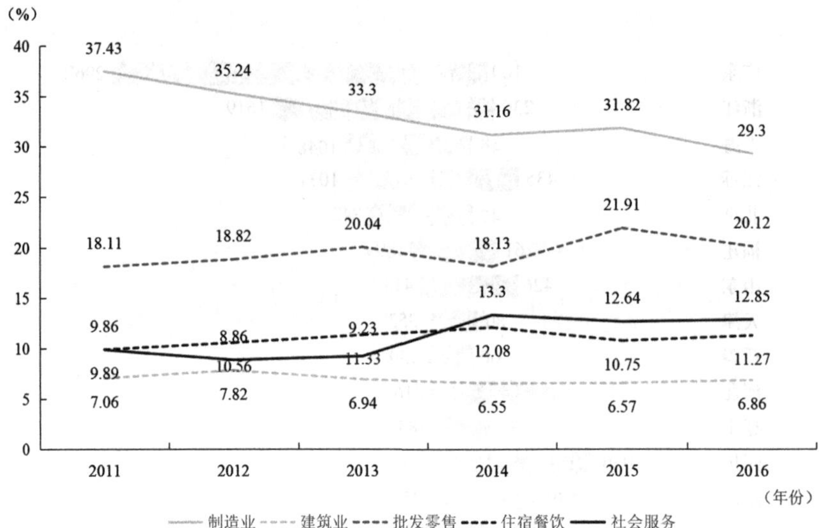

图 9-3　2011—2016 年中国流动人口就业行业分布变化趋势

资料来源：国家卫生健康委流动人口数据平台。

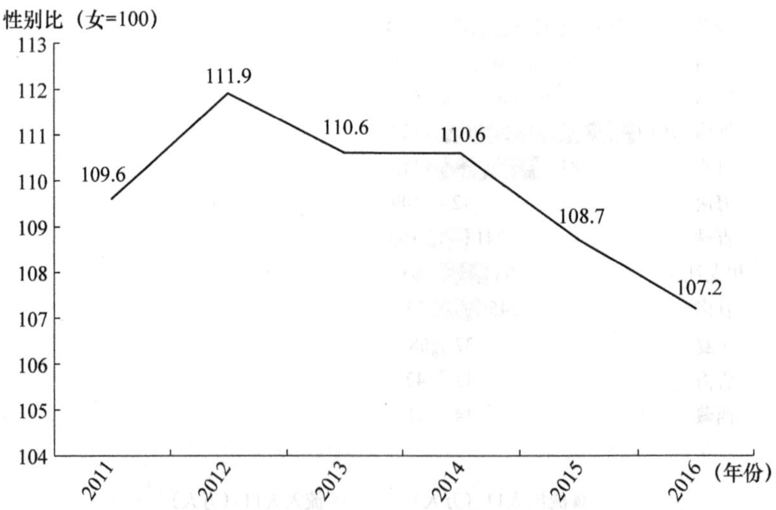

图 9-4　2011—2016 年中国流动人口性别比的变动情况

资料来源：国家卫生健康委流动人口数据平台。

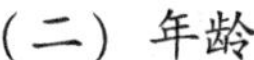

（二）年龄

2000—2020 年，中国流动人口以劳动年龄（尤其是 16—44 岁青年）为主，儿童和老年人口占比较少。伴随中国人口老龄化的进展，流动人口的年龄结构也发生了变化，中老年化趋势逐步凸显。在劳动年龄流动人口中，青壮年流动人口占比在 2000 年到 2015 年稳定在 70%左右，但从 2015 年到 2020 年，该占比下降到 54.9%，相较于 2000 年，降低了 15.3 个百分点。与此同时，中老年（45—59 岁）流动人口年龄结构占比逐年增长，与 2000 年相比，2020 年中老年流动人口占比翻了将近一番。老年（60 岁及以上）流动人口的比例也从 5.3%上升到了 8.9%，这表明流动人口拥有的年龄红利正逐步消失。

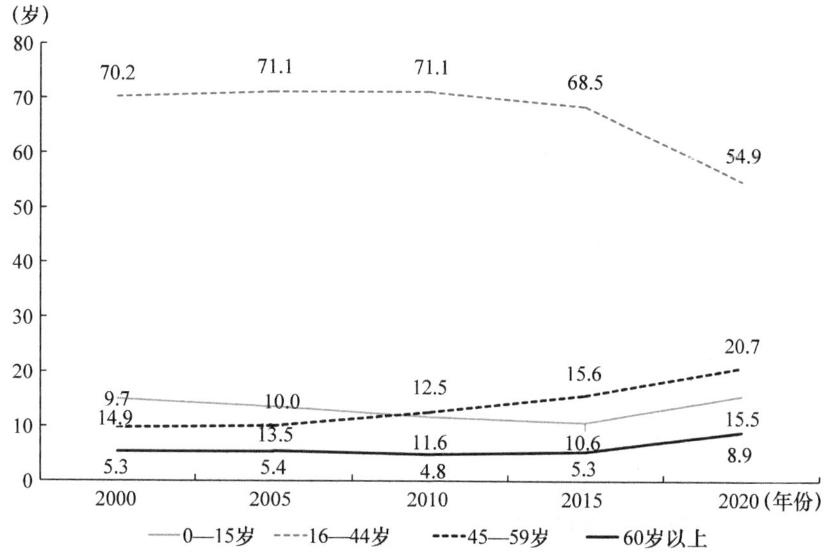

图 9-5　2000—2020 年中国流动人口年龄构成变化趋势

资料来源：2000 年第五次全国人口普查、2005 年全国 1 %人口抽样调查、2010 年第六次全国人口普查、2015 年全国 1%人口抽样调查以及 2020 年第七次全国人口普查。

四　流动人口医疗保险参保率

近年来，中国流动人口参保率逐年上升，参保率从 2010 年的

55.2%上升到2017年的92.5%（如图9-6所示），但仍低于中国平均水平。张蕊运用CGSS、CHIP和CHFS等数据库研究发现，未流动人口参保率分别较跨省流动人口参保率高5—10个百分点，在不同年龄段流动人口参保率的对比上，年龄越大的流动人口参保率越高。① 类似地，王超群根据多项综合性调查数据计算发现，流动人口参保率低于户籍常住人口约10个百分点，但由于流动人口存在重复参保现象，其基本医疗保险实际参保率更低。② 与此同时，参保率随流动距离增加逐渐下降，且流动距离越远越倾向选择在流入地参保，然而重复参保率随流动距离增加而上升。③

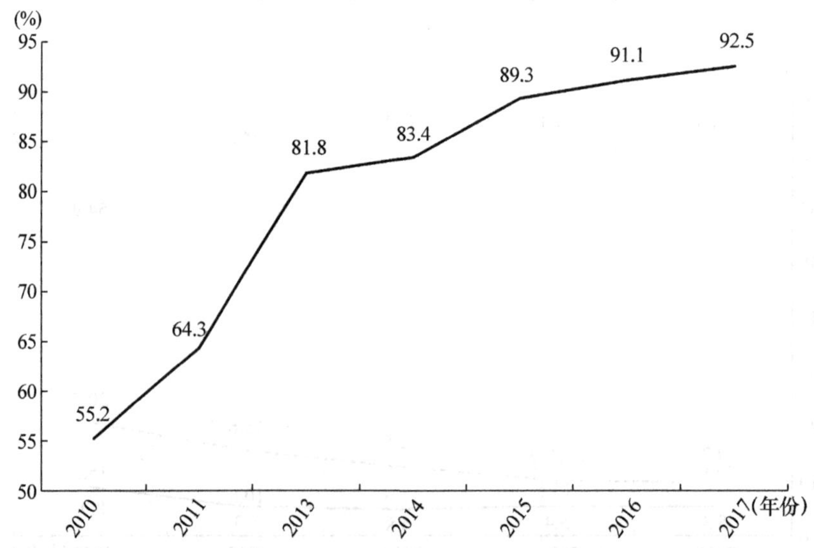

图9-6 2010—2017年中国流动人口参保率变化趋势

资料来源：国家卫生健康委流动人口数据平台。

说明：无2012年数据。

---

① 张蕊：《不同人群基本医保参保情况分析——基于多源数据库研究》，《中国医疗保险》2023年第7期。

② 王超群：《中国基本医疗保险的实际参保率及其分布特征：基于多源数据的分析》，《社会保障评论》2020年第1期。

③ 韩俊强：《农民工医疗保险参保特征、问题与政策思考》，《中国医疗保险》2020年第1期。

就参保制度而言，流动人口参保以“新农合”为主。王卫平等对山东省流动人口参保情况研究发现，流动人口参加社会医疗保险中新农合的参保率最高，其次为城镇职工医疗保险，城乡居民基本医疗保险和城镇居民基本医疗保险的比例相当。[①] 就参保地点而言，流动人口主要在户籍地参保，在流入地参保的比例有所上升。卢佳莹等运用 2018 年 CMDS 的数据研究发现，该年高达 63.99%的流动人口参加了户籍地医保。与此同时，流动人口在流入地参加医保的比例逐步提高，且流动人口参加流入地医保时以参加职工医保为主。[②]

表 9-1 显示 2015、2017 年流动人口参保率分别为 92.66%、91.81%，在流入地参保占比分别为 23.38%、28.17%，其中流动人口的主要参保制度是“新农合”，在流入地参保占比最多的是“城镇职工”。在 4 项基本医疗保险中，“城镇职工”参保率增幅最大（3.6%），其次是“城镇居民”（1.21%）；“城乡居民”在流入地参保占比增长最快（7.52%），其次是“城镇居民”（4.17%）。考虑到各个地区新型农村合作医疗保险和城镇居民医疗保险合并工作在时间上的差异，统计“城镇居民+城乡居民+新农合”参保情况。超过七成的流动人口参加了“城镇居民”或“城乡居民”或“新农合”，与 2015 年相比，2017 年流动人口在流入地参加这三项医保的比例增加了 2.40%。整体来说，从 2015 年到 2017 年，流动人口参保率变化不大，在流入地参保占比增加 4.79%，其中“新农合”仍是主要参保制度，“城镇职工”在流入地参保占比最高。由此可见，目前中国“乡—城”流动人口医疗保险可携带性和可转移性仍然较弱，“乡—城”流动人口医疗保险转移接续仍然不足。

---

① 王卫平、高倩倩、王培承：《山东省流动人口社会医疗保险参保现状及影响因素分析》，《现代预防医学》2023 年第 8 期。

② 卢佳莹、陶海鑫、方黎明：《流动人口参保状况、变化趋势及对策——基于流动人口动态监测数据》，《中国医疗保险》2023 年第 1 期。

表 9-1 2015 年和 2017 年中国流动人口参保率及地点情况

基本医疗保险类型		2015 年		2017 年	
		参保率	流入地参保占比	参保率	流入地参保占比
城镇职工医保		0.1788	0.8892	0.2148	0.8626
城乡居民	城镇居民医保	0.0574	0.4841	0.0695	0.5258
	新农合医保	0.6767	0.0328	0.6329	0.0394
	城乡居民医保	0.0416	0.1842	0.0472	0.2594
	小计	0.7739	0.0744	0.7450	0.0984
合计		0.9266	0.2338	0.9181	0.2817

数据来源：2015、2017 年 CMDS 数据。

第二节 流动人口健康保障：主要发现与优化策略

一 流动人口健康不平等研究发现

中国流动人口基数庞大，是中国经济繁荣发展的重要力量。然而，中国流动人口健康状况不容乐观，健康不平等问题备受关注。医疗保障作为维护健康的重要制度，通过提供更好的健康保障，避免或缩小流动人口健康不平等，是人口大流动时代和健康中国建设的必然要求。随着流动人口医疗保险研究的发展，对健康不平等的讨论越来越热烈，但已有理论和实证研究大部分关注医疗保险对单一层面健康不平等的影响，对参保模式差异影响健康不平等的成因和形成机制的系统研究相对较少。有鉴于此，本研究在对流动人口健康保障进行文献研究的基础上，结合文化和行为理论与社会因果论，以健康公平测量框架为指导，在已有理论研究和实证研究的基础上，构建医疗保险视角下流动人口健康不平等分析框架。本研究综合运用 2015 年、2017 年和 2018 年三期流动人口动态监测调查数据，利用集中指数及其分解方法、逻辑回归模型、Heckman 样本选择模型等方法分析医疗保险视角下，中国流动人口内部与社会经济地位相关的广义健康不平等现状、影响因素，利用广义结构方程路径分析法分析这种健康不平等的形成机制，并考虑这种影响机制在包括全人群、老年人和慢性病患者等不同群体中的异质性。同时，系统整理中国关于流动人口健康保障相关政策并评价其执行成效，在此基础上，结合流动人口的特点及发展趋势，针对医疗保险视角下流动人口健康不平等提供政策建议，主要有以下发现。

（一）医疗保险视角下流动人口健康不平等水平现状

医疗保险视角下流动人口内部存在亲富人的健康不平等。收入水平更高的流动人口更有可能拥有更高的自评健康水平、更高的医疗服务利用水平、更高的报销比例，尽管住院总费用和自付费用更高，但享有更高的住院费用实际报销比例。流动人口内部亲富人不平等程度最高的是住院服务利用，其次是报销水平和门诊服务利用，亲富人不平等程度最低的是住院总费用。医疗保险因素的主要影响是扩大了流动人口住院服务利用、医保服务利用、医疗总费用和健康结果方面的不平等差异，缩小了门诊服务利用和医疗负担方面的不平等差异，影响程度由大到小为医保服务利用、医疗总费用、费用负担、住院服务利用、门诊服务利用和健康结果。这一发现，一方面验证了健康不平等是社会经济地位不平等再生产的理论预期，另一方面与王钦池和闵淑慧等、李相荣等、刘胜兰等对流动人口健康结果和住院服务利用不平等的测量结果相一致。[①] 同时，不同参保模式中，参保流动人口医疗服务利用和健康结果不平等程度更低；参加城镇职工的流动人口医疗服务利用不平等程度更高但医保服务利用、保障水平和健康结果不平等程度更低；在本地参保的流动人口医疗服务利用、医保服务利用和医疗保险保障水平不平等程度更低但健康结果不平等程度更高；在本地参加城镇职工的流动人口门诊服务利用不平等程度更高但其他方面不平等程度均更低。

① 王钦池：《中国流动人口的健康不平等测量及其分解》，《中国卫生经济》2016 年第 1 期；闵淑慧等：《我国流动老年人公共卫生服务利用及健康公平性研究》，《中国全科医学》2023 年第 16 期；李相荣等：《东三省流动人口住院服务利用情况及其影响因素》，《医学与社会》2020 年第 11 期；刘胜兰等：《流动人口健康状况及卫生服务利用的公平性研究》，《卫生经济研究》2018 年第 1 期。

(二) 医疗保险视角下流动人口健康不平等影响因素

医疗保险是流动人口医疗服务利用、医保服务利用和保障水平不平等的重要贡献因素，由于是否参保、参保类型、参保地点和交互项的差异化影响，医疗保险对流动人口健康不平等的影响呈现多层次特征。参加医疗保险缩小了流动人口医疗负担不平等，但扩大了其他维度的不平等，参保类型和参保地点导致医疗保险因素对流动人口内部健康不平等的影响呈现多层次特征。就医疗保险对流动人口健康不平等的影响而言，医疗保险保障高收入流动人口的效果优于低收入流动人口、保障住院服务的效果优于保障门诊服务、保障医疗费用支付能力的效果优于健康结果；就各医疗保险因素的贡献度而言，参保类型在医疗保险影响流动人口健康不平等的过程中占据主导地位，其次是参保地点，交互项作用方向及大小取决于参保类型和参保地点的博弈结果。此外，我们在实证研究部分重点分析了参保地点这一流动人口特殊参保维度对流动人口健康不平等的影响，有以下发现。

第一，参保地点显著影响流动人口卫生服务利用。流入地参保的流动人口卫生服务可及性和利用率显著高于户籍地参保流动人口。同时，参保地点对老年人口、跨省流动和“乡—城”流动人口以及门诊服务影响更加敏感。[①] 究其原因，中国医疗保障体系统筹层次较低造成的碎片化问题，是参保地点导致流动人口卫生服务利用不平等的根本原因。[②] 一方面，参保地和居住地分离导致的异地就医问题，弱化了中国医保和医疗体系对流动人口的健康保障作用，流动人口在就医过程中往往面临卫生服务经济可及性和地理可及性的两难选择。例如，当流动人口在户籍地参保且需要就医时，如果其选择地理可及性在居住地就医

---

① 孟颖颖、韩俊强：《医疗保险制度对流动人口卫生服务利用的影响》，《中国人口科学》2019 年第 5 期。

② 聂欢欢、鲍勇：《上海流动老人卫生服务利用情况》，《中华全科医学》2016 年第 12 期；Y. Qiang，L. Chaojie and S. Ju，“Inequality in Health Services for Internal Migrants in China：A National Cross-Sectional Study on the Role of Fund Location of Social Health Insurance，” *International Journal of Environmental Research and Public Health*，Vol. 17，No. 17，2020，p. 6327。

时，则由于就医地超出了其统筹区域，面临医疗保险报销范围受限、报销比例降低和报销流程烦琐等问题。[①] 然而，如果其选择到户籍地就医以获得同等的医疗保障待遇，却会因居住地和户籍地医疗机构的地理可及性较差，同样导致卫生服务可及性下降。[②] 另一方面，医疗保险作为流动人口社会融合的重要方面，户籍地参保可以提高流动人口在流入地的社会融合水平。[③] 研究发现，社会融合水平的提高有利于提高流动人口对卫生资源的熟悉程度和卫生服务的利用水平，当流动人口选择在流入地参保时，其对当地卫生资源、卫生服务及政策的了解程度要远高于非流入地参保人群。[④] 当其产生卫生服务需求时，利用卫生服务及资源的意愿和能力更强，最终使其卫生服务可及性相对较好。此外，流动人口居住地一般为大城市，其医疗保险保障水平相对户籍地更高，进一步加剧了参保地点导致的流动人口卫生服务利用不平等问题。

第二，参保地点显著影响流动人口医疗保险利用水平和保障效果。在医疗保险利用水平方面，本书第五章的补充研究发现没有“两地分离”困扰的居住地参保能够显著提高流动人口医疗保险服务利用水平。同时，流动人口可能因为“两地分离”而无法在居住地获取异地就医直接结算服务，导致居住地参保流动人口在居住地报销的概率远高于非居住地参保流动人口。医疗保险保障效果方面，参保地点显著影响流动人口的医疗保障效果。相较于非居住地参保，在居住地参保的流动人口住院总费用和自付费用更低，但住院医疗费用报销比例在居住地和非居

---

① X. Zhang, et al., “Status and Determinants of Health Services Utilization among Elderly Migrants in China,” *Global Health Research and Policy*, Vol. 3, No. 1, 2018, pp. 1-10.

② 刘璐婵：《老年流动人口异地就医：行为特征、支持体系与制度保障》，《人口与社会》2019年第1期；B. Peng and L. Ling, “Association between Rural-to-Urban Migrants' Social Medical Insurance, Social Integration and Their Medical Return in China: A Nationally Representative Cross-Sectional Data Analysis,” *BMC Public Health*, Vol. 19, January 2019。

③ Z. Jing, et al., “Effect of Social Integration on the Establishment of Health Records among Elderly Migrants in China: A Nationwide Cross-Sectional Study,” *BMJ Open*, Vol. 9, No. 12, 2019, p. e34255.

④ J. Liang, et al., “The Association between Social Integration and Utilization of Essential Public Health Services among Internal Migrants in China: A Multilevel Logistic Analysis,” *International Journal of Environmental Research and Public Health*, Vol. 17, No. 18, 2020, p. 6524.

住地参保流动人口中没有显著差异。这是因为，就在居住地参保和就医的流动人口而言，医疗保险管理机构对医疗机构和患者医疗行为影响更强，能够通过支付方式改革和加强监管有效控制医疗总费用，降低本地参保流动人口的自付医疗费用负担。

第三，参保地点与流动人口健康状况密切相关，呈双向作用关系。一方面，流入地参保有利于提高流动人口健康状况。①流入地参保流动人口在本地健康档案建档、接受健康教育以及患病时就诊的概率更高，[①] 通过建立健康档案和健康教育，提高了流动人口的健康意识；同时，较高的保障水平降低了流动人口的就医经济负担，避免了小病拖成大病，提高了大病及时治疗的概率，[②] 由此可见，流入地参保可以通过直接提高卫生服务利用水平促进流动人口的健康状况。②流入地参保能够有效提高流动人口的社会融合，进而促进流动人口的健康状况。研究显示，社会融合对于流动人口健康状况具有显著影响，流入地参保有利于帮助流动人口融入当地卫生环境，了解当地的卫生资源及相关政策，并与基层医疗机构建立良好联系，进而获得良好的公共卫生和医疗服务，最终改善流动人口的健康状况。[③] 另一方面，健康状况影响流动人口的参保地点选择行为，流动人口参保地点选择过程中存在“逆向选择”现象。研究显示，健康状况较差的流动人口倾向于选择在居住地参保，以获得较高的报销比例、便捷的报销流程和优质的医疗服务。这种现象在卫生服务需要相对较高的老年流动人口中得到了证实。[④]

---

① D. Tang and J. Wang, “Basic Public Health Service Utilization by Internal Older Adult Migrants in China,” *International Journal of Environmental Research and Public Health*, Vol. 18, No. 1, 2021, p. 270.

② 赵欣、明迪尧、马文军：《中国中老年农民工门诊服务利用及费用影响因素》，《北京大学学报》（医学版）2015 年第 3 期；侯建明、赵丹：《我国流动人口健康自评状况及其影响因素分析》，《人口学刊》2020 年第 4 期。

③ 刘胜兰等：《流动人口健康状况及卫生服务利用的公平性研究》，《卫生经济研究》2018 年第 1 期。

④ Y. Meng, J. Han and S. Qin, “The Impact of Health Insurance Policy on the Health of the Senior Floating Population-Evidence from China,” *International Journal of Environmental Research and Public Health*, Vol. 15, No. 10, 2018, p. 2159.

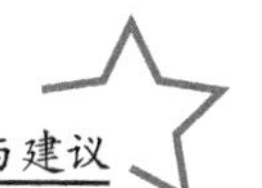

同时，医疗保险视角下物质条件和需求因素对流动人口健康不平等仍有重要影响。需求因素是门诊服务利用不平等的首要影响因素，物质条件是住院服务利用、医疗费用、费用负担以及健康结果的首要影响因素。此外，流动特征对流动人口健康不平等有显著影响，长距离流动有利于缩小流动人口医疗服务利用、报销比例和健康结果的不平等，乡—城流动有利于缩小流动人口医疗服务利用不平等。

（三）医疗保险视角下流动人口健康不平等生成路径

参保特征通过直接效应和间接效应并存、作用方向和作用大小分布不均衡的多维路径调节流动人口健康促进资源利用和健康结果，并导致流动人口内部亲富人的健康不平等。参保特征通过显著的直接效应导致流动人口内部医疗服务利用、医保服务利用和医疗保险保障水平的双重差异：一是参保流动人口与未参保流动人口之间的差异；二是参保流动人口中不同参保类型流动人口之间、不同参保地点流动人口之间的差异。参保特征通过显著的直接效应和间接效应共同调节流动人口健康结果，通过直接的相关关系、医疗服务利用、医保服务利用和医疗保险保障水平的多维路径导致流动人口内部健康结果不平等。具体的，医疗保险直接影响流动人口医疗服务利用、医保服务利用、医疗保险保障水平和健康结果，并通过影响医疗服务利用、医保服务利用和医疗保险保障水平间接影响健康结果，但作用大小和方向各不相同，形成了固化不同收入水平流动人口健康劣势和健康优势的合力。

同时，在参保地点对流动人口不同人群健康不平等影响路径的异质性上，我们发现“两地分离”现象通过卫生服务利用多维路径影响流动人口健康。总的来说，居住地参保的流动人口健康状况要优于户籍地或其他地方参保的人群，同时患慢性病会导致这种健康不平等风险大大提升。除此之外，中国老年流动人口还面临因参保地点与居住地点“两地分离”而导致的健康保障不平等的特殊问题。与在居住地参保的老年流动人口及在户籍地参保并居住的老年人口相比，参保地点和居住地点的分离导致老年流动人口在医疗保障水平和卫生服务可及性方面存在两难选择。而患慢性病老年流动人口相较于一般老年流动人口，其卫生服务需要、需求和利用水平更高，除健康体检和就医服务外，慢性病管理在患慢性病的老年流动人口中的作用更为重要。

二　流动人口健康不平等机制分析

医疗保险视角下流动人口内部存在亲富人的医疗服务利用不平等、医保服务利用和保障水平不平等。医疗保险因素通过多维路径导致流动人口内部健康不平等的原因主要有三。一是医疗保险制度设计上的社会分层效应，一方面是流动人口医疗保险资源的分配差异；另一方面是背后流动人口职业、收入、教育和居住地区等资源的分布差异，即医疗保险制度的社会分层结果导致流动人口健康促进资源的获取存在差异。二是医疗保险实施过程中对不同收入水平流动人口产生的健康社会效应差异，由于不同收入水平流动人口健康观念差异、就医行为差异及医疗保险的受益公平性差异、医疗保险对医疗卫生服务价格的影响等因素，流动人口在医疗保险场域内，形成了在医疗服务利用、医疗保险服务利用和保障水平方面优势更优、弱势尤弱的怪圈，最终导致流动人口健康促进资源利用和健康结果的差异。三是流动人口自身参保模式的选择逻辑，是否参保、能够参加何种医疗保险及选择在何处参加医疗保险是流动人口自身收入水平、职业状态、健康禀赋、健康意识、医疗保险政策知晓水平和知识获取能力等的综合反映，即选择逻辑偏社会理性还是经济理性本身蕴含着健康资源获取和利用的差异。

（一）医疗保险制度的社会分层效应

从理论上讲，医疗保险制度的公平属性要求其作为一种逆社会分层的力量，修正社会分层中社会经济地位导致的健康不平等问题，促进健康公平。[①] 当社会分层合理适度时，等级序差是健康促进资源分配公平的结果，医疗保险通过风险共担和互助共济维护这种可接受的等级序

① 付舒：《公平理论视阈下我国社会保障制度的分层化问题研究》，博士学位论文，吉林大学，2016年。

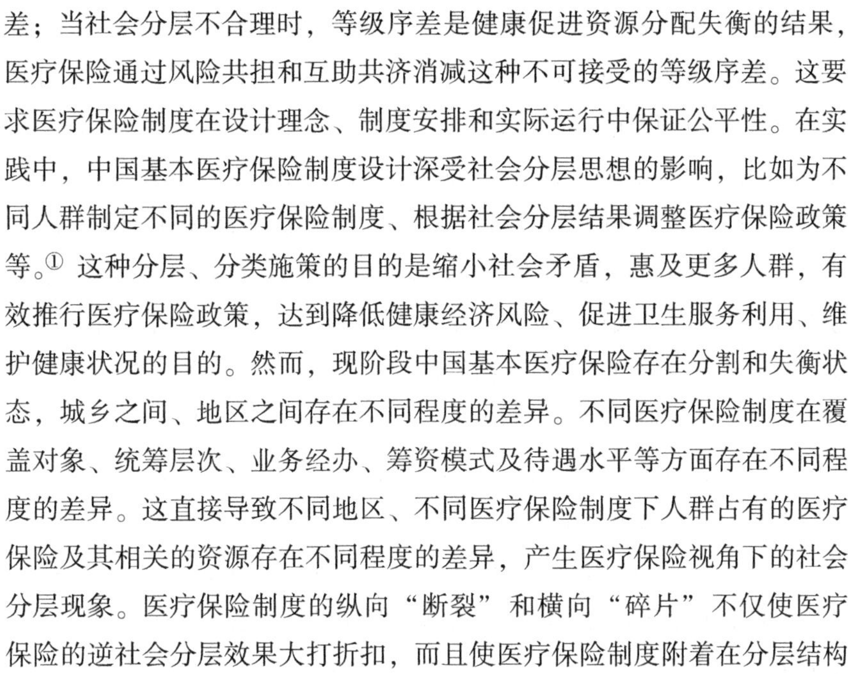

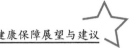

差；当社会分层不合理时，等级序差是健康促进资源分配失衡的结果，医疗保险通过风险共担和互助共济消减这种不可接受的等级序差。这要求医疗保险制度在设计理念、制度安排和实际运行中保证公平性。在实践中，中国基本医疗保险制度设计深受社会分层思想的影响，比如为不同人群制定不同的医疗保险制度、根据社会分层结果调整医疗保险政策等。[①] 这种分层、分类施策的目的是缩小社会矛盾，惠及更多人群，有效推行医疗保险政策，达到降低健康经济风险、促进卫生服务利用、维护健康状况的目的。然而，现阶段中国基本医疗保险存在分割和失衡状态，城乡之间、地区之间存在不同程度的差异。不同医疗保险制度在覆盖对象、统筹层次、业务经办、筹资模式及待遇水平等方面存在不同程度的差异。这直接导致不同地区、不同医疗保险制度下人群占有的医疗保险及其相关的资源存在不同程度的差异，产生医疗保险视角下的社会分层现象。医疗保险制度的纵向“断裂”和横向“碎片”不仅使医疗保险的逆社会分层效果大打折扣，而且使医疗保险制度附着在分层结构上产生了社会分层效应。

参保类型和参保地点的双重差异使医疗保险视角下流动人口的社会分层效应复杂化。一是制度上职工医保和居民医保在参保方式、缴费标准、待遇水平等方面的差异，表现为职工医保优于居民医保，居民医保优于未参保；二是流动中参保地点和就医地点“两地一致”和“两地分离”带来的报销方式、报销范围和保障水平等方面的差异，表现为“两地一致”优于“两地分离”。根据参保特征可将流动人口参保模式分为未参保、异地居民医保、本地居民医保、异地职工医保和本地职工医保，2018 年流动人口五种参保模式占比依次为 6.80%、8.07%、65.13%、17.02%、2.98%。以医疗保险及其相关资源占有情况作为划分流动人口医疗保险社会分层的标准，可将医疗保险视角下流动人口的社会分层分为上、中、下三层。第一，上层（本地职工医保），其在制度设计上享受基本医疗保险体系中最高的给付水平，并且避免了区域阻

---

① 王芳等：《医疗保障的社会分层分析》，《中国社会保障》2003 年第 10 期。

隔带来的待遇降级和服务利用不便，是医疗保险资源最丰富的人群。第二，中层（异地职工医保、本地居民医保、异地居民医保），或在制度上具备高水平医疗保险资源但现实中的跨区域流动削弱了资源优势，或受到不同医疗保险项目之间的“制度歧视”但避免了流动因素带来的资源流失问题，或在制度上拥有医疗保险资源分配的权利但面临参保地点与就医地点的“两地分离”的资源剥夺，同时占据医疗保险优势和劣势的三种参保模式在基本医疗保险关系转移接续和异地就医直接结算政策的调和下，同属于医疗保险资源中等水平的人群。第三，下层（未参保），属于制度层面的医疗保险资源贫困人群。2018 年流动人口医疗保险分层由上到下的结构占比依次为 17.02%、76.18%、6.80%，呈“中间大，两头小”的橄榄形结构。

此外，医疗保险的层次化设计与社会人口结构的分层具有高度耦合性，由职工医保和居民医保构成的基本医疗保险体系，其社会分层效应既包含医疗保险资源的差异，也反映了人群的职业、收入、教育、地区等相关资源的分布差异。

综上所述，健康促进资源是防范健康风险、维护健康水平的核心要素，更多的资源往往带来更好的健康状况。因此，医疗保险视角下流动人口内部存在亲富人的健康不平等，其中一个重要原因是，制度上的社会分层效应导致不同层次流动人口所能获得的医疗保险和健康促进资源存在差异，而这些资源可以帮助流动人口规避健康风险、提升医疗保健服务利用水平、改善健康状况，或在健康风险发生后将负面影响降至最低。

（二）医疗保险的健康社会效应差异

首先，医疗保险具有促进流动人口医疗服务利用的正向作用，但对社会经济地位不同的流动人口的作用效果存在差异，导致流动人口医疗服务利用不平等。当低收入流动人口患病（负伤）或身体不适时，医疗保险有助于增加其医疗服务利用的概率，最大程度恢复健康，但其健康状态已经受到相当程度的损害，难以通过医疗服务发生扭转，健康劣势长期存在；当高收入流动人口患病（负伤）或身体不适时，社会经济地位优势叠加医疗保险因素使其医疗需求更加敏感，健康状态受损程度较低时便及时止损，即使症状较轻也倾向于利用更高水平的医疗服务，达到维护健康状态的目的，健康优势进一步增强。与已有研究对健康不平等的形成机制描述一致，即不同阶层人群健康过程存在差异，低阶层更易受到疾病侵害且健康经济资源相对有限，在医疗保险因素和医疗需求的作用下通过医疗服务利用恢复健康，从而固化低健康水平；高阶层拥有更充足更优质的健康经济资源，在资源优势和健康需求的作用下通过卫生保健服务促进健康，从而实现高健康水平再生产。[①] 这种差异化的促进效应不仅印证了流动人口是否参保的医疗服务利用差异，同样印证了参保类型和参保地点对流动人口医疗服务利用的正向促进效应。

其次，医疗保险具有降低流动人口疾病经济负担的显著作用，并且参保类型或参保地点的资源优势会进一步强化医疗保险的经济保护作用，导致不同参保模式的流动人口医疗保险利用和保障水平存在差异。医疗保险碎片化和属地管理特征与流动人口"流动性"之间的矛盾，降低了居民医保和异地参保的适用性，凸显了职工医保和本地参保的作用优势。医疗保险服务利用方面，参加居民医保的流动人口定点医疗机构可及性往往低于参加职工医保的流动人口，这种差异人为地制造了一条鸿沟，拉开了流动人口医疗保险服务利用的差距。同时，垫资、跑腿、手续单据多、报销周期长等问题对处于社会经济地位较低层级的人群影响更大，进一步制约了参加居民医保流动人口的医疗保险利用水平。异地参保的流动人口面临医疗服务和医保服务可及性难以兼顾的困境。流动人口如果选择在居住地就医，其医疗费用报销限制条件多且流程烦琐，面临医疗保险报销可及性差的现实困境。因此，异地参保流动人口医疗保险利用水平低于本地参保流动人口。

再次，报销比例是影响医疗保险发挥经济保护作用的关键因素，而

① 冯桂平等：《医疗保险模式对流动人口医疗卫生服务可及性影响研究——基于大连市的调查数据》，《大连理工大学学报》（社会科学版）2017 年第 1 期。

居民医保基金给付水平在50%—70%，低于职工医保的70%—90%，给付能力差异直接造成参保流动人口内部医疗保障不平等。以武汉为例，2023年武汉职工医保三级医疗机构住院费用报销比例分别为在社区卫生服务中心、一级医疗机构和惠民医院住院报销92%，在二级医疗机构住院报销89%，在三级医疗机构住院报销86%，居民医保同等条件下的报销比例分别为90%、70%、60%。为了鼓励人们在医保基金统筹区内的医疗机构获得医疗服务，达到控制医疗费用、提高基金使用效率和可持续性的目的，[①] 同等情况下，当参保地与就医地不一致时起付线更高且报销比例更低，因此异地参保流动人口保障水平低于本地参保流动人口。以安徽为例，城乡居民保险报销政策规定，对于政策范围内医疗费用，在市域外（不含省外）医疗机构住院治疗的，各类别医疗机构起付线增加1倍，报销比例降低5个百分点；到省外医疗机构住院治疗的，起付线按当次住院总费用的20%计算（不足2000元的按2000元计算，最高不超过1万元），报销比例为60%（市域内最低报销比例为70%）。[②]

同时，医疗保险及其降低医疗服务价格的效应释放了流动人口就医需求，导致其医疗总费用和自付费用上涨。研究显示，不同地区和不同收入水平的人群都因医疗保险出现了医疗支出显著增加的情况。[③] 就参保类型而言，由于参加职工医保流动人口医疗费用报销水平更高，而且普遍具备社会经济地位优势，对住院总费用的支付能力更强，医疗总费用更高；就参保地点而言，因为就医地的医保经办机构缺乏监管动力、参保地的医保经办机构缺乏监管能力，所以异地参保流动人口的医疗总费用缺乏约束力，本地参保流动人口医疗总费用显著更低。流动人口自

---

① F. Qiu, J. Liu and H. J. Zhan, "Migration and Health—Freedom of Movement and Social Benefits for Chinese Migrant Workers," *Sustainability*, Vol. 13, No. 22, 2021, p. 12371.

② 安徽省人民政府：《〈安徽省统一城乡居民基本医疗保险和大病保险保障待遇实施方案（试行）〉政策解读》，https://www.ah.gov.cn/public/1681/7977961.html? ivk_sa=1024320u.，2022/7/11。

③ 封进、余央央、楼平易：《医疗需求与中国医疗费用增长——基于城乡老年医疗支出差异的视角》，《中国社会科学》2015年第3期。

付费用负担分布与医疗总费用和报销比例分布对应。

医疗保险报销比例和医疗费用差异意味着虽然医疗保险能提高流动人口医疗服务经济可及性，但医疗费用增加仍会加重低收入水平流动人口的经济负担。当疾病程度较轻时，不同收入水平流动人口都较为容易承担相应的医疗费用，但低收入水平流动人口会付出比高收入水平流动人口更大的经济代价；当疾病程度较重时，低收入水平流动人口医疗费用更易增长到难以为继的情况，进而丧失通过医疗服务来充分恢复健康的机会。医疗费用增加使低收入水平流动人口无法改变相较于中上收入水平流动人口的健康劣势。而高收入水平流动人口资源更加丰富，倾向于充分利用医疗服务资源以维护健康结果，巩固健康优势地位。

最后，医疗保险通过差异化的健康社会效应导致医疗保险分层结构中不同收入水平流动人口的健康优势与劣势，形成流动人口内部层次化的健康结果分布，并通过对医疗服务利用、医疗保险服务利用、医疗保险保障水平的影响对健康结果进行调节。

综上所述，健康促进资源利用是恢复受损健康状态、产生更高健康水平的主要机制，高水平的资源利用对恢复健康或再生产健康的效果更好。医疗保险的主要社会作用是帮助更多的人化解健康风险，促进健康水平的提升，但普惠性不等于公平性，医疗保险的健康社会效应在不同收入水平的流动人口之间存在差异，固化了流动人口的健康优势与劣势，促成了医疗保险视角下的流动人口健康不平等机制。

（三）流动人口参保模式的选择逻辑

流动人口健康行为逻辑决定了其参保模式及在医疗保险分层结构中所处的位置，进而影响其健康水平在社会经济等级分布中的排序。

流动人口参保模式的第一层逻辑是是否参加医疗保险。样本基本情况显示，2017 年仍有 8.17%的流动人口未参加任何医疗保险，2018 年这一比例降为 6.80%。从参保趋势上看，流动人口参保率逐步提高；从人口规模上看，仍有大量流动人口游离在医疗保险体系外，无法享受待遇福利。第二层逻辑是参加何种医疗保险，国家鼓励各地根据实际情况采取不同的、多样的流动人口医疗保障制度，根据各地流动人口医疗保险与当地社会保险的依附或隶属关系，当前流动人口医疗保险模式主要有三种，一是以上海、成都为代表的综合模式，整合工伤、养老和医疗保险进行统一管理；二是以北京为代表的单独模式，为流动人口设置以大病或住院为主的专项医疗保险；三是以南京、深圳为代表的混合模式，稳定就业人员参与城镇职工，流动性强的流动人口参与大病医疗保险。① 这三种流动人口医疗保险模式的覆盖面有限，并且与流动人口就业身份和所在单位高度相关。对大多数城市特别是中小城市而言，流动人口参与医疗保险只有两种选择：城镇职工基本医疗保险和城乡居民基本医疗保险。受制度、企业和身份的制约，八成流动人口被动地选择了参加居民医保。第三层逻辑是在何处参加医疗保险。流动距离、流动强度、返乡意愿、健康需求、报销差异及其他社会经济因素都在流动人口选择参保地点的考量范围之内。研究表明，流动人口参保地点选择过程中存在“逆向选择”，低健康水平的流动人口倾向于选择本地参保模式，以实现较高的医疗保险保障水平和更优质的医疗服务，② 对冲流动属性损害健康促进资源及利用的风险。

流动人口参保行为不仅受到物质利益的驱使，还出于追求自身利益和效用最大化，按照经济成本和受益原则对化解疾病风险、实现健康目标的各种参保模式作出选择，同时不可避免地受到信息不对等、制度约束、环境和个人能力的限制。随着社会经济的发展，流动人口收入水平、教育水平不断提高，获取信息的渠道得到扩展，获取信息的能力得到发展，流动人口参保行为不仅会考虑经济因素，同时会考虑包括身体状况、家庭状况、工作状况及其他社会因素，但仍然会受到医疗制度设

① 戴利弘、严米平：《制度结构与农民工行动逻辑——以医疗保险模式选择为例》，《鸡西大学学报》2014 年第 9 期；龚岱辰、罗贻琳：《当前农民工医疗保险模式探讨》，《山东工会论坛》2015 年第 2 期；石宏伟、王小姣、于红：《农民工医疗保险模式的比较分析及政策完善》，《青海社会科学》2010 年第 2 期。

② Y. Meng, J. Han and S. Qin, “The Impact of Health Insurance Policy on the Health of the Senior Floating Population-Evidence from China,” *International Journal of Environmental Research and Public Health*, Vol. 15, No. 10, 2018, p. 2159.

计、城乡二元户籍制度和企业行为的限制。在第一层选择逻辑中，流动人口会综合考虑收入状况、报销程度、身体状况、家庭状况、工作特征、健康风险及制度因素，决定是否参保。研究表明，在现有制度的约束下，户籍、企业和医疗保险三个制度的缺失严重地束缚了流动人口参加与选择医疗保险的行为，导致流动人口作出不参加或者选择退保的行为，从而面临更多的健康风险。在第二层逻辑中，根据制度安排选择符合资质的医疗保险类型。在第三层逻辑中，根据健康水平、是否返乡、报销便捷性、报销水平、是否需要垫付、报销周期、流动强度、流动距离、流动时间和工作状况等因素，选择参保地点。总的来说，流动人口参保模式的选择行为是综合社会经济地位、医疗保险制度以及环境等因素的考量结果，经济理性和社会理性并存。

因此，流动人口会按照经济理性和社会理性的双重逻辑选择医疗保险模式，并且社会经济地位越高、制度保障越完善，倾向社会理性的程度越深。

三　流动人口健康保障的优化策略

（一）通过制度整合和政策优化提高流动人口保障公平性

通过提升医疗保险制度的公平性，缩小流动人口健康促进资源占有水平的分布差异，使流动人口与社会经济地位相关的健康水平等级序差回落到合理适度的范围，改善流动人口内部橄榄形的健康社会阶层结构。

一方面，通过缩小城镇职工基本医疗保险和城乡居民医疗保险之间的福利差异，缩小参保类型导致的资源差异。如适当提高居民医保的报销比例，提高居民医保待遇水平；适当增加对居民医保基金的财政投入，通过资源倾斜缩小差距；加强居民医保基金管理，避免资源的滥用和浪费，确保基金合理使用和分配；控制医疗行为和医疗费用，降低医疗保险基金不合理的负担，提高基金的使用效率。

另一方面，通过提高医保基金统筹层次，利用好医疗保险转移接续和异地就医直接结算工具，适应人口跨区域流动的需要，缩小参保地点导致的资源差异。

（二）多措并举平衡医疗保险健康社会效应差异

多措并举缓解流动人口健康劣势固化效应、改善流动人口健康优势再生产效应，缩小医疗保险对流动人口的健康社会效应差异，使生物特征和需求因素成为流动人口健康促进资源利用的主要决定因素，降低经济社会因素的影响，纠正流动人口内部健康促进资源利用与健康结果的不合理差异。

通过转变健康观念和刺激健康需求，促进医疗保健服务利用，避免低收入水平流动人口健康状态受损，或将健康损害程度降至最低。一方面，转变低收入水平流动人口健康观念。从疾病治疗为主转变为以健康管理为主，从“小病不治拖成大病”转为“治小病”“治未病”，进一步释放健康需求，缩小与高收入水平流动人口卫生保健服务利用的差异，进而达到缩小健康结果的差异。同时，对于高收入水平流动人口医疗服务利用，应警惕其在资源优势条件下的过度医疗行为，并防范医疗机构的道德风险。另一方面，刺激低收入流动人口的健康消费需求。在基础健康层面扩大医保的支付和利用范围，建立多层次及差异化的保障机制。如根据不同病种、年龄、职业等健康风险人群特征，通过优化起付标准和报销比例来控制医疗费用的过度增长，为低收入流动人口“治未病”“治小病”提供经济基础。需要注意的是，在释放合理需求的过程中需要同时注重保方、供方和需方的协同推进，如优化经办流程、提高服务可及性和流动人口知晓率等，并协同分级诊疗和支付方式改革，谨防医保基金风险以及医患双方的道德风险。

同时，利用环境对人群健康行为的影响，发动多部门协同工作，强化低收入水平流动人口健康优势生产效应。如企业单位与社区联合发力，以基层为重点，加大对健康行为和日常保健等健康知识的宣传力度，促进流动人口对公共健康促进资源的利用，如规律作息、勤加锻炼、健康饮食等；政府大力开展健康教育咨询活动及人力资源培训，提

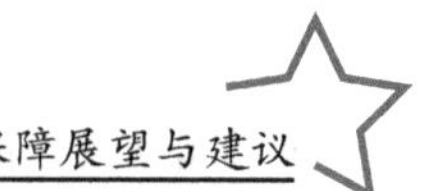

升低收入流动人口的疾病认知水平与健康意识，达到增加其健康投资的边际回报的效果。

此外，注重发挥政府、市场、社区等不同层次治理主体的协同作用，充分利用各种社会力量的政策创新空间，共同完善预防、治疗、健康一体化的治理机制，加快实现医疗保险从降低民众疾病负担到提升全民健康水平的良性循环。

（三）多方协同优化流动人口参保模式

根据流动人口参保模式的选择逻辑，制度约束、单位参保行为和个人信息获取及能力限制是影响流动人口参保理性的主要障碍。通过采取针对性措施，优化流动人口参保模式，达到提高流动人口参保模式与健康需求匹配度的目的，进而缩小流动人口内部由医疗保险因素导致的健康不平等。

制度层面，鼓励有条件的地区根据实际情况探索适宜的流动人口医疗保险模式，扩大流动人口在流入地参加医疗保险的选择范围，匹配满足自身需求的最优保险类型。建议对流动频率低、居住时间长的流动人口，通过医保关系转移接续实现参保地与居住地相一致。同时，关注重点人群，如“乡—城”流动人口和参加城乡居民基本医疗保险流动人口等受医疗保险制度健康社会分层效应较大的人群。建议流动频率较高的流动人口，通过异地就医直接结算解决“两地分离”导致的报销便捷性问题。

组织层面，一方面鼓励就业单位积极为流动人口缴纳医疗保险，补足企业方面对流动人口参加医疗保险的欠缺之处，尤其是社会经济地位较低的流动人口，改变其健康劣势固化地位。另一方面，积极发展商业医疗保险与基本医疗保险的合作，有效缓解基本医疗保险制度“属地性”和流动人口“流动性”之间的矛盾。引入商业医疗保险进一步验证表明，不同收入群体之间的医疗保险受益差异并没有消失，而是降低了群体之间的差异程度。[①] 因此，鼓励流动人口参加普惠型商业健康保

① J. Gao, D. Chu and T. Ye, “Empirical Analysis of Beneficial Equality of the Basic Medical Insurance for Migrants in China,” *Discrete Dynamics in Nature and Society*, Vol. 23, June 2021, pp. 1-11.

险，支持商业健康险突破基本医疗保险目录范围、既往病史和年龄的限制，切实减轻流动人口疾病经济负担，缩小不平等差距。

个体层面，推广健康教育，提升流动人口健康素养，拓宽流动人口获取信息的渠道，打破资源获取与利用的信息壁垒，提高按需参保的参保模式判断与选择能力。

综上所述，在中国医疗保障体系横向和纵向整合的漫漫征途中，本研究提出基于流动人口流动范围和流动强度特征流动人口参保策略，以有效应对现阶段中国流动人口健康保障问题，维护流动人口的健康权益（如图 9-7 所示）。

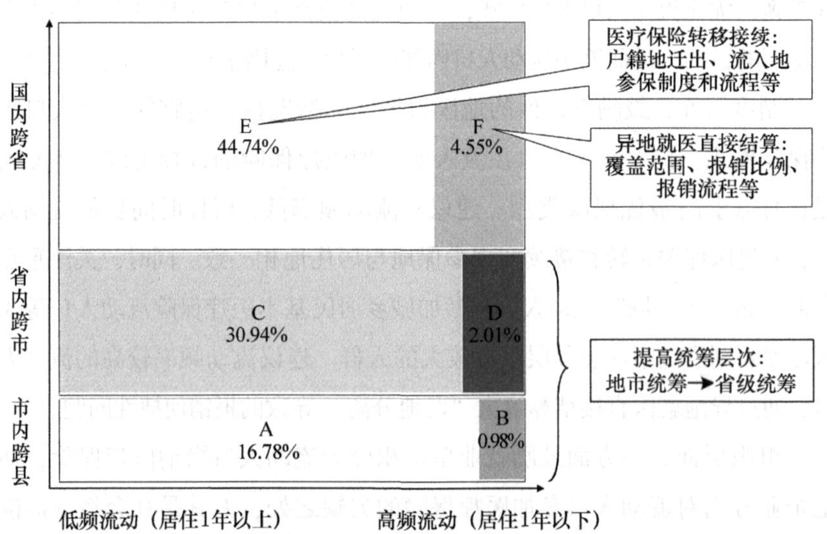

图 9-7　流动范围和强度视角下流动人口医疗保障路径

说明：图中不同类型流动人口占比测算基于 2017 年 CMDS 数据。

首先，从流动人口流动空间角度看，可以通过提高中国医疗保障体系的统筹层次，降低流动人口参保地和就医地“两地分离”的风险，消除省内流动人口因参保地点和就医地点不一致导致的资源差异。如医保统筹层次提高到市级水平，则市内跨县区流动的流动人口不再存在参保地和居住地分离而导致的健康不平等问题（A、B 区）。目前国内多数地区名义上已经实现地市级统筹；如果医保统筹层次提高到省级水平，则省内跨市流动的流动人口不再存在参保地和居住地分离而导致的健康不平等问题（C、D区）。根据统计数据，省级统筹可消解近50%的流动人口参保地和就医地“两地分离”的困境。2020年3月5日，《中共中央 国务院关于深化医疗保障制度改革的意见》明确提出巩固提高统筹层次，全面做实基本医疗保险地市级统筹，鼓励推进省级统筹。《中共中央关于制定国民经济和社会发展第十四个五年规划和二〇三五年远景目标的建议》提出“推动基本医疗保险、失业保险、工伤保险省级统筹”战略目标。党的二十大报告再次强调“健全基本医疗保险筹资和待遇调整机制，推动基本医疗保险省级统筹”的重要性。

其次，从目前现状和政策规划来看，中国基本医保在短期内无法实现全国层面统筹，跨省流动及其导致的异地就医问题将长期存在（E、F区）。因此，医疗保险转移接续和异地就医直接结算在未来相当长一段时间内仍是中国解决跨省流动人口医疗保障的重要工具，需要通过进一步完善医疗保险转移接续和异地就医直接结算政策，提高基本医保的可转移性和可携带性，克服参保地与就医地不一致带来的报销困难，减小跨省流动人口参保地点和就医地点不一致导致的资源差异。结合流动人口的流动频率看，对长期居住在流入地的居民（E区）应做好其医疗保险转移接续工作，畅通户籍地医保迁出和在流入地参保的通道，通过医保的转移接续实现参保地与就医地相一致，其中重点关注随子女长期流动的老年人口。研究证明，医疗保险能够小幅提升流动老年人参加健康体检和选择住院治疗的概率。① 然而，对于流动频率比较高的流动人群（F区），由于其难以在高频流动的过程中实现在流入地参保，因此，对于这类人群主要通过信息化技术提高异地就医直接结算报销的便捷性。如目前国家异地就医结算平台对跨省异地就医住院费用的及时结算起到了重要作用，门诊异地就医直接结算长三角、京津冀和西南五省

---

① 卢小君：《医疗保险对流动老年人医疗服务利用的影响——基于倾向得分匹配方法的反事实估计》，《中国卫生事业管理》2019年第9期。

区也在探索之中。同时，通过政策完善扩大异地就医的保障范围和报销水平，如门诊和住院服务均应纳入异地就医直接结算范围，特别是要加快推进将门诊服务纳入异地就医直接结算范围，落实《关于加快推进门诊费用跨省直接结算工作的通知》中的重点工作。如扩大普通门诊费用跨省直接结算覆盖范围、积极推进门诊慢特病的相关治疗费用跨省直接结算等，按照国家医保局办公室、财政部办公厅印发《关于开展门诊慢特病相关治疗费用跨省直接结算试点工作的通知》的规定，加速铺设五个主要门诊慢特病相关治疗费用跨省直接结算的进程。并在分级诊疗框架体系下缩小参保地就医和非参保地就医的待遇差异，合理提高异地就医的报销水平，缩小有序就医流动人口参保地就医和非参保地就医的待遇差异，减少不同医保类型报销水平的“制度歧视”和跨地区报销的“户籍歧视”。[①] 但同时需要谨防流入地“虹吸”现象对流出地医保基金安全的冲击，这就需要充分发挥流动人口异地就医的分级诊疗体系的作用，激励异地就医流动人口在流入地有序就医，合理利用医疗资源。同时，需要加强异地就医患者医保支付政策与就医地支付方式改革的协同推进，避免异地就医患者成为支付方式改革的政策“漏洞”。

需要注意的是，以上探讨的是针对不同类型流动人口提高统筹层次、医疗保险转移接续和异地就医直接结算的最优策略组合。但基于现状，异地就医直接结算同样可以作为 E 区流动人口的次优选择策略；医疗保险转移接续和异地就医直接结算可以同时作为目前未实现省级统筹阶段 C 区和 D 区人群的备选策略。通过以上多维策略路径，解决医疗保障制度因参保地点差异导致的流动人口健康不平等问题，并利用有限的医保资金高效地保障流动人口的健康。

---

① 白兰、顾海：《异地就医结算背景下医保参保地差异对老年流动人口医疗资源利用的影响研究》，《兰州学刊》2021 年第 5 期。

参考文献

英文文献

Allport, G. W., *The Nature of Prejudice*, Addison-Wesley Publishing Company, Inc, 1954.

Andersen, R. M., and Newman, J. F., "Societal and Individual Determinants of Medical Care Utilization in the United States," *The Milbank Memorial Fund Quarterly*, *Health and Society*, Vol. 51, No. 1, 1973.

Andersen, R. M., "Revisiting the Behavioral Model and Access to Medical Care: Does it Matter?", *Journal of Health and Social Behavior*, Vol. 36, No. 1, 1995.

Arrow, K. J., "Uncertainty and the Welfare Economics of Medical Care, 1963," *Bulletin of the World Health Organization*, Vol. 82, No. 2, 2004.

Baeten, S., Van Ourti, T., and E. van Doorslaer, "Rising Inequalities in Income and Health in China: Who is Left behind?", *Journal of Health Economics*, Vol. 32, No. 6, 2013.

Baker, D. W., et al., "Lack of Health Insurance and Decline in Overall Health in Late Middle Age," *New England Journal of Medicine*, Vol. 345, No. 15, 2001.

Bao, H., et al., "Investigating Social Welfare Change in Urban Village Transformation: A Rural Migrant Perspective," *Social Indicators Research*,

Vol. 139, No. 2, 2018.

Bircher, J., and Hahn, E. G., "Understanding the Nature of Health: New Oerspectives for Medicine and Public Health, Improved Wellbeing at Lower Costs," *F1000Research*, Vol. 5, No. 12, 2016.

Bircher, J., and Kuruvilla, S., "Defining Health by Addressing Individual, Social and Environmental Determinants: New Opportunities for Health Care and Public Health," *Journal of Public Health Policy*, Vol. 35, No. 3, 2014.

Boorse, C., "Health as a Theoretical Concept," *Philosophy of Science*, Vol. 44, No. 4, 1977.

Bork, T., Kraas, F., and Yuan, Y., "Goverance Challenges in China's Urban Health Care System—The Role of Stakeholders," *Erdkunde*, Vol. 65, No. 2, 2011.

Braveman, P., and Gruskin, P., "Defining Equity in Health," *Journal of Epidemiology and Community Health*, Vol. 57, No. 4, 2003.

Braveman, P., "Health Disparities and Health Equity: Concepts and Measurement," *Annual Review of Public Health*, Vol. 27, 2006.

Cai, F., "Hukou System Reform and Unification of Rural-Urban Social Welfare," *China & World Economy*, Vol. 19, No. 3, 2011.

Cai, X., Yang, F., and Bian, Y., "Gap Analysis on Hospitalized Health Service Utilization in Floating Population Covered by Different Medical Insurances: Case Study from Jiangsu Province, China," *International Journal for Equity in Health*, Vol. 18, No. 1, 2019.

Carrasquillo, O., Carrasquillo, A. I., and Shea, S., "Health Insurance Coverage of Immigrants Living in the United States: Differences by Citizenship Status and Country of Origin," *American Journal of Public Health*, Vol. 90, No. 6, 2000.

Chen, J., "Internal Migration and Health: Re-Examining the Healthy Migrant Phenomenon in China," *Social Science & Medicine*, Vol. 72, No. 8, 2011.

Chen, S., et al., "Barriers of Effective Health Insurance Coverage for Rural-to-Urban Migrant Workers in China: A Systematic Review and Policy Gap Analysis," *BMC Public Health*, Vol. 20, No. 1, 2020.

Chen, S., et al., "COVID-19 Control in China during Mass Population Movements at New Year," *The Lancet*, Vol. 395, No. 10226, 2020.

Chen, W., et al., "Social Health Insurance Coverage and Financial Protection among Rural-to-Urban Internal Migrants in China: Evidence from A Nationally Representative Cross-Sectional Study," *BMJ Global Health*, Vol. 2, No. 4, 2017.

Cheng, Z., Nielsen, I., and Smyth, R., "Access to Social Insurance in Urban China: A Comparative Study of Rural-Urban and Urban-Urban Migrants in Beijing," *Habitat International*, Vol. 41, 2014.

Dahlgren, G., and Whitehead, M., "What Can Be Done about Inequalities in Health?", *The Lancet*, Vol. 338, No. 8774, 1991.

Derose, K. P., Escarce, J. J., and Lurie, N., "Immigrants and Health Care: Sources of Vulnerability," *Health Affairs* (*Project Hope*), Vol.26, No. 5, 2007.

Dover, D. C., and Belon, A. P., "The Health Equity Measurement Frame-Work: A Comprehensive Model to Measure Social Inequities in Health," *International Journal for Equity in Health*, Vol. 18, No. 1, 2019.

Dusan, P., et al., "The Contribution of Health Behaviors to Socioeconomic Inequalities in Health: A Systematic Review," *Preventive Medicine*, Vol. 113, 2018.

Erreygers, G., "Correcting the Concentration Index," *Journal of Health Economics*, Vol. 28, No. 2, 2008.

Fan, C., et al., "The Relationship between the Migrant Population's Migration Network and the Risk of COVID-19 Transmission in China-Empirical Analysis and Prediction in Prefecture-Level Cities," *International Journal of Environmental Research and Public Health*, Vol. 17, No. 8, 2020.

Fink, A. M., "Toward A New Definition of Health Disparity," *Journal of Transcultural Nursing*, Vol. 20, No. 4, 2009.

Finkelstein, A., et al., "The Oregon Health Insurance Experiment: Evidence from the First Year," *The Quarterly Journal of Economics*, Vol. 127, No. 3, 2012.

Fitzgerald, S., et al., "Occupational Injury among Migrant Workers in China: A Systematic Review," *Injury Prevention*, Vol. 19, No. 5, 2013.

Flaskerud, J. H., "Health Disparities Research: From Concept to Practice," *Communicating Bursing Research*, Vol. 35, 2002.

Fuchs, V. R., "Who Shall Live?", *Health, Economics and Social Choice*, World Scientific Publishing Company, Incorporated, 2011.

Gakidou, E. E., Murray, C. J., and Frenk, J., "Defining and Measuring Health Inequality: An Approach Based on the Distribution of Health Expectancy," *Bulletin of the World Health Organization*, Vol. 78, No. 1, 2000.

Gao, J., Chu, D., and Ye, T., "Empirical Analysis of Beneficial Equality of the Basic Medical Insurance for Migrants in China," *Discrete Dynamics in Nature and Society*, Vol. 2021, 2021.

Gordon, M. M., *Assimilation in American Life: The Role of Race, Religion, and National Origins*, Oxford University Press, 1964.

Guan, M., "Should the Poor Have no Medicines to Cure ? A Study on the Association between Social Class and Social Security among the Rural Migrant Workers in Urban China," *International Journal for Equity in Health*, Vol. 16, 2017.

Han, J., and Meng, Y., "Institutional Differences and Geographical Disparity: The Impact of Medical Insurance on the Equity of Health Services Utilization by the Floating Elderly Population—Evidence from China," *International Journal for Equity in Health*, Vol. 18, No. 1, 2019.

He, A. J. and Wu S., "Towards Universal Health Coverage via Social Health Insurance in China: Systemic Fragmentation, Reform Imperatives, and Policy Alternatives," *Applied Health Economics and Health Policy*, Vol. 15, No. 6, 2017.

Heckley, G., Gerdtham, U., and Kjellsson, G., "A General Method for Decomposing the Causes of Socioeconomic Inequality in Health," *Journal of Health Economics*, Vol. 48, 2016.

Heckman, J. J., "Sample Selection Bias as a Specification Error," *Econometrica*, Vol. 47, No. 1, 1979.

Hollingsworth, T. H., "Internal Migration Statistics from the Central Register for Scotland of the National Health Service," *Journal of the Royal Statistical Society, Series A (General)*, Vol. 131, No. 3, 1968.

Huang, C., et al., "Correlates of Unequal Access to Preventive Care in China: A Multilevel Analysis of National Data from the 2011 China Health and Nutrition Survey," *BMC Health Services Research*, Vol. 16, 2016.

Huang, Y., and Guo, F., "Welfare Programme Participation and the Well-Being of Non-Local Rural Migrants in Metropolitan China: A Social Exclusion Perspective," *Social Indicators Research*, Vol. 132, No. 1, 2017.

Huang, Z., and Pan, Z., "Improving Migrants' Access to the Public Health Insurance System in China: A Conceptual Classification Frame-Work," *Asian and Pacific Migration Journal*, Vol. 26, No. 2, 2017.

Jan, C., Zhou, X., and Stafford, R. S., "Improving the Health and Well-Being of Children of Migrant Workers," *Bulletin of the World Health Organization*, Vol. 95, No. 12, 2017.

Ji, Y., et al., "Smoking and Its Determinants in Chinese Internal

Migrants: Nationally Representative Cross-Sectional Data Analyses," *Nicotine & Tobacco Research*, Vol. 18, No. 8, 2016.

Jing, Z., et al., "Effect of Social Integration on the Establishment of Health Records among Elderly Migrants in China: A Nationwide Cross-Sectional Study," *BMJ Open*, Vol. 9, No. 12, 2019.

Kim, H. K., and Lee, M., "Factors Associated with Health Services Utilization between the Years 2010 and 2012 in Korea: Using Andersen's Behavioral Model," *Osong Public Health Res Perspect*, Vol. 7, No.1, 2016.

Kovács, J., "The Concept of Health and Disease," *Medicine, Health Care and Philosophy*, Vol. 1, No. 1, 1998.

Ku, L., and Matani, S., "Left out: Immigrants' Access to Health Care and Insurance," *Health Affairs* (*Project Hope*), Vol. 20, No. 1, 2001.

Larsen, K., and Merlo, J., "Appropriate Assessment of Neighborhood Effects on Individual Health: Integrating Random and Fixed Effects in Multilevel Logistic Regression," *Ameican Journal of Epidemiology*, Vol. 161, No. 1, 2005.

Law, I., and Widdows, H., "Conceptualising Health: Insights from the Capability Approach: Health Care Analysis," *Journal of Health Philosophy and Policy*, Vol. 16, No. 4, 2008.

Levesque, J., Harris, M. F., and Russell, G., "Patient-Centred Access to Health Care: Conceptualising Access at the Interface of Health Systems and Populations," *International Journal for Equity in Health*, Vol. 12, 2013.

Lewin, S., et al., "Applying GRADE-CERQual to Qualitative Evidence Synthesis Findings: Introduction to the Series," *Implementation Science*, Vol. 13, 2018.

Lewis, O., *The Children of Sanchez: Autobiography of a Mexican Family*, Vintage Books, 2011.

Lewis, W. A., "Economic Development with Unlimited Supplies of Labour," *The Manchester School*, Vol. 22, No. 2, 1954.

Li, C., et al., "Association between Sociodemographic, Psychosocial, Lifestyle Factors, and Self-Reported Health among Migrant Laborers in China," *Journal of the Chinese Medical Association*, Vol. 80, No. 4, 2017.

Li, D., et al., "Assessing Income-Related Inequality on Health Service Utilization among Chinese Rural Migrant Workers with New Co-Operative Medical Scheme: A Multilevel Approach," *International Journal of Environmental Research and Public Health*, Vol. 18, No. 20, 2021.

Li, D., et al., "Socio-Economic Inequalities in Health Service Utilization among Chinese Rural Migrant Workers with New Cooperative Medical Scheme: A Multilevel Regression Approach," *BMC Public Health*, Vol. 22, No. 1, 2022.

Li, J., et al., "China's New Cooperative Medical Scheme's Impact on the Medical Expenses of Elderly Rural Migrants," *International Journal of Environmental Research and Public Health*, Vol. 16, No. 24, 2019.

Li, Y., and Wu, S., "Migration and Health Constraints in China: A Social Strata Analysis," *Journal of Contemporary China*, Vol. 19, No. 64, 2010.

Li, Y., and Wu, S., "Social Networks and Health among Rural-Urban Migrants in China: A Channel or a Constraint?", *Health Promotion International*, Vol. 25, No. 3, 2010.

Li, Y., et al., "The Impact of Predisposing, Enabling, and Need Factors in Utilization of Health Services among Rural Residents in Guangxi, China," *BMC Health Services Research*, Vol. 16, 2016.

Li, Y., "Understanding Health Constraints among Rural-to-Urban Migrants in China," *Qualitative Health Research*, Vol. 23, No. 11, 2013.

Liang, J., et al., "The Association between Social Integration and Utilization of Essential Public Health Services among Internal Migrants in

China: A Multilevel Logistic Analysis," *International Journal of Environmental Research and Public Health*, Vol. 17, No. 18, 2020.

Liang, Y., and Guo, M., "Utilization of Health Services and Health-Related Quality of Life Research of Rural-to-Urban Migrants in China: A Cross-Sectional Analysis," *Social Indicators Research*, Vol. 120, No. 1, 2015.

Lindelow, M., and Wagstaff, A., *Can Insurance Increase Financial Risk? The Curious Case of Health Insurance in China*, The World Bank Group, 2005.

Liu, G. G., Vortherms, S. A., and Hong, X., "China's Health Reform Update," *Annual Review of Public Health*, Vol. 38, 2017.

Liu, L., et al., "Empirical Analysis of the Status and Influencing Factors of Catastrophic Health Expenditure of Migrant Workers in Western China," *International Journal of Environmental Research and Public Health*, Vol. 16, No. 5, 2019.

Liu, Y., Dijst, M., and Geertman, S., "Residential Segregation and Well-Being Inequality over Time: A Study on the Local and Migrant Elderly People in Shanghai," *Cities*, Vol. 49, 2015.

Loet, L., et al., "Referenced Publication Years Spectroscopy Applied to iMetrics: Scientometrics, *Journal of Informetrics*, and a Relevant Subset of JASIST," *Journal of Informetrics*, Vol. 8, No. 1, 2014.

Ma, C., et al., "Healthcare, Insurance, and Medical Expenditure of the Floating Population in Beijing, China," *Frontiers in Public Health*, Vol. 8, 2020.

Ma, S., et al., "Comparison of Access to Health Services among Urban-to-Urban and Rural-to-Urban Older Migrants, and Urban and Rural Older Permanent Residents in Zhejiang Province, China: A Cross-Sectional Survey," *BMC Geriatrics*, Vol. 18, 2018.

Machteld, H., et al., "How Should We Define Health?", *BMJ* (*Clinical Research ed.*), Vol. 343, No. 2, July 2011.

Marshall, T. H., *Citizenship and Social Class*, Cambridge University Press, 1950.

Marx, W., and Bornmann, L., "Tracing the Origin of A Scientific Legend by Reference Publication Year Spectroscopy (RPYS): The Legend of the Darwin Finches," *Scientometrics*, Vol. 99, No. 3, 2014.

Marx, W., et al., "Detecting the Historical Roots of Research Fields by Reference Publication Year Spectroscopy (RPYS)," *Journal of the Association for Information Science and Technology*, Vol. 65, No. 4, 2014.

Meng, Q., et al., "Consolidating the Social Health Insurance Schemes in China: Towards an Equitable and Efficient Health System," *The Lancet*, Vol. 386, No. 10002, 2015.

Meng, Y., Han, J., and Qin, S., "The Impact of Health Insurance Policy on the Health of the Senior Floating Population-Evidence from China," *International Journal of Environmental Research and Public Health*, Vol. 15, No. 10, 2018.

Mohanty, S. A., et al., "Health Care Expenditures of Immigrants in the United States: A Nationally Representative Analysis," *American Journal of Public Health*, Vol. 95, No. 8, 2005.

Murray, C. J., Gakidou, E. E., and Frenk, J., "Health Inequalities and Social Group Differences: What Should We Measure?", *Bulletin of the World Health Organization*, Vol. 77, No. 7, 1999.

National Heart Lung and Blood Institute, Study Quality Assessment Tools, https://www.nhlbi.nih.gov/health-topics/study-quality-assessment-tools, 2019/7/30.

Niu, J., and Qi, Y., "Internal Migration and Health Stratification in Urban China," *Asian and Pacific Migration Journal*, Vol. 24, No. 4, 2015.

Nordenfelt, L., "On the Nature of Health An Action-Theoretic Approach," D. Reidel Pnblishing Company, 1987, No. 4, 1987.

Pan, L., et al., "Unmet Healthcare Needs and Their Determining Factors among Unwell Migrants: A Comparative Study in Shanghai," *International Journal of Environmental Research and Public Health*, Vol. 19, No. 9, 2022.

Pan, X., Xu, J., and Meng, Q., "Integrating Social Health Insurance Systems in China," *The Lancet*, Vol. 387, No. 10025, 2016.

Peng, B. and Ling, L., "Association between Rural-to-Urban Migrants' Social Medical Insurance, Social Integration and Their Medical Return in China: A Nationally Representative Cross-Sectional Data Analysis," *BMC Public Health*, Vol. 19, 2019.

Peng, Y., et al., "Factors Associated with Health-Seeking Behavior among Migrant Workers in Beijing, China," *BMC Health Services Research*, Vol. 10, No. 1, 2010.

Phelan, J. C., Bruce, G. L., and Parisa, T., "Social Conditions as Fundamental Causes of Health Inequalities: Theory, Evidence, and Policy Implications," *Journal of Health and Social Behavior*, Vol. 51, No. 1_suppl, 2010.

Pound, R., "Mechanical Jurisprudence," *Columbia Law Review*, Vol. 8, No. 8, 1908.

Yao, Q., Liu, C., Su, J., "Inequality in Health Services for Internal Migrants in China: A National Cross-Sectional Study on the Role of Fund Location of Social Health Insurance," *International Journal of Environmental Research and Public Health*, Vol. 17, No. 17, 2020.

Qin, X., Pan, J., and Liu, G. G., "Does Participating in Health Insurance Benefit the Migrant Workers in China? An Empirical Investigation," *China Economic Review*, Vol. 30, 2014.

Qiu, F., Liu, J. and Zhan, H. J., "Migration and Health—Freedom of Movement and Social Beneflts for Chinese Migrant Workers," *Sustainability*, Vol. 13, No. 22, 2021.

Ravenstein, E. G., "The Laws of Migration," *Journal of the Statistical Society of London*, Vol. 48, No. 2, 1885.

Rickne, J., "Labor Market Conditions and Social Insurance in China," *China Economic Review*, Vol. 27, 2013.

Rosenbaum, P. R., and Rubin, D. B., "The Central Role of the Propensity Score in Observational Studies for Causal Effects," *Biometrika*, Vol. 70, No. 1, 1983.

Roy, A. D., "Some Thoughts on the Distribution of Earnings," *Oxford Economic Papers*, Vol. 3, No. 2, 1951.

Ryle, J. A., "The Meaning of Normal," *The Lancet*, Vol. 249, No. 6436, 1947, pp. 1-5.

Sade, R. M., "A Theory of Health and Disease: The Objectivist-Subjectivist Dichotomy," *The Journal of Medicine and Philosophy*, Vol. 20, No. 5, 1995.

Schilgen, B., et al., "Health Situation of Migrant and Minority Nurses: A Systematic Review," *PLOS ONE*, Vol. 12, No. 6, 2017.

Shao, C., et al., "Income-Related Health Inequality of Migrant Workers in China and Its Decomposition: An Analysis Based on the 2012 China Labor-Force Dynamics Survey data," *Journal of the Chinese Medical Association*, Vol. 79, No. 10, 2016.

Sigerist, H., *Medicine and Human Welfare*, New Haven: Yale University Press, 1941.

Singh, J., "Critical Appraisal Skills Programme," *J Pharmacol Pharmacother*, Vol. 1, No. 4, 2013.

Small, H., and Griffith, B. C., "The Structure of Scientific Literatures I:

Identifying and Graphing Specialties," *Social Studies of Science*, Vol. 4, No. 1, 1974.

Song, X., et al., "Health Service Utilisation of Rural-to-Urban Migrants in Guangzhou, China: Does Employment Status Matter?" *Tropical Medicine & International Health*, Vol. 22, No. 1, 2017.

Song, Y., "What Should Economists Know about the Current Chinese Hukou System?", *China Economic Review*, Vol. 29, 2014.

Sturmberg, J. P., "The Personal Nature of Health," *Journal of Evaluation in Clinical Practice*, Vol. 15, No. 4, 2009.

Su, L., Sun, L., and Xu, L., "Review on the Prevalence, Risk Factors and Disease Management of Hypertension among Floating Population in China during 1990-2016," *Global Health Research and Policy*, Vol. 3, No. 1, 2018.

Suphanchaimat, R., et al., "The Effects of the Health Insurance Card Scheme on Out-of-Pocket Expenditure among Migrants in Ranong Province, Thailand," *Risk Management and Healthcare Policy*, Vol. 12, 2019.

Tang, D., and Wang, J., "Basic Public Health Service Utilization by Internal Older Adult Migrants in China," *International Journal of Environmental Research and Public Health*, Vol. 18, No. 1, 2021.

Vargas, B. A., et al., "Variations in Healthcare Access and Utilization among Mexican Immigrants: The Role of Documentation Status," *Journal of Immigrant and Minority Health*, Vol. 14, No. 1, 2012.

Vasoontara, Y., et al., "Has Universal Health Insurance Reduced Socioeconomic Inequalities in Urban and Rural Health Service Use in Thailand?", *Health and Place*, Vol. 16, No. 5, 2010.

Wagstaff, A., and Lindelow, M., "Can Insurance Increase Financial Risk?", *Journal of Health Economics*, Vol. 27, No. 4, 2008.

Wagstaff, A., Eddy V. D., and Naoko, W., "On Decomposing the Causes of Health Sector Inequalities with an Application to Malnutrition Inequalities in Vietnam," *Journal of Econometrics*, Vol. 112, No. 1, 2003.

Wagstaff, A., et al., "Extending Health Insurance to the Rural Population: An Impact Evaluation of China's New Cooperative Medical Scheme," *Journal of Health Economics*, Vol. 28, No. 1, 2009.

Wagstaff, A., Paci P., and Eddy, V. D., "On the Measurement of Inequalities in Health," *Social Science & Medicine*, Vol. 33, No. 5, 1991.

Wang, H., et al., "Association between Social Health Insurance and Choice of Hospitals among Internal Migrants in China: A National Cross-Sectional Study," *BMJ Open*, Vol. 8, No. 2, 2018.

Wang, H., et al., "How Does Domestic Migration Pose a Challenge in Achieving Equitable Social Health Insurance Benefits in China? A National Cross-Sectional Study," *BMJ Open*, Vol. 12, No. 8, 2022.

Wang, J., and Wang, Z., "Strengths, Weaknesses, Opportunities and Threats (SWOT) Analysis of China's Prevention and Control Strategy for the COVID-19 Epidemic," *International Journal of Environmental Research and Public Health*, Vol. 17, No. 7, 2020.

Wang, Q., "Health of the Elderly Migration Population in China: Benefit from Individual and Local Socioeconomic Status?", *International Journal of Environmental Research and Public Health*, Vol. 14, No. 4, 2017.

Wang, Y., et al., "Multilevel Analysis of Individual, Organizational, and Regional Factors Associated with Patient Safety Culture: A Cross-Sectional Study of Maternal and Child Health Institutions in China," *Journal of Patient Safety*, Vol. 16, No. 4, 2020.

Ward, L., and Franks, P., "Changes in Health Care Expenditure Associated with Gaining or Losing Health Insurance," *Annals of Internal Medicine*,

Vol. 146, No. 11, 2007.

Watson, T. A., "Inside the Refrigerator: Immigration Enforcement and Chilling Effects in Medicaid Participation1," *American Economic Journal, Economic Policy*, Vol. 6, No. 3, 2014.

World Bank, *The Path to Integrated Insurance Systems in China*, 2010.

World Health Organization, *Equality in Health Care: A WHO/SIDA Initiative*, Geneva: World Health Organization, 1996.

World Health Organization, Health Equity World Health Organization, http://www.who.int/topics/health_equity/en/, 2020/3/5.

World Health Organization, *Monitoring the Building Blocks of Health Systems: A Handbook of Indicators and Their Measurement Strategies*, Geneva: World Health Organization, 2010.

World Health Organization, *The World Health Report-Financing for Universal Coverage*, Geneva: World Health Organization, 2010.

Xi, S., et al., "Local-Migrant Gaps in Healthcare Utilization between Older Migrants and Local Residents in China," *Journal of the American Geriatrics Society*, Vol. 68, No. 7, 2020.

Xie, Y., Q. Guo and Y. Meng, "The Health Service Use of Aged Rural-to-Urban Migrant Workers in Different Types of Cities in China," *BMC Health Services Research*, Vol. 21, No. 1, 2021.

Yao, Q., et al., "The Historical Roots and Seminal Research on Health Equity: A Referenced Publication Year Spectroscopy (RPYS) Analysis," *International Journal for Equity in Health*, Vol. 18, No. 1, 2019.

Yip, W., et al., "10 Years of Health-Care Reform in China: Progress and Gaps in Universal Health Coverage," *The Lancet*, Vol. 394, No. 10204, 2019.

Yip, W. C., et al., "Early Appraisal of China's Huge and Complex Health-Care Reforms," *The Lancet*, Vol. 379, No. 9818, 2012.

Zeng, J., et al., "Rural-to-Urban Migrants' Experiences with Primary Care under Different Types of Medical Institutions in Guangzhou, China," *PLoS ONE*, Vol. 10, No. 10, 2015.

Zeng, L., and Chen, Y., "Intergenerational Differences and Influential Factors of Basic Public Health Service Utilization for Floating Population," *Journal of Central South University, Medical Sciences*, Vol. 46, No. 5, 2021.

Zhang, F., Shi, X., and Zhou, Y., "The Impact of Health Insurance on Healthcare Utilization by Migrant Workers in China," *International Journal of Environmental Research and Public Health*, Vol. 17, No. 6, 2020.

Zhang, L., and Zhang, J., "Perception of Small Tourism Enterprises in Lao PDR Regarding Social Sustainability under the Influence of Social Network," *Tourism Management*, Vol. 69, 2018.

Zhang, X., and Zhang, L., "The Impact of Instant Reimbursement of Cross-Regional Medical Services on Hospitalization Costs Incurred by the Floating Population—Evidence from China," *Healthcare*, Vol. 10, No. 6, 2022.

Zhang, X., et al., "Status and Determinants of Health Services Utilization among Elderly Migrants in China," *Global Health Research and Policy*, Vol. 3, No. 1, 2018.

Zhang, Y., et al., "Health-Related Quality of Life and Its Influencing Factors for Patients with Hypertension: Evidence from the Urban and Rural Areas of Shaanxi Province, China," *BMC Health Services Research*, Vol. 16, 2016.

Zhao, C., et al., "China's Achievements and Challenges in Improving Health Insurance Coverage," *Drug Discoveries and Therapeutics*, Vol. 12, No. 1, 2018.

Zheng, L., et al., "Comparing the Needs and Utilization of Health Services between Urban Residents and Rural-to-Urban Migrants in China from 2012 to 2016," *BMC Health Services Research*, Vol. 18, 2018.

Zheng, Y., et al., "The Prevalence of Smoking, Second-Hand Smoke Exposure, and Knowledge of the Health Hazards of Smoking among Internal Migrants in 12 Provinces in China: A Cross-Sectional Analysis," *BMC Public Health*, Vol. 18, 2018.

Zou, G., et al., "Self-Reported Illnesses and Service Utilisation among Migrants Working in Small-to-Medium Sized Enterprises in Guangdong, China," *Public Health*, Vol. 129, No. 7, 2015.

中文文献

安兴茹:《基于正态分布的词频分析法高频词阈值研究》,《情报杂志》2014 年第 10 期。

白春玲、陈东:《我国中老年群体健康不平等的早期根源追溯——基于机会不平等的测度与分解》,《人口与经济》2022 年第 2 期。

白兰、顾海:《异地就医结算背景下医保参保地差异对老年流动人口医疗资源利用的影响研究》,《兰州学刊》2021 年第 5 期。

蔡端颖:《健康不平等的概念分析》,《全科护理》2020 年第 21 期。

蔡端颖:《健康不平等的解释理论及其启示》,《医学与哲学》2019 年第 10 期。

蔡昉:《中国经济改革效应分析——劳动力重新配置的视角》,《经济研究》2017 年第 7 期。

蔡娇丽、张力:《社会经济地位与老年健康不平等——基于生命历程视角的研究》,《新视野》2020 年第 6 期。

蔡心曌、杨帆、卞鹰:《江苏省不同医疗保险流动人口住院卫生服务利用差异分析》,《中国初级卫生保健》2019 年第 1 期。

陈定湾、陈来仪:《社会分层视角下心理压力对健康不平等的作用机制研究》,《中国预防医学杂志》2015 年第 12 期。

陈东、张郁杨:《与收入相关的健康不平等的动态变化与分解——以中国中老年群体为例》,《金融研究》2015 年第 12 期。

陈鸣声:《安德森卫生服务利用行为模型演变及其应用》,《南京医科大学学报》(社会科学版)2018 年第 1 期。

陈英耀、王立基、王华:《卫生服务可及性评价》,《中国卫生资源》2000 年第 6 期。

成前、李月:《农村人口乡城流动的健康效应研究》,《现代经济探讨》2020 年第 10 期。

程令国、张晔:《"新农合":经济绩效还是健康绩效?》,《经济研究》2012 年第 1 期。

池上新、吕师佳:《社会融入与随迁老人的身心健康——基于深圳市调查数据的分析》,《深圳社会科学》2021 年第 5 期。

戴利弘、严米平:《制度结构与农民工行动逻辑——以医疗保险模式选择为例》,《鸡西大学学报》2014 年第 9 期。

邓睿:《健康权益可及性与农民工城市劳动供给——来自流动人口动态监测的证据》,《中国农村经济》2019 年第 4 期。

杜本峰、曹桂、许锋:《流动老年人健康状况及医疗服务利用影响因素分析》,《中国卫生政策研究》2018 年第 5 期。

杜本峰等:《流动人口医疗卫生服务需求、供给、利用与健康促进策略选择——基于医疗服务利用行为模型视角》,《中国卫生政策研究》2018 年第 2 期。

段成荣等:《从乡土中国到迁徙中国:再论中国人口迁移转变》,《人口研究》2020 年第 1 期。

樊士德等:《长三角地区流动人口医疗保险政策研究》,《人口学刊》2016 年第 1 期。

范宪伟:《流动人口健康状况、问题及对策》,《宏观经济管理》2019 年第 4 期。

封进、余央央、楼平易：《医疗需求与中国医疗费用增长——基于城乡老年医疗支出差异的视角》，《中国社会科学》2015 年第 3 期。

冯桂平等：《医疗保险模式对流动人口医疗卫生服务可及性影响研究——基于大连市的调查数据》，《大连理工大学学报》（社会科学版）2017 年第 1 期。

付舒：《公平理论视阈下我国社会保障制度的分层化问题研究》，博士学位论文，吉林大学，2016 年。

傅柱、王曰芬、陈必坤：《国内外知识流研究热点：基于词频的统计分析》，《图书馆学研究》2016 年第 14 期。

淦宇杰、张龙龙：《流动人口医保覆盖及对就医机构选择行为的影响》，《人口与发展》2021 年第 4 期。

高明华：《偏见的生成与消解：评奥尔波特〈偏见的本质〉》，《社会》2015 年第 1 期。

高兴民、许金红：《社会经济地位与健康不平等的因果关系研究》，《深圳大学学报》（人文社会科学版）2015 年第 6 期。

龚岱辰、罗贻琳：《当前农民工医疗保险模式探讨》，《山东工会论坛》2015 年第 2 期。

郭菲、张展新：《农民工新政下的流动人口社会保险：来自中国四大城市的证据》，《人口研究》2013 年第 3 期。

郭静等：《基于结构方程模型的流动老年人口就医行为影响因素研究》，《中国卫生政策研究》2019 年第 2 期。

郭静等：《流动人口基本公共卫生服务可及性及影响因素分析》，《中国卫生政策研究》2016 年第 8 期。

郭静等：《流动人口卫生服务利用及影响因素的多水平 logistic 回归模型分析》，《中国卫生经济》2015 年第 3 期。

郭珉江：《异地就医需建立“全人群分级诊疗体系”》，《中国医疗保险》2020 年第 8 期。

国家发展和改革委员会：《概念辨析：城市化、城镇化与新型城镇化》，

https://www.ndrc.gov.cn/xwdt/ztzl/xxczhjs/ghzc/201608/t20160824_972008_ext.html，2023/1/17。

国家少数族裔健康和健康差异中心：《美国国立卫生研究院宣布成立少数族裔健康和健康差异研究所》，2016 年 8 月 24 日，https://www.nih.gov/news-events/news-releases/nih-announces-institute-minority-health-health-disparities。

国家统计局：《第七次全国人口普查公报（第七号）——城乡人口和流动人口情况》，2021 年 5 月 11 日，http://www.stats.gov.cn/ztjc/zdtjgz/zgrkpc/dqcrkpc/ggl/202105/t20210519_1817700.html。

国家卫生和计划生育委员会流动人口司编：《中国流动人口发展报告 2016》，中国人口出版社 2016 年版。

国家卫生健康委统计信息中心编著：《2018 年全国第六次卫生服务统计调查报告》，人民卫生出版社 2021 年版。

国家医疗保障局：《2019 年全国医疗保障事业发展统计公报》，2020 年 6 月 24 日，http://www.nhsa.gov.cn/art/2020/6/24/art_7_3268.html。

国家医疗保障局：《2020 年全国医疗保障事业发展统计公报》，2021 年 6 月 8 日，http://www.nhsa.gov.cn/art/2021/6/8/art_7_5232.html。

韩俊强：《农民工医疗保险参保特征、问题与政策思考》，《中国医疗保险》2020 年第 1 期。

韩优莉：《健康概念的演变及对医药卫生体制改革的启示》，《中国医学伦理学》2011 年第 1 期。

何骏、高向东：《长距离迁移对流动人口健康水平的影响——基于流动人口动态监测数据的分析》，《地理科学》2022 年第 12 期。

何其慧等：《公立医院视角下异地就医即时结算现状及建议》，《现代医院管理》2019 年第 2 期。

何文、申曙光：《城乡居民医保一体化政策缓解了健康不平等吗？——来自中国地级市准自然实验的经验证据》，《中国农村观察》2021 年第 3 期。

何雄浪、史世姣：《人口流动对区域经济增长的影响——基于中国地级市面板数据的实证分析》，《金融与经济》2021年第3期。

何宇恒等：《中国流动人口健康档案建立情况及其影响因素》，《中国卫生资源》2021年第4期。

何运臻、冯旅帆、侯志远：《欧盟跨境就医管理模式对中国跨省异地就医的经验借鉴》，《中国卫生政策研究》2018年第1期。

何运臻、侯志远：《基本医疗保险异地结算政策对卫生服务利用的影响研究》，《中国卫生政策研究》2016年第5期。

和红等：《健康移民效应的实证研究——青年流动人口健康状况的变化趋势及影响因素》，《中国卫生政策研究》2018年第2期。

侯建明、赵丹：《我国流动人口健康自评状况及其影响因素分析》，《人口学刊》2020年第4期。

侯小娟、郑倩昀、初可佳：《新型农村合作医疗保险公平性研究——基于广州市A区的实证分析》，《金融经济学研究》2014年第1期。

胡安宁：《教育能否让我们更健康——基于2010年中国综合社会调查的城乡比较分析》，《中国社会科学》2014年第5期。

胡德华、常小婉：《开放存取期刊论文质量和影响力的评价研究》，《图书情报工作》2008年第2期。

胡杰容：《公民身份与社会平等——T. H. 马歇尔论公民权》，《比较法研究》2015年第2期。

胡梦：《中老年居民健康不平等的实证研究——基于机会不平等视角》，硕士学位论文，南京审计大学，2021年。

黄德斌：《异地就医科学治理应抓住四个关键环节》，《中国医疗保险》2020年第8期。

黄华波：《跨省异地就医直接结算的三维度分析》，《中国社会保障》2019年第3期。

黄洁萍、尹秋菊：《社会经济地位对人口健康的影响——以生活方式为中介机制》，《人口与经济》2013年第3期。

黄聚云:《上海地区户籍与非户籍人口健康压力的比较研究》,《中国卫生事业管理》2018 年第 2 期。

黄倩雯等:《中国东部地区流动人口健康档案建立现状及影响因素分析》,《中国公共卫生》2020 年第 5 期。

黄增健、唐娟莉:《流动人口健康投资的政策效应及其现实反应》,《湖北社会科学》2018 年第 9 期。

纪颖等:《流动人口与农村青年人口健康状况及卫生服务利用的比较分析》,《人口学刊》2013 年第 2 期。

姜海珊:《流动人口的医疗保险与医疗服务利用状况研究——基于全国流动人口动态监测数据》,《调研世界》2016 年第 7 期。

姜海珊:《农民工参加城镇职工医疗保险状况的比较分析》,《卫生经济研究》2016 年第 12 期。

姜立文等:《跨省异地医保联网直接结算的发展现状及问题分析》,《中国社会医学杂志》2020 年第 2 期。

金双华、于洁、田人合:《中国基本医疗保险制度促进受益公平吗?——基于中国家庭金融调查的实证分析》,《经济学(季刊)》2020 年第 4 期。

鞠牛、梁玉成:《健康不平等产生机制及其治理途径探析——健康消费分层的视角》,《公共行政评论》2022 年第 6 期。

雷阳阳:《流动人口健康状况与影响因素分析》,《调研世界》2015 年第 12 期。

李长远:《统筹城乡医疗保障制度的典型实践模式及优化策略》,《社会保障研究》2015 年第 3 期。

李芬、陈燕妮:《基本医疗保险异地就医结算服务研究——以海南省跨省异地就医结算服务为例》,《中国卫生事业管理》2015 年第 3 期。

李纲、巴志超:《共词分析过程中的若干问题研究》,《中国图书馆学报》2017 年第 4 期。

李红娟、杨菊华:《流动人口城镇职工医疗保险水平的区域差异研究》,

《人口与社会》2017 年第 3 期。
李建民、王婷、孙智帅：《从健康优势到健康劣势：乡城流动人口中的“流行病学悖论”》，《人口研究》2018 年第 6 期。
李梅、苏淑丽：《国际英文期刊中国教育研究论文的关键作者及其合著网络》，《现代大学教育》2020 年第 5 期。
李倩、李信：《基于 RPYS 的用户体验研究综述》，《图书馆杂志》2018 年第 7 期。
李莎莎：《老年劳动参与对健康不平等的影响——基于 RZFOB 分解》，硕士学位论文，北京交通大学，2021 年。
李涛、孙鹏威、成前：《中国流动人口灾难性医疗支出的同群效应研究——基于 2014 年流动人口动态监测数据视角》，《重庆理工大学学报》（社会科学）2022 年第 2 期。
李相荣等：《东三省流动人口住院服务利用情况及其影响因素》，《医学与社会》2020 年第 11 期。
李湘君、王中华、林振平：《新型农村合作医疗对农民就医行为及健康的影响——基于不同收入层次的分析》，《世界经济文汇》2012 年第 3 期。
李潇等：《广东省流动人口和户籍人口基本医疗保险的参保现状差异及其影响因素》，《医学与社会》2021 年第 3 期。
李信、陆伟、李旭晖：《一种新兴的学科领域历史根源探究方法：RPYS》，《图书情报工作》2016 年第 20 期。
李亚杰等：《社会经济特征与老年流动人口慢性病患病状况相关性研究》，《医学与社会》2021 年第 8 期。
李亚青：《医疗保障对健康平等的影响机制和精准化改进路径》，《社会保障评论》2022 年第 2 期。
李艳丽等：《农村居民健康不平等及其分解分析》，《统计与决策》2015 年第 20 期。
李瑶、刘俊霞、李磊：《新农保对农村老年人医疗服务利用的影响及异质性研究》，《农业技术经济》2022 年第 8 期。

李月娥、卢珊：《医疗卫生领域安德森模型的发展、应用及启示》，《中国卫生政策研究》2017 年第 11 期。

李植乐、马超：《江苏省农民工参保城镇职工医保行为与就医行为研究》，《中国卫生统计》2021 年第 5 期。

联合国：《关于难民地位的公约》，https://www.un.org/zh/node/182211。

联合国：《世界人权宣言》，https://www.un.org/zh/about-us/universal-declaration-of-human-rights。

刘波、胡宗义、龚志民：《中国居民健康差距中的机会不平等》，《经济评论》2020 年第 2 期。

刘昌平、赵洁：《新农合制度的医疗服务可及性评价及其影响因素——基于 CHARLS 数据的实证分析》，《经济问题》2016 年第 2 期。

刘嘉莉：《中国健康不平等影响因素研究》，硕士学位论文，武汉大学，2017 年。

刘坤等：《国内外老年人健康不平等影响因素研究综述》，《中国卫生政策研究》2014 年第 5 期。

刘璐婵：《老年流动人口异地就医：行为特征、支持体系与制度保障》，《人口与社会》2019 年第 1 期。

刘璐婵：《流动人口跨省异地就医困局的缘起、政策分析与制度破解》，《四川轻化工大学学报》（社会科学版）2020 年第 5 期。

刘胜兰等：《流动人口健康状况及卫生服务利用的公平性研究》，《卫生经济研究》2018 年第 1 期。

刘秀玲：《流动人口与户籍人口缺陷儿发生危险因素分析》，《中国妇幼保健》2010 年第 31 期。

刘伊凡：《京津冀地区参保农民跨省就医即时结报的利益相关者分析》，硕士学位论文，北京协和医学院，2017 年。

刘玉华、秦立建：《农民工未参加本地城镇职工医疗保险的影响因素分析》，《广西科技师范学院学报》2016 年第 4 期。

流动人口计划生育服务管理司：《国家卫生计生委办公厅关于印发流动人口健康教育和促进行动计划（2016—2020 年）的通知》，2016 年 6 月 7 日，http://www.nhc.gov.cn/ldrks/s3577/201606/cf593583b37241a58068e0aa0b86d2de.shtml。

卢佳莹、陶海鑫、方黎明：《流动人口参保状况、变化趋势及对策——基于流动人口动态监测数据》，《中国医疗保险》2023 年第 1 期。

卢珊、李月娥：《Anderson 医疗卫生服务利用行为模型：指标体系的解读与操作化》，《中国卫生经济》2018 年第 9 期。

卢小君：《医疗保险对流动老年人医疗服务利用的影响——基于倾向得分匹配方法的反事实估计》，《中国卫生事业管理》2019 年第 9 期。

卢小君、刘弘毅：《农民工参加城镇职工医疗保险的影响因素调查分析》，《中国卫生经济》2018 年第 4 期。

卢小君、张宁：《农业转移人口住院就医行为选择的影响因素研究》，《中国卫生政策研究》2018 年第 2 期。

罗京京：《我国医疗保险异地就医政策的演变及其优化分析》，《劳动保障世界》2020 年第 8 期。

罗乐宣等：《深圳市不同户籍人群的自测健康状况比较分析》，《中国健康心理学杂志》2006 年第 5 期。

马超、宋泽、顾海：《医保统筹对医疗服务公平利用的政策效果研究》，《中国人口科学》2016 年第 1 期。

马婕菲、蔡弘、丁仁船：《社会医疗保险与健康传播对老年流动人口的健康效应研究》，《医学与社会》2023 年第 3 期。

孟颖颖、韩俊强：《医疗保险制度对流动人口卫生服务利用的影响》，《中国人口科学》2019 年第 5 期。

孟颖颖、张孝栋、王静：《“锁定”与“回拉”：医疗保险制度对流动人口居留意愿的影响》，《东北大学学报》（社会科学版）2021 年第 4 期。

闵淑慧等：《我国流动老年人公共卫生服务利用及健康公平性研究》，

《中国全科医学》2023年第16期。

聂欢欢、鲍勇：《上海流动老人卫生服务利用情况》，《中华全科医学》2016年第12期。

牛建林：《人口流动对中国城乡居民健康差异的影响》，《中国社会科学》2013年第2期。

牛建林等：《城市外来务工人员的工作和居住环境及其健康效应——以深圳为例》，《人口研究》2011年第3期。

彭晓博、王天宇：《社会医疗保险缓解了未成年人健康不平等吗》，《中国工业经济》2017年第12期。

钱泽慧、林森林、侯志远：《城镇基本医疗保险显著提高流动人口本地住院率：来自2014年全国流动人口动态监测调查的证据》，《中国卫生经济》2016年第9期。

秦立建、王学文：《农民工基本医疗保险的异地转接：欧盟经验与中国借鉴》，《学术月刊》2015年第11期。

冉晓醒、仇雨临：《灵活就业流动人口参保是逆选择还是被选择?》，《内蒙古社会科学》2022年第5期。

任国强、胡梦雪：《跨省流动人口健康自评状况及其影响因素分析——基于2014年全国流动人口动态监测调查数据》，《中国卫生事业管理》2021年第8期。

邵芯苗、郭庆、吴忠：《城乡居民医疗保险对流动人口的健康促进效用研究》，《现代预防医学》2021年第20期。

石大千、张卫东：《医疗保险对外来务工人员是有效的吗?——基于CHIP2007微观数据和PSM模型的实证分析》，《江西财经大学学报》2016年第2期。

石宏伟、王小姣、于红：《农民工医疗保险模式的比较分析及政策完善》，《青海社会科学》2010年第2期。

石郑：《流动人口健康自评状况及影响因素分析》，《江汉学术》2020年第2期。

石智雷、顾嘉欣、傅强：《社会变迁与健康不平等——对第五次疾病转型的年龄—时期—队列分析》，《社会学研究》2020 年第 6 期。

史桂芬、李真：《人口流动助推地区经济增长的机制研究——基于长三角城市群的面板数据》，《华东经济管理》2020 年第 6 期。

世界卫生组织：《世界卫生组织章程》，https://www.who.int/about/governance/constitution。

世界卫生组织、健康社会决定因素委员会：《用一代人时间弥合差距——针对健康社会决定因素采取行动以实现健康公平》，日内瓦：世界卫生组织，2008 年。

宋全成、尹康：《中国老年流动人口初诊就医行为选择及影响因素研究》，《东岳论丛》2021 年第 1 期。

宋全成、张倩：《中国老年流动人口健康状况及影响因素研究》，《中国人口科学》2018 年第 4 期。

孙佳乐、郝晓宁：《社会支持因素对中国老年流动人口健康的影响》，《医学与社会》2022 年第 9 期。

孙翎、迟嘉昱：《流动人口社会医疗保险转移接续的制度分析——基于 31 个省会和直辖市的政策对比分析》，《兰州学刊》2016 年第 3 期。

孙书军、朱全娥：《内容质量决定论文的被引频次》，《编辑学报》2010 年第 2 期。

孙淑云：《顶层设计城乡医保制度：自上而下有效实施整合》，《中国农村观察》2015 年第 3 期。

孙秀云等：《北京市崇文区流动人口健康状况及社区卫生需求利用情况调查》，《中国慢性病预防与控制》2011 年第 5 期。

谭杰：《新型城镇化背景下的流动人口研究：范畴变迁、实践审视与演进方向》，《南方经济》2021 年第 8 期。

汤兆云：《农民工公共医疗服务选择的代际比较——基于 2014 年全国流动人口动态监测调查苏沪浙三省数据》，《江苏社会科学》2018 年第 3 期。

唐迪等：《中国基本医疗保险、户籍差异与新生儿健康——以上海市为例》，《南方人口》2021 年第 2 期。

汪连杰、刘昌平：《城乡居民医保整合、农村老年人健康及其健康不平等研究》，《社会保障研究》2022 年第 3 期。

汪晓慧、李剑波、杨洋：《中国老年流动人口接受健康教育和建立健康档案现状及其影响因素分析》，《中国公共卫生》2021 年第 2 期。

王超群：《中国基本医疗保险的实际参保率及其分布特征：基于多源数据的分析》，《社会保障评论》2020 年第 1 期。

王芳等：《医疗保障的社会分层分析》，《中国社会保障》2003 年第 10 期。

王甫勤：《社会经济地位、生活方式与健康不平等》，《社会》2012 年第 2 期。

王甫勤：《社会流动有助于降低健康不平等吗?》，《社会学研究》2011 年第 2 期。

王富百慧：《社会因果还是健康选择？——关于中国老年健康不平等的实证研究》，《中国体育科技》2017 年第 6 期。

王海宁、陈媛媛：《城市外来人口劳动福利获得歧视分析》，《中国人口科学》2010 年第 2 期。

王洪亮：《中国居民健康不平等的测度及影响因素研究》，《人口与经济》2023 年第 2 期。

王洪亮、朱星姝、陈英哲：《与收入相关的健康不平等及其动态分解——基于中国老年群体的实证研究》，《南京审计大学学报》2018 年第 6 期。

王坚：《评〈美国生活中的同化〉中的美国同化理论模式》，《世界民族》2015 年第 4 期。

王健等：《中国的迁移与健康：解决流动人口医疗卫生服务政策目标与现实的差距》，《公共行政评论》2014 年第 4 期。

王琳：《论中国农民工医疗保障制度的完善》，《科学社会主义》2012

年第1期。

王钦池：《中国流动人口的健康不平等测量及其分解》，《中国卫生经济》2016年第1期。

王婉晨、尹文强：《中国青年流动人口健康档案建立现状及影响因素分析》，《卫生软科学》2023年第3期。

王卫平、高倩倩、王培承：《山东省流动人口社会医疗保险参保现状及影响因素分析》，《现代预防医学》2023年第8期。

王晓丽：《中国健康不平等研究综述》，《产业与科技论坛》2019年第5期。

王晓玉：《城乡基本医疗保险一体化发展中存在的问题及建议》，《经济研究导刊》2019年第16期。

魏瑞斌、蒋倩雯、张瑞丽：《基于文献共被引和共词分析的研究方法的比较研究——以共词分析和内容分析为例》，《情报杂志》2019年第2期。

吴菲：《乡城流动与中国城乡居民的自评健康——使用锚点情境法评估回答异质性的影响》，《西北人口》2018年第5期。

吴江：《广东省人口迁移流动的特点及对策探讨》，《南方经济》2005年第2期。

吴倩、雷长群：《基于文献计量视角的我国应急预案研究综述》，《河南大学学报》（社会科学版）2019年第6期。

吴汝聪、贾忠伟：《2014—2016年中国大陆地区流动人口基本医疗保险参保和重复参保研究》，《现代预防医学》2019年第6期。

吴少龙、凌莉：《流动人口医疗保障的三大问题》，《中国卫生政策研究》2012年第6期。

武玉：《中国老年流动人口健康的城乡差异及影响因素研究》，《东北农业大学学报》（社会科学版）2022年第1期。

谢瑾、朱青、王小坤：《中国老年流动人口健康影响因素研究》，《城市发展研究》2020年第11期。

谢莉琴、陈庆锟、胡红濮：《我国基本医保制度异地就医相关问题研究进展及启示》，《中国医院管理》2018年第6期。

辛怡：《卫生服务可及性与农村居民健康不平等》，《农业技术经济》2012年第8期。

邢怡青：《社会支持对流动老人健康状况的影响研究——基于2015年流动人口动态监测数据》，《荆楚学刊》2019年第1期。

许玲丽、龚关、周亚虹：《老年居民健康波动、医疗支出风险与医疗保险风险分担》，《财经研究》2012年第10期。

许新鹏：《城乡医保统筹对农村流动人口医疗服务利用的影响——基于2017年CMDS数据的分析》，《中国卫生政策研究》2022年第3期。

严琼、童连：《青年流动人口基本公共卫生服务利用及影响因素分析》，《中国公共卫生》2019年第6期。

严征等：《贵阳市不同户籍妇女健康状况的对比研究》，《中国妇幼保健》2009年第31期。

杨红燕、马珺：《省直管县财政体制、居民医保统筹与医疗服务利用公平——基于宏微观数据的考察》，《社会保障研究》2022年第5期。

杨晶等：《基于RIF-I-OLS分解法中国城镇老年人健康不平等影响因素分析》，《中国公共卫生》2022年第4期。

杨菊华：《新型城镇化背景下户籍制度的"双二属性"与流动人口的社会融合》，《中国人民大学学报》2017年第4期。

杨林、柳俊燕：《医疗保险转移接续：现实阻梗与未来破解——基于农村劳动力就业流动视角》，《南开学报》（哲学社会科学版）2020年第2期。

杨思洛、韩瑞珍：《知识图谱研究现状及趋势的可视化分析》，《情报资料工作》2012年第4期。

杨晓花等：《流动人口基本公共卫生服务利用及影响因素分析》，《中国公共卫生管理》2022年第4期。

姚强、陈阿敏：《医疗保险参保地对老年流动人口健康状况的影响路径研究——基于2015年全国流动人口动态监测调查数据》，《中国卫生政策研究》2022年第1期。
姚强、李寒旋、杨菲：《医疗保险参保地对我国流动人口卫生服务利用和健康状况影响及对策研究：一个范畴综述》，《中国卫生事业管理》2022年第9期。
姚强、姚岚、孙菊：《健康不平等测量方法研究》，《中国卫生经济》2015年第12期。
姚瑶等：《医疗保险、户籍制度与医疗服务利用——基于CHARLS数据的实证分析》，《保险研究》2014年第6期。
叶芳、王燕：《双重差分模型介绍及其应用》，《中国卫生统计》2013年第1期。
易龙飞、亓迪：《流动人口健康移民现象再检验：基于2006—2011年CHNS数据的分析》，《西北人口》2014年第6期。
易瑶等：《基于倾向得分匹配—双重差分法探讨乡城流动对劳动力健康的影响》，《现代预防医学》2019年第8期。
殷延玲等：《山东省某市居民两周患病率及生活行为方式研究》，《医学与社会》2019年第9期。
尹勤、徐千里、郑颖颖：《流动人口住院医疗服务利用现状及影响因素分析》，《中国公共卫生》2017年第3期。
尹上岗等：《中国流动人口医疗保险参保空间格局及其影响因素——基于全国流动人口动态监测调查数据的分析》，《地域研究与开发》2019年第1期。
游春：《中国农民工医疗保险问题研究》，《西北人口》2009年第4期。
云雪霞等：《不同性别、地区、户籍性质麻疹病例流行特征比较分析》，《现代预防医学》2009年第7期。
曾智等：《广州市不同户籍人群心理健康状况及影响因素分析》，《中国公共卫生》2013年第7期。
曾智等：《广州市户籍人口与流动人口就医行为差异及影响因素分析》，

《中国卫生事业管理》2012 年第 6 期。
张博锴等：《基于韦纳归因理论的居民对医保异地报销政策的知晓情况》，《医学与社会》2021 年第 4 期。
张代均等：《四城市企业流动人口社会融合状况及其对预防保健行为的影响研究》，《现代预防医学》2016 年第 19 期。
张芳源等：《跨省异地就医直接结算政策实施效果评估指标体系构建》，《中国卫生经济》2020 年第 3 期。
张检等：《流动人口与户籍人口健康教育状况及其影响因素比较分析》，《医学与社会》2021 年第 7 期。
张静茹等：《中国老年流动人口健康状况及卫生服务利用分析》，《现代预防医学》2017 年第 19 期。
张开然：《落户门槛筛选与异地医疗制约——流动人口健康不公平的解释》，《人口与发展》2023 年第 2 期。
张蕊：《不同人群基本医保参保情况分析——基于多源数据库研究》，《中国医疗保险》2023 年第 7 期。
张文宏、于宜民：《居民自评健康的社会影响因素研究》，《东岳论丛》2019 年第 9 期。
张雯等：《流动人口住院费医保报销现状及影响因素分析》，《现代预防医学》2022 年第 22 期。
张晓蓓：《困难家庭多维贫困异质性研究》，《统计与决策》2021 年第 4 期。
张艳彪等：《深圳市流动人口与户籍居民乙肝感染情况比较分析》，《中华疾病控制杂志》2012 年第 5 期。
张展新、杨思思：《流动人口研究中的概念、数据及议题综述》，《中国人口科学》2013 年第 6 期。
张震、虞慧婷、王春芳：《2000—2010 年上海户籍与非户籍人口预期寿命差异研究》，《中国人口科学》2015 年第 6 期。
赵斌、丁文雅：《国家异地就医平台基本设置、成就和挑战》，《中国人力资源社会保障》2018 年第 11 期。
赵广川：《国民健康不平等及其内在影响机制、演变过程》，《世界经济文汇》2017 年第 5 期。
赵欣、明迪尧、马文军：《中国中老年农民工门诊服务利用及费用影响因素》，《北京大学学报》（医学版）2015 年第 3 期。
赵一凡、王晓慧：《公共健康教育对流动人口健康状况的影响研究——基于 2018 年全国流动人口动态监测调查数据的实证分析》，《湖南农业大学学报》（社会科学版）2020 年第 5 期。
赵瑜、高功敬：《农民工参加城镇职工基本医疗保险状况及影响因素分析——基于济南市的调查》，《山东行政学院学报》2018 年第 3 期。
甄诚等：《异地医保患者就医直接结算流程的再造与实践》，《中国医院管理》2019 年第 1 期。
镇雄伟：《医保跨省异地结算问题及解决措施》，《管理学家》2019 年第 9 期。
郑超、王新军、孙强：《城乡医保统筹政策、居民健康及其健康不平等研究》，《南开经济研究》2021 年第 4 期。
郑莉莉：《医疗保险改变了居民的就医行为吗？——来自中国 CHNS 的证据》，《财政研究》2017 年第 2 期。
郑韵婷等：《流动人口健康知识现状及主观需求情况》，《中国健康教育》2017 年第 6 期。
周皓：《中国人口流动模式的稳定性及启示——基于第七次全国人口普查公报数据的思考》，《中国人口科学》2021 年第 3 期。
周蕾、朱照莉：《流动人口是否参加医疗保险对其医疗支出的影响研究》，《南京审计大学学报》2017 年第 4 期。
周钦、刘国恩：《医保受益性的户籍差异——基于本地户籍人口和流动人口的研究》，《南开经济研究》2016 年第 1 期。
周钦、秦雪征、袁燕：《农民工的实际医疗服务可及性——基于北京市农民工的专项调研》，《保险研究》2013 年第 9 期。

周云波、黄云：《基本医疗保险制度能否改善农民工的相对不平等》，《财经科学》2021 年第 10 期。

朱达昕：《基本医疗保险对农村流动老人健康的影响》，《农村经济与科技》2022 年第 21 期。

朱美霖：《健康公平视角下城市社区体育设施评价研究——以吉林市中心城市为例》，硕士学位论文，哈尔滨工业大学，2020 年。

朱铭来、胡祁、赵轶群：《关于实现基本医疗保险全民参保的若干思考》，《中国卫生经济》2021 年第 1 期。

朱铭来、史晓晨：《医疗保险对流动人口灾难性医疗支出的影响》，《中国人口科学》2016 年第 6 期。

朱宇、林李月、柯文前：《国内人口迁移流动的演变趋势：国际经验及其对中国的启示》，《人口研究》2016 年第 5 期。

朱宇等：《中国流动人口概念和数据的有效性与国际可比性》，《地理学报》2022 年第 12 期。

邹红、刘亚平：《异质性医疗保险、自费医疗支出与中老年人健康水平》，《财经科学》2016 年第 6 期。

邹娇娇、袁兆康、张连军：《江西省农村居民医疗服务利用的动态变化》，《中国全科医学》2014 年第 26 期。

邹敏、盛曹磊：《影响杭州市农民工医疗保险方案选择因素分析》，《中华医院管理杂志》2010 年第 9 期。